Hans-Richard Arntz · Ulrich Tebbe · Dietrich C. Gulba (Hrsg.)

Notfallbehandlung des akuten Koronarsyndroms

Prä- und intrahospitale Diagnostik und Therapie

Springer-Verlag Berlin Heidelberg GmbH

Hans-Richard Arntz · Ulrich Tebbe
Dietrich C. Gulba (Hrsg.)

Notfallbehandlung des akuten Koronarsyndroms

Prä- und intrahospitale Diagnostik und Therapie

Mit 57 Abbildungen und 24 Tabellen

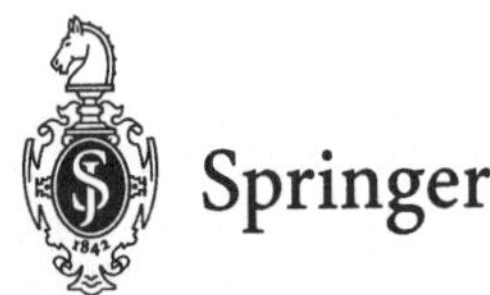

Springer

Priv.-Doz. Dr. med. Hans-Richard Arntz
Freie Universität Berlin
Klinikum Benjamin Franklin
Med. Klinik II, Kardiopulmologie
Hindenburgdamm 30, 12200 Berlin

Prof. Dr. med. Dietrich C. Gulba
Krankenhaus Düren
Med. Klinik I
Roonstr. 30, 52351 Düren

Prof. Dr. Ulrich Tebbe
Klinikum Lippe GmbH
Med. Klinik II
Röntgenstr. 18, 32756 Detmold

ISBN 978-3-540-41367-7

Die Deutsche Bibliothek - CIP-Einheitsaufnahme
Prähospitale Behandlung des akuten Koronarsyndroms / Hrsg.: H.-R. Arntz - Berlin; Heidelberg; New York; Barcelona; Hongkong; London; Mailand; Paris; Singapur; Tokio: Springer 2002
ISBN 978-3-540-41367-7 ISBN 978-3-642-56220-4 (eBook)
DOI 10.1007/978-3-642-56220-4

http://www.springer.de

Ursprünglich erschienen bei Springer-Verlag Berlin Heidelberg New York 2002

Herstellung: PRO EDIT GmbH, 69126 Heidelberg
Umschlaggestaltung: de'blik, Berlin
Satz: AM-productions GmbH, Wiesloch
Gedruckt auf säurefreiem Papier SPIN 10766674 22/3130Re - 5 4 3 2 1 0

Vorwort

Das akute Koronarsyndrom ist nicht nur zahlenmäßig in der Notfall- und Akutmedizin eine Herausforderung: Mindestens 20% aller Notarzteinsätze führen zu Patienten, die typische Symptome dieses lebensbedrohlichen Krankheitsbildes aufweisen. Die Beurteilung von Patienten mit akutem Koronarsyndrom, oft nach Vorbehandlung durch den Notarzt, ist auch eine zentrale Aufgabe der Notfallambulanzen in Krankenhäusern. Nicht nur die quantitative Rolle des akuten Koronarsyndroms, sondern auch die große Bedeutung, die die frühen diagnostischen und therapeutischen Maßnahmen für die Prognose des Patienten haben, motivierten die Herausgeber, zusammen mit dem Verlag einen Band zu gestalten, der die speziellen Aspekte der Akutphase dieses Krankheitsbildes beleuchtet. Die entscheidenden Fortschritte der letzten Jahre auf diesem Feld waren ein weiterer Anlass.

Ein inhaltlicher Schwerpunkt des vorliegenden Buches wurde bewusst in der frühen prähospitalen Phase der Versorgung von akut koronarkranken Patienten gesehen. Die epidemiologischen Daten mit dem Nachweis der hohen Frühsterblichkeit unterstreichen die herausragende Bedeutung der Frühphase im Krankheitsverlauf. Die Möglichkeiten prähospitaler Versorgung sind von den jeweiligen Organisationsformen des Rettungswesens und ihren technischen Voraussetzungen abhängig. Basisdiagnostische Aspekte sowohl unter dem Blickwinkel der technischen Möglichkeiten, den Grundzügen der EKG-Diagnostik und der Bedeutung der inzwischen auch als Bedside-Tests zur Verfügung stehenden Verfahren enzymatischer Diagnostik und Differentialdiagnostik des Thoraxschmerzes werden hierzu diskutiert. Die Therapie der instabilen Angina pectoris sowie die Möglichkeiten der Thrombolyse als kausale Reperfusionstherapie bei akutem Myokardinfarkt werden ausführlich dargestellt, da – sofern die Akutintervention als Alternative nicht zur Verfügung steht – die Thrombolysebehandlung unter bestimmten Bedingungen schon vom Notarzt, in jedem Fall spätestens in der Notfallambulanz des Krankenhauses, begonnen werden kann. Weiterhin nehmen die Behandlung von Komplikationen des akuten Koronarsyndroms in Form von Rhythmusstörungen, des akuten Pumpversagens einschließlich

Schock, die Möglichkeiten der elektrischen Therapie und schließlich die kardiopulmonale Reanimation einen wesentlichen Raum ein. Die Diskussion gesundheitsökonomischer Aspekte stehen am Schluss der Überlegungen zur Frühbehandlung des akuten Koronarsyndroms.

Es war primäres Anliegen der Herausgeber, eine fundierte und aktuelle Übersicht über die Möglichkeiten aber auch Notwendigkeiten der Frühdiagnostik und Soforttherapie des akuten Koronarsyndroms zu liefern. Wir haben uns deshalb bemüht für die einzelnen Kapitel Autoren zu gewinnen, die sich speziell mit den Problemen der Erstversorgung von Patienten mit akutem Koronarsyndrom befasst haben bzw. durch eigenständige Untersuchungen hervorgetreten sind. Ein ebenso großes Bemühen galt dem Ziel, einen möglichst aktuellen Stand des medizinischen Wissens darzustellen. Wir hoffen, dass wir die uns gestellte Aufgabe erfüllt haben und das vorliegende Buch vor allem Kollegen im Notarztdienst, in Notfallambulanzen, aber auch auf Intensivstationen eine praxisorientierte Hilfe bietet.

Berlin, Detmold, Düren im Juni 2001

H.-R. Arntz
U. Tebbe
D.C. Gulba

Inhaltsverzeichnis

Autorenverzeichnis

ARNTZ, HANS-RICHARD, Priv.-Doz. Dr. med.
Freie Universität Berlin
Klinikum Benjamin Franklin
Med. Klinik II, Kardiopulmologie
Hindenburgdamm 30
12200 Berlin

BEHRENS, STEFFEN, Priv.-Doz. Dr.
Freie Universität Berlin
Klinikum Benjamin Franklin
Med. Klinik II
Kardiopulmologie
Hindenburgdamm 30
12200 Berlin

BERTSCHAT, FRANK-LUDWIG, Priv.-Doz. Dr.
Charité, Campus Virchow Klinikum
Med. Klinik NAW 2505
Augustenburger Platz 1
13353 Berlin

CARLSSON, JÖRG, Priv.-Doz. Dr. med.
Klinikum Lippe GmbH
Med. Klinik II
Röntgenstraße 18
32756 Detmold

DIRKS, BURKHARD, Dr.med.
Universitätsklinik für Anästhesiologie
Sektion Notfallmedizin
Postfach
89070 Ulm

FIGULLA, HANS REINER, Prof. Dr.
Friedrich-Schiller-Universität Jena
Klinik für Innere Medizin III
Erlanger Allee 101
07740 Jena

GÖDDE, PETER
Freie Universität Berlin
Klinikum Benjamin Franklin
Med. Klinik II
Kardiopulmologie
Hindenburgdamm 30
12200 Berlin

GULBA, DIETRICH C., Prof. Dr.
Krankenhaus Düren
Med. Klinik I
Roonstraße 30
52351 Düren

HEIER, MARGIT, Dr. med.
GSF Forschungszentrum
Institut für Epidemiologie
Postfach 11 29
85758 Neuherberg b. München

HÖRMANN, ALMUT, Dipl.-Phys.
GSF Institut für Medizinische Informatik
Postfach 11 29
85758 Neuherberg b. München

KOCH, BERNHARD, Dr. med.
Institut für Rettungsdienst des Roten Kreuzes
Auf dem Steinbüchel 22
53340 Meckenheim-Merl

KUSCH, ANGELIKA, Dr. med.
Klinikum der HU-Berlin
Charité, Campus Buch
Franz Vollhard Klinik
Abt. f. Klinische Kardiologie
Wildbergstraße 50
13125 Berlin

Kuschinsky, Beate, Dr. med.
Institut für Rettungsdienst des Roten Kreuzes
Auf dem Steinbüchel 22
53340 Meckenheim-Merl

Lampe, Felix, Dr. med.
Freie Universität Berlin
Klinikum Benjamin Franklin
Med. Klinik II
Kardiopulmologie
Hindenburgdamm 30
12200 Berlin

Lankes, Wolfgang, Dr. med.
Krankenhaus Düren
Med. Klinik I
Roonstraße 30
52351 Düren

Löwel, Hannelore, Dr. med.
GSF Forschungszentrum
Institut für Epidemiologie
Postfach 11 29
85758 Neuherberg b. München

Messelken, Martin, Dr. med.
Klinik am Eichert-Anästhesie
Eichertstraße 3
73035 Göppingen

Müller, Dirk, Dr. med.
Freie Universität Berlin
Klinikum Benjamin Franklin
Med. Klinik II
Kardiopulmologie
Hindenburgdamm 30
12200 Berlin

Oberender, Peter, Prof. Dr.
Universität Bayreuth
Universitätsstraße 30
95447 Bayreuth

Pohl-Meuthen, U.
Institut für Rettungsdienst des Roten Kreuzes
Auf dem Steinbüchel 22
53340 Meckenheim-Merl

SCHULTHEISS, HEINZ-PETER, Prof. Dr. med.
Freie Universität Berlin
Klinikum Benjamin Franklin
Med. Klinik II
Kardiopulmologie
Hindenburgdamm 30
12200 Berlin

SCHUSTER, HANS-PETER, Prof. Dr. med.
Städt. Krankenhaus Hildesheim
Lehrkrankenhaus der Med. Hochschule Hannover
Weinberg 1
31134 Hildesheim

SORGES, ECKHARD, Dr. med.
Klinikum Lippe GmbH
Med. Klinik II/Kardiologie
Röntgenstraße 18
32756 Detmold

TEBBE, ULRICH, Prof. Dr.
Klinikum Lippe GmbH
Med. Klinik II/Kardiologie
Röntgenstraße 18
32756 Detmold

TRAPPE, HANS-JOACHIM, Prof. Dr. med.
Universitätsklinikum Marienhospital
Medizinische Klinik II
Postfach 10 158 80
44621 Herne

TRENTINAGLIA, INES
GSF Forschungszentrum
Institut für Epidemiologie
Postfach 11 29
85758 Neuherberg b. München

WALTER, SABINE, Dr. med.
Farmser Landstraße 168
22359 Hamburg

WERNER,GERALD S., Prof. Dr.
Friedrich-Schiller-Universität Jena
Klinik für Innere Medizin III
Erlanger Allee 101
07740 Jena

Zabel, Markus, Dr. med.
Freie Universiät Berlin
Klinikum Benjamin Franklin
Med. Klinik II
Kardiopulmologie
Hindenburgdamm 30
12200 Berlin

Kapitel 1

Der prähospitale Herzstillstand – eine Herausforderung an die Notfallmedizin

Ergebnisse aus dem Augsburger Herzinfarktregister

Hannelore Löwel · Ines Trentinaglia · Margit Heier · Allmut Hörmann

Hintergrund und Zielstellung

Im Rahmen der über die WHO koordinierten bevölkerungsbasierten MONICA-Herzinfarktregister wurde ermittelt, dass weltweit ca. 1 von 3 Erkrankungsfällen bzw. 2 von 3 koronarenTodesfällen vor Erreichen eines Krankenhauses versterben [1,2]. Am Ende des 10-jährigen MONICA-Zeitraumes stellt sich diese Situation für die 35- bis 64-jährigen Einwohner der *europäischen* MONICA-Zentren (Ausnahme: *RUS_NOV* Novisad) wie folgt dar [3]: Den Abb. 1-1 (Männer) und 1-2 (Frauen) sind die auch zu Beginn der 90er Jahre weiterhin bestehenden großen regionalen Unterschiede in der Herzinfarkterkrankungshäufigkeit je 100.000 Einwohner (Morbidität) zu entnehmen.

Bei den Männern variierte die Herzinfarktmorbidität in *Südwesteuropa* von 214 in Catalonien/Spanien (*SPA_CAT*) bis 396 in Ostdeutschland (*GER_EGE*), in *Nordeuropa* von 322 in Göteborg/Schweden (*SWE_GOT*) bis 758 in Glasgow/Schottland (*UNK_GLA*) und in *Osteuropa* von 436 in Novi Sad/Jugoslawien (*YUG_NOS*) bis 571 in Warschau/Polen (*POL_WAR*).

Bei den Frauen differierte die Herzinfarktmorbidität in *Südwesteuropa* von 32 in Toulouse/Frankreich (*FRA_TOU*) bis 100 in Ostdeutschland (*GER_EGE*), in *Nordeuropa* von 72 in Göteborg/Schweden (*SWE_GOT*) bis 263 in Glasgow/Schottland (*UNK_GLA*) und in *Osteuropa* von 81 in Moskau/Russland (*RUS_MOS*) bis 156 in Warschau/Polen (*POL_WAR*). In Südwesteuropa ist die Morbidität im Durchschnitt niedriger als in Ost- und Nordeuropa.

In den außereuropäischen MONICA-Zentren (in den Abbildungen nicht enthalten) erkrankten je 100.000 Einwohner im Alter von 35–64 Jahren in Beijing/China 89 Männer und 34 Frauen, in Australien und Neuseeland 346 bzw.413 Männer und 62 bzw.124 Frauen sowie in Standford/USA und Halifax/Kanada 339 bzw.456 Männer und 125 bzw.143 Frauen (siehe 3).

Trotz der großen Unterschiede in der Morbidität bewegte sich die Prähospitalletalität bei den Männern (Abb. 1-1b) in *Südwest-* und *Nordeuropa* um 30% und in *Osteuropa* um 48%. Bei den Frauen (Abb. 1-2b) war die Prähospitalletalität in *Südwesteuropa* mit 37% deutlich höher als bei den Männern, während in *Nordeuropa* (26%) und *Osteuropa* (46%) die Letalität von Männern und Frauen vor Erreichen einer Klinik annähernd gleich ist.

In den außereuropäischen MONICA-Zentren (in den Abbildungen nicht enthalten) zeigte sich die folgende Prähospitalsterblichkeit je 100 Erkrankte: Bei-

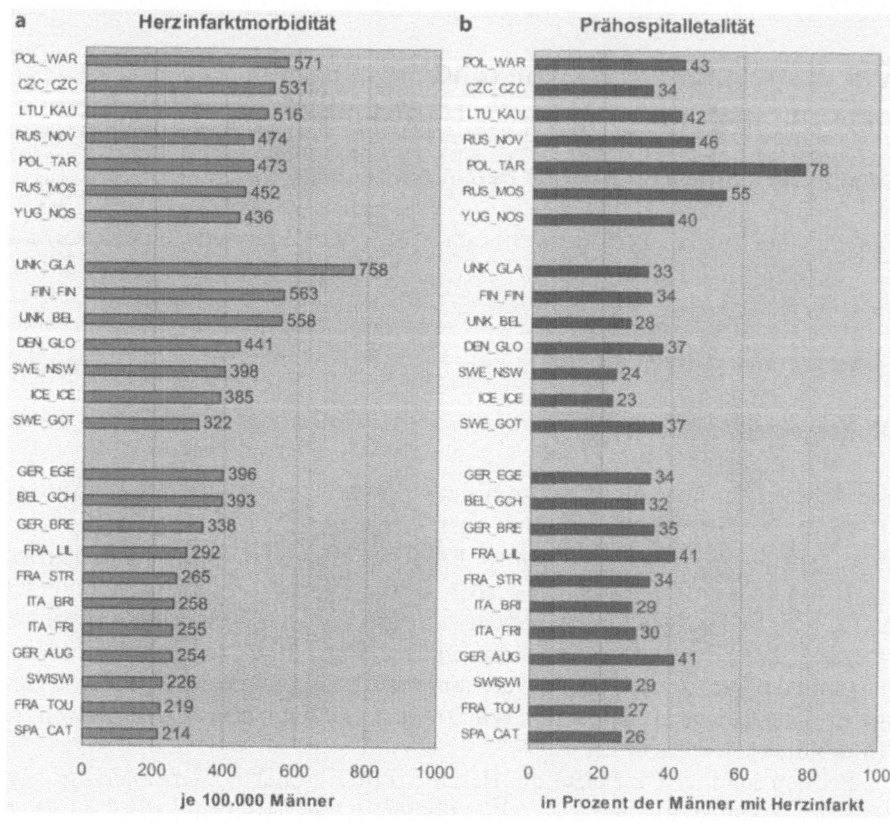

Abb. 1-1a,b. Herzinfarktmorbidität je 100.000 männliche Einwohner im Alter von 35–64 Jahren (**a**) und Herzinfarktletalität vor Erreichen einer Klinik je 100 erkrankte Männer im Alter 35–64 Jahre (**b**) nach europäischen WHO-MONICA-Regionen im Zeitraum 1992/94. Südwesteuropa: *BEL* Belgien Ghent/Charlaroi; *FRA* Frankreich mit Toulouse, Lille und Strasbourg; *ITA* Italien mit Area Brianza und Friuli; *SWI* Schweiz. Nordeuropa: *DEN* Dänemark; *UNK* Grossbritannien mit Glasgow und Belfast; *FIN* Finnland; *ICE* Island; *SWE* Schweden mit Göteborg und Nordschweden. Osteuropa: *CZE* Tschechei; *LIT* Litauen/Kaunas; *POL* Polen mit Warschau und Tamorbrzeg; *RUS* Russland mit Moskau und Novosibirsk; *YUG* Jugoslawien/Novi Sad

jing/China 42 Männer und 54 Frauen, Australien und Neuseeland 24 bzw.39 Männer und 20 bzw.35 Frauen sowie in Standford/USA und Halifax/Kanada 30 bzw.21 Männer und 35 bzw.16 Frauen. Die Autopsierate betrug im Mittel 37% (Minimum: China 0%, Maximum: Neuseeland 60%)

Unabhängig von möglichen Erfassungsunterschieden der prähospital Verstorbenen z. B. durch enorme Unterschiede in den Autopsieraten (Südwesteuropa 10%, Nordeuropa 51%, Osteuropa 39%) ist wesentlich, dass zu Beginn der 90er Jahre der prähospitale Herztod unabhängig von der Höhe der Herzinfarkterkrankungsrate weltweit ein ungelöstes Problem darstellt.

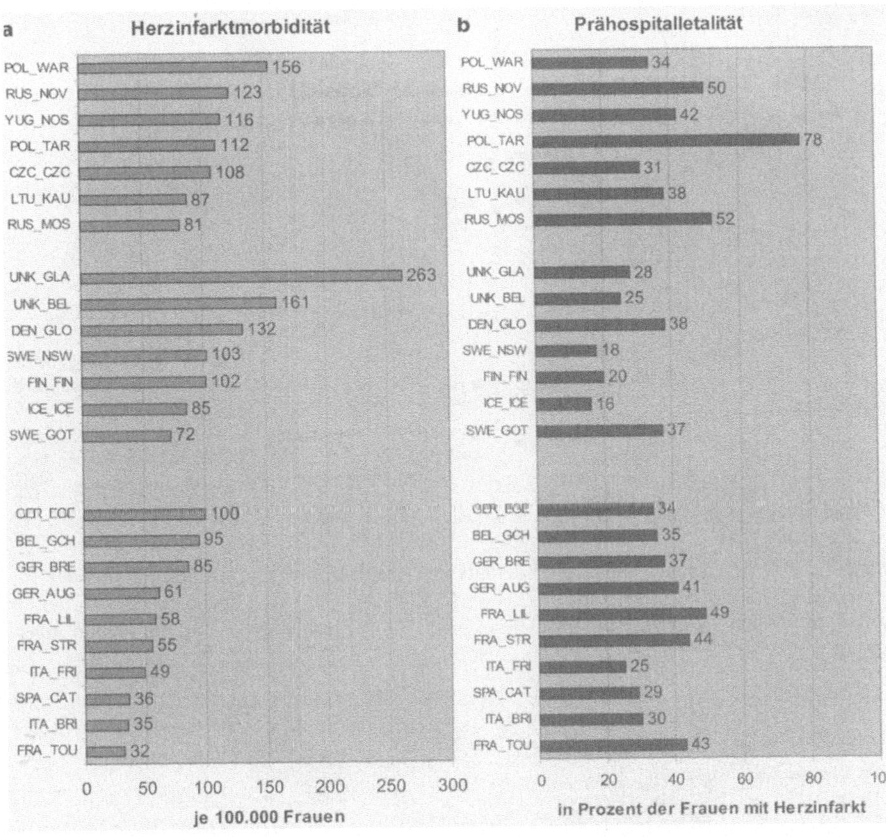

Abb. 1-2a,b. Herzinfarktmorbidität je 100.000 weibliche Einwohner im Alter 35–64 Jahre (**a**) und Herzinfarktletalität vor Erreichen einer Klinik je 100 erkrankte Frauen im Alter 35–64 Jahre (**b**) nach europäischen WHO-MONICA-Regionen im Zeitraum 1992/94. Südwesteuropa: *BEL* Belgien Ghent/Charlaroi; *FRA* Frankreich mit Toulouse, Lille und Strasbourg; *ITA* Italien mit Area Brianza und Friuli; *SWI* Schweiz. Nordeuropa: *DEN* Dänemark; *UNK* Grossbritannien mit Glasgow und Belfast; *FIN* Finnland; *ICE* Island; *SWE* Schweden mit Göteborg und Nordschweden. Osteuropa: *CZE* Tschechei; *LIT* Litauen/Kaunas; *POL* Polen mit Warschau und Tamorbrzeg; *RUS* Russland mit Moskau und Novosibirsk; *YUG* Jugoslawien/Novi Sad

Situation in Deutschland

Für die nationale Situation wird zunächst auf die Veränderungen der Mortalität im Alter von 25–74 Jahren als vorzeitigem Tod und darunter dem vorzeitigen Herztod (Internationale Klassifikation der Krankheiten [ICD] 390–459) näher eingegangen. Die offizielle Todesursachenstatistik Deutschlands zeigt für diesen Altersbereich seit 1980 bis zum Jahre 1996 bei beiden Geschlechtern eine stetige Abnahme um insgesamt 40% (Abb. 1-3) [4], die zum kontinuierlichen Anstieg der Lebenserwartung geführt hat [5]. Im Zeitraum 1996/98 betrug die Lebenserwar-

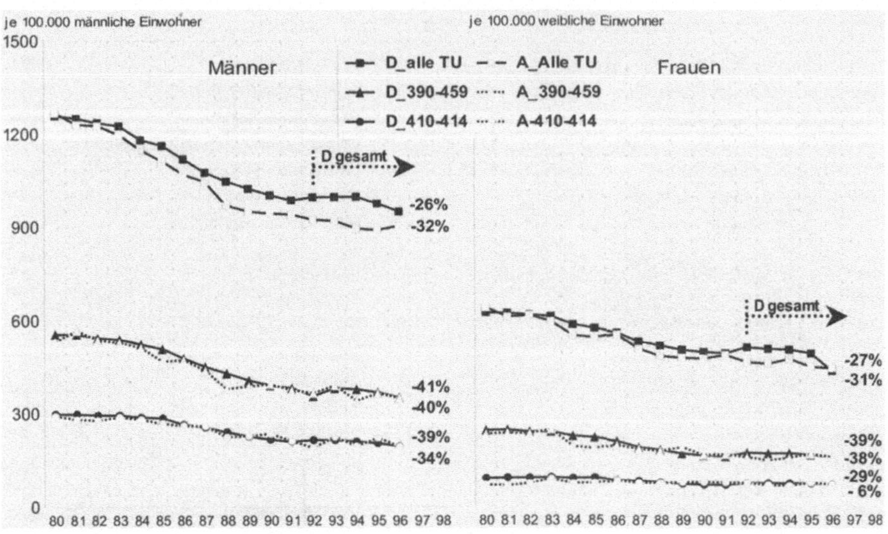

Abb. 1-3. Zeitlicher Verlauf (1980–1996) der alterstandardisierten Gesamtmortalität und der Todesursachengruppe Herzkreislaufkrankheiten (ICD-9: *390–459*) und koronare Herzkrankheit (*410–414*) 100.000 Einwohner im Alter 25–74 Jahre für Deutschland (*D*) und die Region Augsburg (*A*)

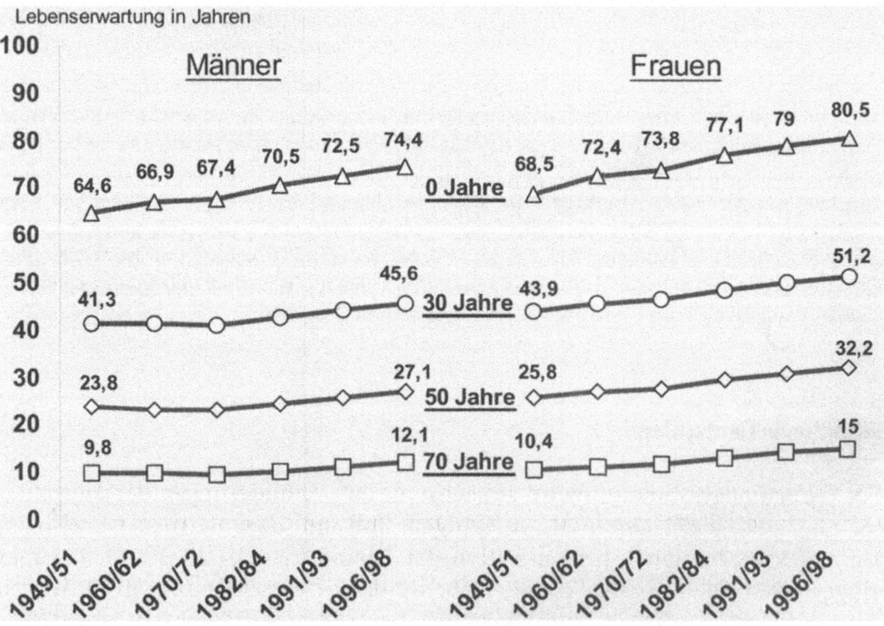

Abb. 1-4. Zeitlicher Verlauf (1949/51 bis 1996/98) der mittleren und ferneren Lebenserwartung (in Jahren) für die alten und die neuen Bundesländer Deutschlands getrennt nach Geschlecht

tung der männlichen Lebendgeborenen in Deutschland 74,0 Jahre für Männer (alte Bundesländer 74,4; neue Bundesländer 72,4 Jahre) und die der weiblichen Lebendgeborenen bereits 80,3 Jahre (alte Bundesländer 80,5; neue Bundesländer 79,5 Jahre). In Abb. 1-4 sind die zeitlichen Trends der mittleren und ferneren Lebenserwartungen für ausgewählte Altersgruppen von 1949/51 bis 1996/98 (alte Bundesländer) dargestellt. Das 70. Lebensjahr erreichen 70% der Männer mit ei-

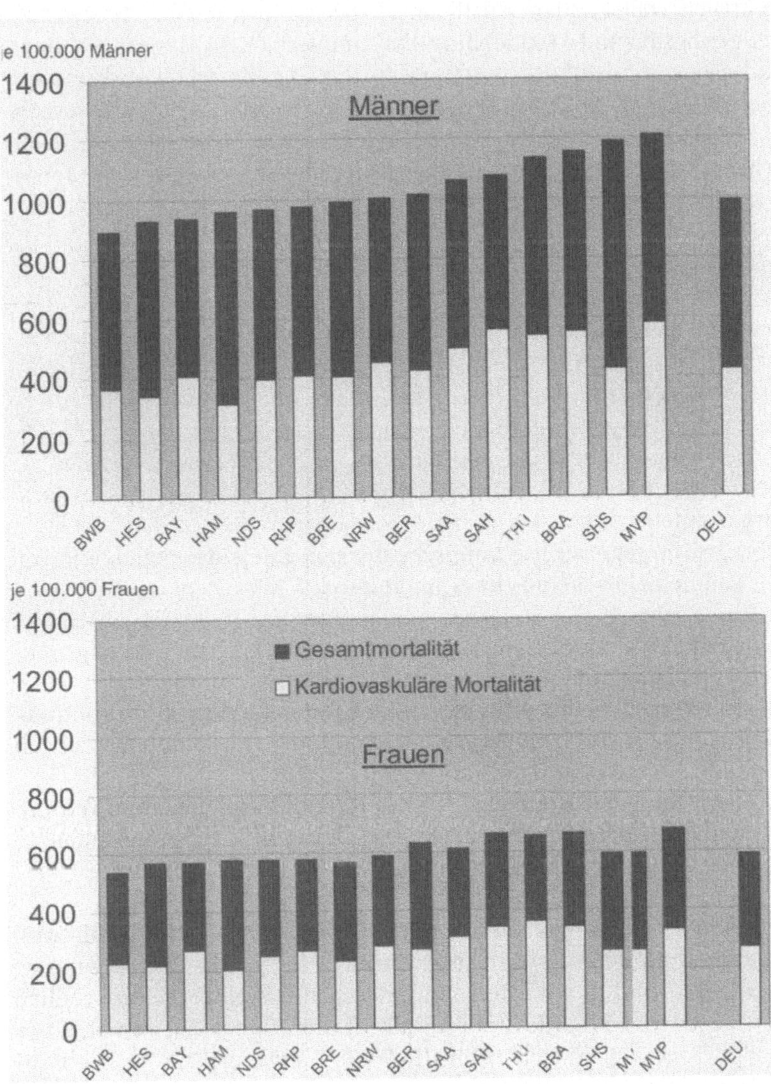

Abb. 1-5. Altersstandardisierte Gesamtmortalität mit dem Anteil der Todesursache Herzkreislaufkrankheiten (ICD-9: 390–459) je 100.000 Einwohner getrennt nach Bundesländern und Geschlecht

ner ferneren Lebenserwartung von 12 Jahren, d. h. sie werden dann im Durchschnitt 82 Jahre alt. Analog dazu werden 84% der Frauen 70 Jahre alt mit einer ferneren Lebenserwartung von 15 Jahren. Der kontinuierliche Zuwachs an Hochbetagten wird sich auf die Anforderungen an die Notfallmedizin auswirken.

Ein Vergleich nach den deutschen Bundesländern zeigt, dass die nach Alter standardisierte Gesamt- und kardiovaskuläre Mortalität bei Männern und Frauen immer noch deutliche, bisher nicht erklärte Unterschiede (Abb. 1-5) [6] aufweist. Im Durchschnitt starben in Deutschland im Jahre 1996 je 100.000 Einwohner 989 Männer und 588 Frauen, wobei Baden-Württemberg (893 Männer und 537 Frauen) das Land mit der geringsten und Mecklenburg-Vorpommern (1208 Männer, 673 Frauen) das Bundesland mit der höchsten Mortalität ist. Die Mortalität an koronarer Herzkrankheit (KHK; ICD-9: 410–414) ist sogar durch ein maximales Risikoverhältnis von 2,2:1 bei den Männer und von 2,7:1 bei den Frauen charakterisiert, wobei davon auszugehen ist, dass sich auch in jedem deutschen Bundesland 2 von 3 Koronartodesfällen vor Erreichen eines Krankenhauses ereignen.

MONICA-Region Augsburg

Genauere Daten zu den notfallmedizinischen Aspekten der Prähospitalphase wurden über das WHO-MONICA-Studienprotokoll (Monitoring Trends and Determinants in Cardiovascular Disease) hinaus seit 1985 im Rahmen des bevölkerungsbasierten Herzinfarktregister (HIR) der Region Augsburg erhoben [7]. Die Studienpopulation umfasst etwa 200.000 Männer und 200.000 Frauen im Alter von 25–74 Jahren, die in der Stadt Augsburg bzw. den Landkreisen Augsburg und Aichach-Friedberg wohnen.

Die Augsburger Vorgehensweise unterscheidet sich von nahezu allen Publikationen mit notfallmedizinischem Schwerpunkt durch 3 Tatsachen:

1. durch die Einbeziehung *aller* Todesbescheinigungen der 25- bis 74-jährigen Verstorbenen über die regionalen Gesundheitsämter als primäre Datengrundlage für die prähospital und nach Erreichen der Klinik Verstorbenen;
2. durch die nur wenige Wochen nach Eintritt des Todes durchgeführte kontinuierliche Befragung der zuletzt Behandelnden und/oder Leichenschauer zu den Todesumständen (Response >90%) und
3. durch die Auswertung der Krankenakten von Herzinfarktpatienten in Verbindung mit standardisierten Patienteninterviews in Hinblick auf prähospitale Herzstillstände und anwesende Zeugen (7).

Dadurch ist es möglich, die prähospitalen Herzstillstände nach dem Utstein-Style [8, 9], d. h. in „ohne anwesende Zeugen Verstorbene", „Herzstillstand in Gegenwart medizinischer Laien" und in „Herzstillstand in Gegenwart eines Arztes" zeitlich vergleichbar zu differenzieren. Die Autopsierate für prähospital Verstorbene ist de facto gleich null. Gegenwärtig stehen für die Region Augsburg aus 11 Beobachtungsjahren Daten zur Herzinfarktmorbidität und -Mortalität zur Verfügung (n=10.688), die für versorgungsmedizinische Aspekte eine Differenzierung in die prähospitale und die Krankenhausphase erlauben [10, 11]. Jährlich ereignen sich im untersuchten Altersbereich etwa 100 Herzinfarkte, von denen etwa 50% der Männer und 60% der Frauen 28 Tage nicht überleben.

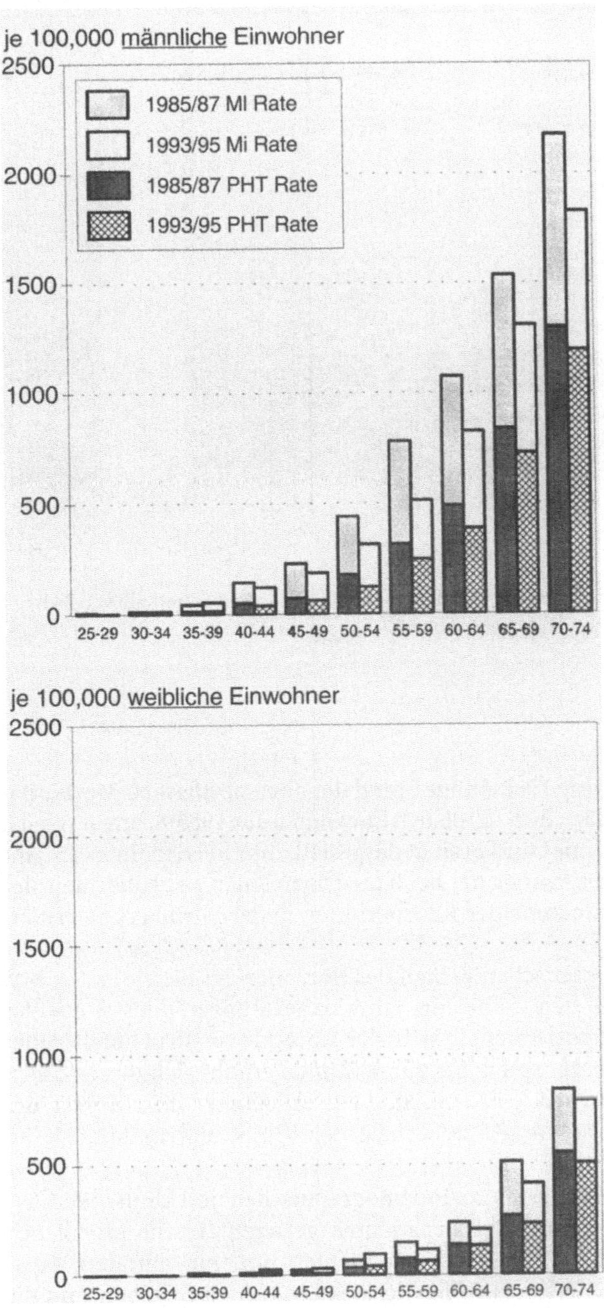

Abb. 1-6. Morbidität an Myokardinfarkt (*MI*) sowie plötzliche Herztodesfälle (*PHT*) je 100.000 Einwohner getrennt nach Alter und Geschlecht. (MONICA Augsburg Herzinfarktregister 1985/87 und 1993/95)

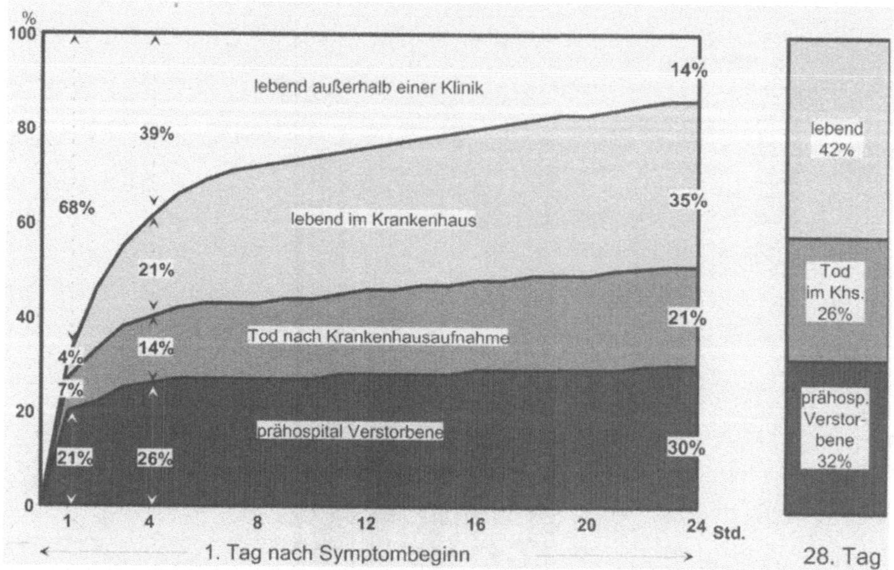

Abb. 1-7. Kumulierter Verlauf der Letalität und der Hospitalisierungsrate innerhalb von 24 h und vom 2.–28. Tag nach Herzinfarkt in Prozent; Alter 25–74 Jahre; n=10.688. (MONICA Augsburg Herzinfarktregister 1985/95)

In Abb. 1-6 ist der eindeutig rückläufige Trend der alterspezifischen Morbidität und der anteiligen Mortalität <24 h je 100.000 Einwohner für 1985/87 im Vergleich zu 1993/95 getrennt für Männer und Frauen dargestellt; nur bei den unter 55-jährigen Frauen war ein leichter Anstieg der noch niedrigen Raten zu beobachten, der sich vor allem durch die Zunahme der Raucherinnen in der Bevölkerung erklärt [12].

Abbildung 1-7 zeigt den klinischen Verlauf des Herzinfarktes für die ersten 24 h und vom 2.–28. Tag, wie er sich – über die Jahre nahezu unverändert – aus der Sicht des Herzinfarktregisters darstellt [13]. In der 1. Stunde verstirbt bereits jeder vierte Erkrankte zumeist prähospital; bis zur 4. Stunde erhöht sich dieser Anteil auf fast 40% (26% verstarben prähospital, 14% im Krankenhaus). Von der 5.–24. Stunde versterben weitere 4% außerhalb der Klinik und weitere 7% im Krankenhaus.

In Tabelle 1-1 sind die wichtigsten soziodemographischen und klinischen Charakteristika für die Augsburger Registerpatienten getrennt für die plötzlichen Herztodesfälle (PHT) und die Krankenhauspatienten mit transmuralem Myokardinfarkt (MI) nach Geschlecht zusammengestellt. In beiden Gruppen sind die Frauen älter als die Männer, und die PHT- älter als MI-Patienten. Besonders auffällig ist der hohe Anteil verwitweter Frauen (PHT 39%, MI 33%) im Vergleich zu den Männern (PHT 8%, MI 4%), ein Sachverhalt, der sich auf den frühen Arztkontakt nachteilig auswirkt, da 60% der Frauen, aber 'nur' 40% der Männer alleine wa-

Tabelle 1-1. Altersadjustierte soziodemographische und klinische Charakteristika von Krankenhauspatienten mit transmuralem Myokardinfarkt (MI; n=3959; basierend auf den Patienteninterviews und der Krankenakte) und plötzlichen Herztodesfällen (PHT; n=5712; basierend auf der Ärztebefragung), Alter 25–74 Jahre. (MONICA Augsburg Herzinfarktregister, 1985 bis 1995)

	Frauen		Männer	
	PHT n=1866	MI n=1006	PHT n=3846	MI n=2953
Mittleres Alter (Jahre)	66,6+0,3	64,8+0,5	63,2+0,3	59,3+0,3
25--54 Jahre (%)	7,3	12,1	16,1	30,4
55--64 Jahre (%)	20,7	25,5	30,2	36,1
65--74 Jahre (%)	71,9	62,3	53,7	33,5
Familienstand (%)				
ledig	9,8	6,5	8,3	4,5
verheiratet	31,9	55,0	79,8**	86,5**
verwitwet	39,3	32,5	8,3**	4,0**
geschieden	4,1	6,0	3,6	4,0
ZigarettenraucherInnen (%)	-	36,9	-	43,3**
Berufstätig (%)	8,8	29,1	17,7**	47,4**
25--54 Jahre	31,9	57,1	68,9	90,2
55--64 Jahre	8,0	16,9	27,5	50,1
65--74 Jahre	0,8	0,8	2,8	3,3
Anamnese (%)				
Koronare Herzkrankheit	71,5	40,8	78,7**	39,4
Angina pectoris	54,0	38,1	63,2**	33,1**
Vorinfarkt	21,9	14,6	34,4**	20,7**
Diabetes mellitus	40,8	31,9	31,6**	20,8**
Hypertonie	61,2	64,9	55,5**	50,4**
Schlaganfall	14,7	6,0	13,4	5,8
Keine dieser Krankheiten	9,6	19,6	8,8	27,4**
Kardiale Medikation vor dem PHT/MI (%)				
Nitrate	40,8	23,4	49,1**	23,4
Betablocker	15,1	16,3	16,3	14,9
Azetylsalizylsäure	20,3	13,6	28,1**	14,3
Ca-Antagonisten	39,0	26,6	38,2	23,1*
Diuretika	50,3	25,4	43,2**	16,0**
Keines der Medikamente	24,5	45,7	24,6	53,4**

* $p<0,05$; ** $p<0,01$

ren, als der prähospitale Herzstillstand eintrat. Interessant ist, dass der befragte Arzt bei etwa 90% der PHT das Vorhandensein einer kardiovaskulären Krankheit benannte; 75% dieser Patienten waren mit Kardiaka versorgt. Beide Sachverhalte weisen darauf hin, dass das tödliche Ereignis in der Mehrzahl der Fälle zwar plötzlich, aber nicht völlig unerwartet eingetreten ist. Bei den hospitalisierten MI-Patienten hatten 80% der Frauen und 74% der Männer eine kardiovaskuläre Erkrankung und jede/r Zweite stand unter kardialer Vormedikation. Besonders erwähnenswert ist der sehr hohe Anteil der Diabetiker bei den PHT (Männer 32%,

Frauen 41%), der sich bis zu den 24-h-Überlebenden infolge der Übersterblichkeit der Diabetiker am 1. Tag auf 21% bei den Männern und 32% bei den Frauen reduziert [14]; diese Übersterblichkeit bleibt auch im weiteren Verlauf bestehen [15].

Wo befinden sich die Betroffenen bei Einsetzen der akuten Beschwerden? Über die Jahre annähernd gleichbleibend, waren 76% der Männer und 85% der Frauen zu Hause, als sich der Herzinfarkt bzw. der prähospitale Herzstillstand ereignete. Dieser Fakt ist insbesondere für die allein lebenden Frauen bedeutsam, weil sie auf sich selbst angewiesen sind, wenn der kardiale Notfall eintritt. 5% der Männer und 1% der Frauen wurden am Arbeitsplatz vom Herzinfarkt überrascht und 6% der Männer und 3% der Frauen mit prähospitalem Herztod verstarben auf der Straße.

In Tabelle 1-2 wird der klinische Verlauf nach dem Akutereignis gesondert für Personen ohne und mit prähospitalem Herzstillstand für den Zeitraum 1985/88 (n=3829) und 1992/95 (n=3843) gegenübergestellt. Bei insgesamt – in der nichtdiabetischen Bevölkerung – abnehmender Herzinfarktmorbidität (s. Abb. 6) hat sich der Anteil der Personen ohne prähospitalen Herzstillstand nur unbedeutend verändert (1985/88 64% und 1992/95 61%); in dieser Gruppe ist der Anteil der 28-Tage-Überlebenden sogar mit 66% unverändert. Bei Personen mit prähospitalem Herzstillstand hat sich der Anteil der vom Arzt noch lebend Angetroffenen von 16% auf 19% in dem Maße erhöht, wie der Anteil der in Gegenwart von medizinischen Laien eingetretenen Herzstillstände sich verringert hat. Mit 37% unverändert hoch ist der Anteil der ohne anwesende Zeugen eingetretenen Herzstillstände. Positiv zu beurteilen ist der Anstieg der prähospitalen Reanimationsversuche (1985/88 35%, 1992/95 43%), der leider insgesamt nur zu einem Anstieg der 28-Tage Überlebensrate von 1% auf 4% geführt hat. Positiver sieht die Bilanz aus der Sicht des bei dem eintretenden Herzstillstand anwesenden Arztes aus; die 28-Tage-Überlebensrate hat sich für diese Patientengruppe deutlich von 6% auf 21% verbessert. Allerdings hatten die häufiger unternommenen Wiederbelebungsversuche (1985/88 40%, 1992/95 48%) bei Personen mit einem Herzstillstand in Gegenwart von Laien letztlich kein einziges Leben retten können; das spiegelt die Tatsache wieder, dass wohl die meisten Laien nach wie vor die Reanimation dem zu spät eintreffenden Arzt überlassen.

Für die weitere Prognose nach einem Akutinfarkt ist ein möglichst frühzeitiges Einsetzen einer rekanalisierenden Therapie entscheidend, die bisher in der Region Augsburg nur unter Krankenhausbedingungen durchgeführt wird; die Betroffenen müssen also so schnell wie möglich in die kardiologische Krankenhausbehandlung gelangen. Während im Zeitraum 1985/88 im Durchschnitt 51% der männlichen und 45% der weiblichen Krankenhauspatienten nach weniger als 4 h hospitalisiert waren, hatte sich dieser Anteil bis zum Jahre 1995 für beide Geschlechter auf ca. 60% erhöht. Dieser Prozentsatz ließe sich weiter erhöhen, würden nicht 20% der Patienten zuerst den Arzt in der Praxis aufsuchen und so wertvolle Zeit verstreichen lassen; in dieser Gruppe war daher nur jeder Fünfte innerhalb von weniger als 4 h, d. h. noch rechtzeitig für eine erfolgreiche rekanalisierende Therapie, hospitalisiert. Die Mehrzahl der Patienten hatte einen Arzt angerufen (Männer 59%, Frauen 66%), von denen dann 64% der Männer (1985/88 59% und 1993/95 71%) und 58% der Frauen (46% bzw.64%) rechtzeitig für eine rekanalisierende Therapie ein Krankenhaus erreicht hatten. Im Vergleich zu 1985/88

Tabelle 1-2. Klinischer Verlauf (1985/88: n=3829, 1992/95: n=3843) des akuten Herzinfarktes inklusive der prähospital Verstorbenen vom Akutereignis bis zum 28. Tag gesondert für Personen mit und ohne prähospitalen Herzstillstand (1985/88: n=1384, 1992/95: n=1495) unter besonderer Berücksichtigung der anwesenden Zeugen und von Reanimationsversuchen. (MONICA Augsburg Herzinfarktregister 1985/88 und 1992/95)

Klinischer Verlauf	Kein prähospitaler Herzstillstand		Anwesende Zeugen des prähospitalen Herzstillstandes							
			Arzt		Medizinischer Laie		Kein Zeuge		Gesamt	
	n	%	n	%	n	%	n	%	n	%
1985/88										
Akutereignis	2445	100.0	196	100,0 (16,2)	570	100,0 (46,9)	448	100,0 (36,9)	1214[a]	100,0 (100,0)
Reanimationsversuch vor Krankenhausaufnahme			164	83,7	228	40,0	34	7,6	426	35,1
Krankenhaus lebend erreicht	2445	100,0	77	39,3	14	2,5	0	–	91	7,5
1. Tag überlebt	1803	73,7	24	12,2	0	–	0	–	24	2,8
28. Tag überlebt	1615	66,1	12	6,1	0	–	0	–	12	1,0
1992/95										
Akutereignis	2348	100,0	229 (19,3)	100,0	526 (44,2)	100,0	434 (36,5)	100,0	1189[a] (100,0)	100,0
Reanimationsversuch vor Krankenhausaufnahme			205	89,5	253	48,1	48	11,1	506	42,6
Krankenhaus lebend erreicht	2348	100.0	146	63,8	19	3,6	2	0,5	167	14,0
1. Tag überlebt	1671	71,7	91	39,7	0	–	0	–	91	7,7
28. Tag überlebt	1546	63,3	48	21,0	0	–	0	–	48	4,0

[a] exklusiv: prähospital Verstorbene ohne Angaben zu Zeugen des Herzstillstandes 1985/88 n=170, 1992/94 n=306

zeigte die 28-Tage-Letalität in der Gruppe der 24 h überlebenden Patienten mit einem transmuralen Erstinfarkt einen Rückgang der 28-Tage-Letalität von 12% auf 9% bei den Männern und von 13% auf 8% bei den Frauen [8]. Aus „Public-health"-Sicht schlägt sich diese für die Betroffenen wichtige Verbesserung infolge der 'Überlast' der prähospital oder kurz nach Erreichen einer Klinik Verstorbenen auf die Gesamtletalität und die Letalität aller Hospitalisierten nach einem Herzinfarkt nicht nieder.

Fazit

Über das personenbezogene Augsburger Herzinfarktregister wurden Daten zur Herzinfarktmorbidität inklusive plötzlichem Herztod für den Zeitraum 1985–1995 erhoben. Die positive Nachricht ist, dass die Morbidität je 100.000 Einwohner bei allen Männern und den postmenopausalen Frauen um etwa 2% je Jahr gesunken ist. Die negative Nachricht ist, dass für die Erkrankten das Risiko, einen plötzlichen Herztod zu erleiden, nur unbedeutend abgenommen hat. Nach wie vor versterben 34% aller Erkrankten ohne ein Krankenhaus erreicht zu haben. Der hohe Anteil an Herzstillständen ohne anwesende Zeugen zeigt die Grenzen für die notfallmedizinische Versorgung. Da bei jedem zweiten prähospitalen Herzstillstand die anwesenden Laien mit der Wiederbelebung zumeist auf den erst später eintreffenden Arzt warten, haben die Betroffenen praktisch keine realen Überlebenschancen mehr. Die Ergebnisse zeigen eindeutig, dass alle Aktivitäten darauf zu richten sind, bei Einsetzen der akuten Symptomatik so schnell wie möglich das Notarztsystem zu kontaktieren.

Die sehr große Akzeptanz durch die regionale Ärzteschaft – mehr als 90% der Fragebögen werden seit 1985 zuverlässig beantwortet – zeigt, dass die Ärztebefragung durch die Gesundheitsämter ein sehr einfacher und überall in Deutschland praktizierbarer Weg ist, die Public-health-Relevanz des ohne Zeugen oder in Anwesenheit von Laien eingetretenen Herztodes für definierte Wohnregionen offen zu legen. Die Auswertung der Notfallprotokolle alleine ist nicht ausreichend für eine zuverlässige Einschätzung der notfallmedizinischen Erfordernisse einer Region [16, 17].

Wie Studien aus Nordamerika [18, 19, 20] und Europa [21, 22, 23, 24, 25, 26, 27, 28, 29, 30, 31] zeigen, muss die Verbesserung der Versorgungssituation des prähospitalen Herzstillstandes als bevölkerungsmedizinische Aufgabe thematisiert werden. Das kann nicht nur dem Engagement einzelner Notärzte überlassen werden, die keine wirkliche Chance haben, im Schatten der invasiven Akutkardiologie mit der starken Industrielobby zu einem effektiven notfallmedizinischen Gesamtkonzept für die Bevölkerung zu kommen – hier ist die Gesundheitspolitik gefordert.

Unabhängig davon müssen die Defizite in der Bereitschaft und Fähigkeit von Angehörigen herzinfarktgefährdeter Personen behoben werden, selbst erste lebensrettende Maßnahmen einzuleiten. Es sollten regional Bemühungen unternommen werden, die Bevölkerung so zu schulen, dass sie die Angst vor einer sofortigen Herzdruckmassage verlieren. Eine vom Hausarzt möglichst frühzeitige diagnostische Abklärung der Koronarsituation bei Patienten mit Angina pectoris und Diabetes ggf. in Verbindung mit differentialtherapeutischen Maßnahmen begleitet von Veränderung der Lebensstilfaktoren durch die Patienten selbst, verbessert die Chance, den lebensbedrohlichen Herzinfarkt möglichst lange zu verhindern.

Abschließend bleibt darauf hinzuweisen, dass die von der European Society of Cardiology und dem European Resuscitation Council publizierten Empfehlungen zur Verbesserung der prähospitalen Versorgung von Personen mit akuten kardialen Ereignissen als wichtige praktische Handlungsgrundlage für den medizinischen Alltag erarbeitet worden sind und als solche auch genutzt werden sollten [32].

Literatur

1. Löwel H, Dobson A, Keil U et al. (1993) Coronary Heart Disease Case Fatality in Four Countries: A Community Study. Circulation 88:2524–2531
2. Chambless L, Keil U, Dobson A et al. (1998) Population versus clinical view of case fatality from acute coronary heart disease: results from the WHO MONICA Project 1985–1990. Circulation 96:3849–3859
3. Tunstall-Pedoe H, Vanuzzo D, Hobbs M et al. for the WHO MONICA Project (2000) Estimation of contribution of changes in coronary care to improving survival, event rates, and coronary heart disease mortality across the WHO MONICA Project populations. Lancet 355:688–700
4. Statistisches Bundesamt (1981–1997) Gesundheitswesen Fachserie 12, Reihe 4 Todesursachen 1980–1996. Statistisches Bundesamt, Wiesbaden
5. Statistisches Bundesamt (1998) Abgekürzte Sterbetafeln, VIIIB–179. Statistisches Bundesamt, Wiesbaden
6. Willich SN, Löwel H, Mey W, Trautner C (1999) Regionale Unterschiede der Herz-Kreislauf-Mortalität in Deutschland. Dtsch Ärztebl 96:C349-C354
7. Löwel H, Lewis M, Hörmann A, Keil U (1991) Case finding, data quality aspects, and comparability of MI registers. Results of a Southern German register study. J Clin Epidemiol 44:249–260
8. Eisenberg MS, Cummins RO, Larsen MP (1991) Numerators, denominators, and survival rates: reporting survival from out-of-hospital cardiac arrest. Am J Emerg Med 9:544–546
9. Chamberlain DA, Abramson NS, z et al. (1991) Recommended Guidelines for uniform reporting of data from out-of-hospital cardiac arrest: the Utstein style. Circulation 84:960–975
10. Löwel H, Engel S, Hörmann A, Gostomzyk J, Bolte HD, Keil U für das MONICA Augsburg Herzinfarktregisterteam (1999) Akuter Herzinfarkt und plötzlicher Herztod aus epidemiologischer Sicht. Intensivmed 36:652–661
11. Löwel H, Hörmann A, Gostomzyk J, Keil U für das MONICA Augsburg Herzinfarktregisterteam (1999) Epidemiologie des plötzlichen Herztodes: Was hat sich verändert? Ergebnisse des MONICA Augsburg Herzinfarktregisters 1985–1995. Herzschr Elektrophys 10 [Suppl 2]:II/1-II/7
12. Hense HW, Filipiak B, Döring A, Stieber J, Liese A, Keil U (1998) Ten-year trends of cardiovascular risk factors in the MONICA Augsburg Region in Southern Germany. Results from the 1984/85, 1989/90 and 1994/1995 surveys. CVD Prevention 1:318–327
13. Löwel H, Lewis M, Hörmann A (1991) Prognostische Bedeutung der Prähospitalphase beim akuten Myokardinfarkt. Dtsch Med Wochenschr 116:729–733.
14. Löwel H, Stieber J, Koenig W, Thorand B, Hörmann A, Gostomzyk J, Keil U (1999) Das diabetes-bedingte Herzinfarktrisiko in einer süddeutschen Bevölkerung: Ergebnisse der MONICA-Augsburg-Studien 1985–94. Diab Stoffw 8:11–21

15. Löwel H, Koenig W, Engel S, Hörmann A, Keil U (2000) The impact of diabetes mellitus on survival after myocardial infarction: can it be modified by drug treatment? Results of a population-based myocardial infarction follow-up study. Diabetologia 43:218–226
16. Gallagher EJ, Lombardi G, Gennis P, Treiber M (1994) Methodology-dependent Variation in documentation of outcome predictors in out-of-hospital cardiac arrest. Acad Emerg Med 1:423–429
17. Sefrin P, Brandt M (2000) Reanimation im Rettungsdienst in Bayern. Der Notarzt 16:13–14
18. Cummins RO, Ornato JP, Thies WH, Pepe PE for the committee (1991) Improving Survival from sudden cardiac arrest: The „Chain of Survival" concept. A statement for health professionals from the Advanced Cardiac Life Support Subcommittee and the Emergency Cardiac Care Committee, American Heart Association. Circulation 83:1832–1847
19. Westal RE, Reissman S, Doering G. (1994) Out-of-hospital cardiac arrest: an 8-year New York City experience. Am J Emerg Med 14:364–368
20. Stiell IG, Wells GA, Field BJ et al. for the OPALS study group (1999) Improved out-of-hospital cardiac arrest survival through the inexpensive optimization of an existing defibrillation programm. OPALS Study Phase II. JAMA 281:1175–1181
21. Leslie ES, Fitzpatrick B, Morrison CE, Watt GC, Tunstall-Pedoe H (1996) Out-of-hospital cardiac arrest due to coronary heart disease: a comparison of survival before and after the introduction of defibrillators in ambulances. Heart 75:195–199
22. Vreede-Swagemakers JJM, Gorgels APM, Dubaois-Arbouw WI, van Ree JW, Daemen MJAP, Houben LGE, Wellens HJJ (1997) Out-of-hospital cardiac arrest in the 1990 s: a population-based study in the Maastricht Area on incidence, characteristics and survival. J Am Coll Cardiol 30:1500–1505
23. Kuisma M, Jaara K (1997) Unwitnessed out-of-hospital cardiac arrest: is resuscitation worthwhile? Ann Emerg Med 30:69–75
24. Fischer M, Fischer NJ, Schuttler J (1997) One-year survival after out-of-hospital cardiac arrest in Bonn city: outcome report according to the 'Utstein style'. Resuscitation 33:233–243
25. Norris RM on behalf of the United Kongdom Heart Attack Study Collaborative Group (1998) Fatality outside hospital from acute coronary events in three British health districts, 1994/95. BMJ 316:1063–1070
26. Kette F, Sbrojavacca R, Rellini G et al. (1998) Epidemiology and survival rate of out-of-hospital cardiac arrest in north-east Italy: The F.A.C.S. study. Friuli Venecia Giulia Cardiac Arrest Cooperative Study. Resuscitation 36:153–159
27. Holmberg M, Holmberg S, Herlitz J, Gardelöv B, for the Swedish Cardiac Arrest Registry (1998) Survival after cardiac arrest outside hospital in Sweden. Resuscitation 36:29–36
28. Waalewijn RA, de Vos R, Koster RW (1998) Out-of-hospital cardiac arrest in Amsterdam and ist surrounding areas: results from the Amsterdam resuscitation study (ARREST) in Utstein style. Resuscitation 38:157–167
29. Tadel S, Horvat M, Noc M (1998) Treatment of out-of-hospital cardiac arrest in Ljubljana: outcome report according to the 'Utsstein' style. Resuscitation 38:169–176
30. Jouven X, Desnos M, Guerot C, Ducimetière P (1999) Predicting sudden death in the population. The Paris prospective Study I. Circulation 99:1978–1983
31. Soo LH, Gray D, Young T, Huff N, Skene A, Hampton JR (1999) Resuscitation from out-of-hospital cardiac arrest: is survival dependent on who is available at the scene? Heart 81:47–52
32. Task Force of the European Society of Cardiology and The European Resuscitation Council (1997) Task Force Report. The prehospital managment of acute heart attacks. Recommendations of a Task Force of the European Society of Cardiology and The European Resuscitation Council. Eur Heart J 19:1140–1164

Kapitel 2

Organisation des Rettungswesens

2.1 Präklinische (Notfall-)Versorgung in Staaten der Europäischen Union und in der Bundesrepublik Deutschland

Bernhard Koch · Beate Kuschinsky · Ulrike Pohl-Meuthen

Die Europäische Union hat sich im Amsterdamer Vertrag geeinigt, den Gesundheitsschutz der Bürger verstärkt zu berücksichtigen, jedoch die Organisation und Finanzierung der Gesundheitssysteme in der Kompetenz der einzelnen Mitgliedsstaaten zu belassen und hier weder eine Harmonisierung der Systeme noch der Politik vorzunehmen. Die teils beträchtliche Verschiedenartigkeit der Gesundheitssysteme in den jeweiligen Ländern spiegelt sich auch in den Systemen der präklinischen notfallmedizinischen Versorgung wider. Darüber hinaus ist in etlichen Mitgliedsstaaten der Rettungsdienst aufgrund der jeweiligen föderalen Struktur nicht einheitlich geregelt und organisiert.

Mit Blick auf die Entwicklung der Europäischen Union gewinnt der Aspekt der grenzüberschreitenden medizinischen Hilfeleistung und die Grundforderung der allmählichen Entwicklung ähnlicher und vergleichbarer Bedingungen – auch hinsichtlich der präklinischen notfallmedizinischen Versorgung – allerdings zunehmend an Bedeutung. Dies insbesondere vor dem Hintergrund, dass es Aufgabe des Rettungsdienstes ist, den akut Erkrankten oder Verunglückten – unabhängig von Ort und Zeit – nach Möglichkeit gleiche Chancen lebenserhaltender Maßnahmen zu bieten, da ein medizinischer Notfall jederzeit und überall auftreten kann. Daher sind an die präklinische notfallmedizinische Versorgung besondere Anforderungen zu stellen. Sie soll demnach z. B.

- jederzeit von jedem Ort unkompliziert für die Bevölkerung erreichbar sein,
- rund um die Uhr und flächendeckend die Einsatzbereitschaft sicherstellen,
- in einer möglichst kurzen Zeitspanne mit speziell ausgerüsteten Rettungsmitteln und entsprechend qualifiziertem Personal am Notfallort medizinische Hilfe leisten, die dem jeweils anerkannten Niveau der Notfallmedizin entspricht,
- dem Prinzip der Wirtschaftlichkeit Folge leisten und
- volkswirtschaftlich vertretbar sein.

Sollen jedoch über den jeweils nationalen Rahmen hinausgehende Strategien und Lösungsansätze entwickelt werden, die eine kostengünstige medizinische Versorgung bei gleichzeitiger Sicherung hoher qualitativer Standards gewährleisten, setzt dies voraus, dass grundlegende Kenntnisse über die organisatorischen, strukturellen, juristischen, personellen, medizinischen und ökonomischen Rahmenbedingungen der jeweiligen Systeme in den verschiedenen Staaten der Europäischen Union vorliegen [7].

Zu den Strukturen der präklinischen (Notfall-)Versorgung in verschiedenen Staaten der Europäischen Union

In der diesem Artikel zugrunde liegenden Studie werden die verschiedenen präklinischen notfallmedizinischen Systeme in den einzelnen Staaten der Europäischen Union im Sinne einer Bestandsaufnahme beschrieben, im Ergebnis synoptisch dargestellt und ausgewertet [10].

Im Einzelnen wurden die Länder Belgien, Dänemark, Deutschland, Finnland, Frankreich, Großbritannien, Irland, Italien, Luxemburg, Niederlande, Österreich, Schweden und Spanien betrachtet.

Um das Ziel einer ersten Bestandsaufnahme erreichen und die vorhandenen präklinischen Systeme in den verschiedenen Ländern darstellen zu können, standen vornehmlich folgende rettungsdienstliche Aspekte im Mittelpunkt des Interesses:

- Struktur des Rettungsdienstes,
- gesetzliche Grundlagen,
- Organisation,
- Leitstellen – Koordinationszentralen,
- ärztliche Einbindung in den Rettungsdienst – Notarztdienste,
- Luftrettung,
- Personal und Ausbildung.

Grundsätzlich stellt die rettungsdienstliche bzw. präklinische notfallmedizinische Versorgung in allen Ländern der Europäischen Union eine öffentliche bzw. staatliche Aufgabe dar. Jedoch unterlag die infrastrukturelle Gestaltung und die Organisation des Rettungswesens in den letzten Jahren in fast allen Ländern der Europäischen Union intensiven Entwicklungen und kann auch heute keineswegs als abgeschlossen gelten. Sowohl der rechtliche wie der organisatorische als auch der personelle Bereich befinden sich in den meisten Ländern in unterschiedlichen Entwicklungsphasen.

Die Organisation des Rettungsdienstes ist in allen betrachteten Ländern historisch gewachsen. Wesentliche Faktoren für die Ausgestaltung der jeweiligen Infrastruktur stellen geographische, administrative und infrastrukturelle Faktoren sowie das System der gesundheitlichen Versorgung der Bevölkerung dar. Eine wichtige Rolle spielt auch, ob die rettungsdienstliche Versorgung als eigenständiger Bereich angesehen oder im Rahmen der allgemeinen gesundheitlichen Versorgung der Bevölkerung durchgeführt wird.

In allen im Rahmen der Untersuchung betrachteten Ländern der Europäischen Union bestehen einschlägige gesetzliche Regelungen und Verordnungen bezüglich der Ausgestaltung des Rettungswesens. In den meisten Staaten befindet sich das Rettungswesen primär in der Zuständigkeit des jeweils für die gesundheitliche Versorgung der Bevölkerung verantwortlichen Ministeriums. In etlichen Staaten sind darüber hinaus auch die für den Zivil- und Katastrophenschutz sowie die für die Feuerwehr zuständigen Ministerien involviert.

Gleichzeitig ist zu berücksichtigen, dass das Rettungswesen auch innerhalb der einzelnen Staaten häufig nicht einheitlich geregelt ist. Dies trifft insbesondere auf föderale Staaten zu, in denen die staatlichen Gliederungen der Föderation wiederum eigengesetzgeberische Kompetenz für diesen Bereich besitzen.

Von entscheidender Bedeutung für die Organisation der rettungsdienstlichen Infrastruktur ist die flächendeckende gleichmäßige Einrichtung rettungsdienstlicher Stützpunkte sowie eine Einteilung des Landes bzw. der föderalen Gliederungen nach rettungsdienstlichen Gesichtspunkten. In den meisten Ländern der Europäischen Union geschieht bzw. geschah dies unter Berücksichtigung der administrativen Gliederung des Landes, die jedoch einer rein strategischen Verteilung der Standorte entgegenstehen kann. Wesentliches Planungselement für die Verteilung der Rettungswachenstandorte ist die Erreichbarkeit des Notfallortes, die sich in der sog. Hilfsfrist manifestiert.

Wie aus Tabelle 2.1-1 hervorgeht, erfolgt in den meisten Ländern der Europäischen Union die Organisation der rettungsdienstlichen Infrastruktur nach den Kriterien der sog. Hilfsfrist, jedoch in unterschiedlichem Umfang und Ausmaß. Dies richtet sich nicht zuletzt auch nach den infrastrukturellen Gegebenheiten des Landes. So ist in einem extrem dünn besiedelten Flächenstaat, wie z. B. Schweden oder Finnland, die flächendeckende Umsetzung einer 10-minütigen Hilfsfrist praktisch unmöglich. In der Dichotomie zwischen notfallmedizinisch Wünschenswertem und ökonomisch Machbarem bietet es sich hier an, die rettungsdienstlichen Leistungen mit anderen zeitkritischen Diensten (z. B. Brandbekämpfung, technische Hilfeleistung, Katastrophenschutz etc.) zu verbinden. Gerade in dünn besiedelten Flächenstaaten ergeben sich daher häufig große Unterschiede in der strategischen Ausgestaltung der rettungsdienstlichen Infrastruktur zwischen städtischem und ländlichem Bereich.

Ein weiterer wesentlicher Faktor für Unterschiede in der Organisation des Rettungsdienstes in den einzelnen Ländern ergibt sich daraus, inwieweit dieser einen Bestandteil der allgemeinen gesundheitlichen Versorgung der Bevölkerung darstellt und in das diesbezügliche System eingebunden ist. In dem Maße, in dem die rettungsdienstliche Versorgung aus den für die allgemeine gesundheitliche Versorgung vorhandenen Einrichtungen erfolgt, ist eine strategische, nach einsatztaktischen Gesichtspunkten ausgerichtete, rettungsdienstliche Infrastruktur nur vorhanden, wenn auch die Verteilung der Einrichtungen der gesundheitlichen Versorgung strategischen Gesichtspunkten genügt. So z. B. in Spanien, wo die Einrichtungen der gesundheitlichen Grundversorgung der Bevölkerung nach den Gesichtspunkten der Erreichbarkeit durch die Bevölkerung (in höchstens 20 min) verteilt sind.

Einen weiteren wichtigen Faktor für die Ausgestaltung der rettungsdienstlichen Infrastruktur stellt die Affinität der medizinischen Notfallversorgung zu anderen zeitkritischen Hilfeleistungen dar. Sie ist systematisch stets nicht nur dem Bereich der gesundheitlichen Versorgung, sondern auch dem Bereich der Gefahrenabwehr zuzuordnen. Dies kommt nicht nur in der Aufgabenstellung der Leitstellen zum Ausdruck, sondern auch darin, dass in fast allen betrachteten Ländern der Europäischen Union die Feuerwehren in unterschiedlich starkem Ausmaß am Rettungsdienst beteiligt sind.

Hinsichtlich der Art und Ausstattung der Rettungsmittel (Fahrzeuge) bestehen in fast allen Ländern der Europäischen Union – soweit dies im Rahmen der vorlie-

Tabelle 2.1-1. Organisatorische Rahmenbedingungen

Staat	Einteilung nach strategischen Gesichtspunkten, Rettungsdienstbereiche	Hilfsfrist	Feuerwehren am Rettungsdienst beteiligt	Vorschriften für die Ausstattung der Fahrzeuge	Besetzungsschlüssel
Belgien	Nein, Provinzen	Notfallrettung 5–10 min in 90%; Notarztdienste 15--20 min in 90%	Ja	Nein	Ja
Dänemark	Ja, Rettungsdienstbereiche und Rettungswachen innerhalb der Amtskommunen	Ja, jede Amtskommune unterschiedlich, Eintreffzeit durchschnittlich 9 min	Ja	Ja	Ja
Deutschland	Ja, Rettungsdienstbereiche und Rettungswachen	Ja, zwischen 8 und 15 min, je nach Bundesland	Ja	Ja	Ja
Finnland	Ja, Rettungsdienstbereiche	Nein	Ja	Keine Angaben	Ja
Frankreich	Nein	Nein	Ja	Ja	Ja
Großbritannien	Ja	Ja, Stadt 14 min und Land 19 min in 95%	Nein, nur technische Rettung	Ja	Ja
Irland	Teilweise	Angestrebt, Stadt 8 min und Land 26 min	Ja	Ja	Ja, Fahrer und Krankenschwestern
Italien	Regionen/Provinzen	Keine Angaben	?	Ja	Ja
Luxemburg	Ja	Keine Angaben	Ja	Keine Angaben	Keine Angaben
Niederlande	Ja	Ja, 15 min	Ja	Ja	teilweise
Österreich	Ja	Ja, 15 min in 95%	Nein	Ja	Ja
Schweden	Ja, uneinheitlich und nicht überall	10--30 min je nach Erkrankung	Ja	Ja	Ja, 2 Personen
Spanien	Ja, im Rahmen des Gesundheitswesens	20 min	Nein	Keine Angaben	Nein, meist Ärzte und Krankenschwestern

genden Untersuchung erfasst wurde – einschlägige Vorschriften. Auch die Besetzung der einzelnen Rettungsmittel im Hinblick auf Anzahl und Ausbildung der Besatzung ist meist eindeutig geregelt. Grundsätzlich stellen sich jedoch die Vorgaben hinsichtlich der Qualifikation sowohl des ärztlichen als auch des nichtärztlichen Personals sehr heterogen dar.

Notfälle jeglicher Art, insbesondere lebensbedrohliche Ereignisse oder solche, von denen eine große Gefahr ausgeht, erfordern möglichst umgehende Hilfe. Ständig erreichbare, vollkommen funktionsfähige und effektiv arbeitende Koordinationszentralen (Leitstellen) stellen eine Grundvoraussetzung erfolgreicher Hilfe bei derartigen zeitkritischen Notfällen dar. Dies gilt für die Hilfeleistungen des Rettungsdienstes ebenso wie für die des Brandschutzes, des Katastrophenschutzes, der Polizei etc. Sämtliche untersuchten Staaten der Europäischen Union verfügen über derartige Koordinationszentralen. Alle Koordinationszentralen sind über eine landeseinheitliche Notrufnummer erreichbar.

Wie aus Tabelle 2.1-2 hervorgeht, haben jedoch noch nicht alle der betrachteten Staaten die Entscheidung des Rates der Europäischen Gemeinschaften vom 29. Juli 1991 zur Einführung der einheitlichen europäischen Notrufnummer 112 [11] umgesetzt.

In den meisten der untersuchten europäischen Ländern werden unter der Notrufnummer zumindest die Hilfeleistungen des Rettungsdienstes und der Feuerwehr, häufig jedoch auch der Polizei vermittelt. Nur in Frankreich und Spanien laufen medizinische Notrufe direkt in spezialisierten medizinischen Hilfeleistungszentren auf, die dann jedoch auch sämtliche medizinische Dienstleistungen wie z. B. Hausarztbesuche vermitteln. Darüber hinaus erreicht der Anrufer in einigen Ländern (Dänemark, Finnland, Großbritannien, den Niederlanden und Schweden) zunächst eine vorgeschaltete Abrufzentrale, die den Anrufer dann an die entsprechende Koordinierungsstelle des spezifischen Dienstes, z. B. Rettungsdienst, Feuerwehr oder Polizei, weitervermittelt. Von daher gestalten sich auch die Anforderungen an die Leitstellendisponenten und damit die entsprechenden Qualifikationsanforderungen unterschiedlich. In den Koordinierungszentralen, die die Anlaufstelle für alle medizinischen Hilfeersuchen sind, erfolgt die Anrufbearbeitung stets durch spezifisch geschultes Krankenpflegepersonal bzw. Ärzte. Diese Koordinierungszentralen sind stets ärztlich geleitet.

Art und Ausmaß der ärztlichen Einbindung im Rahmen der notfallmedizinischen Versorgung der Bevölkerung stellt einen wesentlichen Faktor der rettungsdienstlichen Struktur dar.

Wie aus der Tabelle 2.1-3 hervorgeht, sind in fast allen der betrachteten Länder der Europäischen Union Ärzte an der präklinischen medizinischen Notfallversorgung der Bevölkerung beteiligt. Art und Umfang dieser Beteiligung sowie die Qualifikation der Ärzte gestalten sich jedoch sehr unterschiedlich. Nur in zwei Ländern (Belgien und Frankreich) gibt es eine geschützte Berufsbezeichnung „Notarzt", die eine 2 Jahre dauernde Spezialisierung im Anschluss an die Facharztausbildung erfordert.

In zwei Ländern (Frankreich und Spanien) wird die gesamte medizinische Notfallversorgung, von der Disposition bis zum Einsatz vor Ort, ärztlich geleitet, sodass es sich bei diesen um ein ärztlich gelenktes System handelt.

Tabelle 2.1-2. Koordinationszentralen

Staat	Leitstellen, Koordinationszentralen	Zuständigkeit	Notruf-Nr.	Besetzung	Ausbildung
Belgien	10, jede Provinz 1	Rettungsdienst und Feuerwehr	100	Mindestens 2 Funktionen	Feuerwehr, Disposition, keine Mediz
Dänemark	39 Alarmzentralen	Rettungsdienst, Feuerwehr und Polizei	112	Keine Angaben	Keine Angaben
Deutschland	Ca. 330, pro Rettungsdienstbereich 1	Rettungsdienst und Feuerwehr (Nord) oder nur Rettungsdienst (Süd)	112 1> 19222	Unterschiedlich, i. d. R. mindestens 2 Funktionen	Unterschiedlich, Feuerwehr, Rettungsdienst, spez. Leitstelle
Finnland	60	Notfallereignisse, Polizei (und Gesundheitsvorsorge)	112	Keine Angaben	Keine Angaben
Frankreich	105 SAMU-Zentren	Alle dringenden medizinischen Hilfeersuchen	15 und 112	Im Krankenhaus angesiedelt	Geschultes Krankenpflege-personal, Ärzte
Großbritannien	37, pro Rettungsdienstbereich 1	alle Notfallereignisse	999 und 112	Keine Angaben	Dispatch, Erste Hilfe Hinweise
Irland	22	Rettungsdienst und andere Gesundheitsdienste	999 und 112 Krankenhaus	Teilweise im	geschultes Personal
Italien	Ja	medizinische Notrufe	118	Keine Angaben	Krankenpflegepersonal, Leitung: Arzt
Luxemburg	2	Rettungsdienst, Feuerwehr	112	Keine Angaben	Qualifiziertes Personal
Niederlande	Ja	Rettungsdienst, Feuerwehr und Polizei	06--11 und 112	Zentralisten, Weiterleitung an Leitstelle	Unterschiedlich, je nach Ansiedlung der Leitstelle, in RLST meist Krankenpflegekraft
Österreich	Ja	Rettungsdienst, 1 auch Feuerwehr und Polizei	144	Keine Angaben	Rettungsdienstpersonal
Schweden	20 SOS-Zentralen	Dringende medizinische Hilfeersuchen, Koordination mit Feuerwehr	90000 und 112	Keine Angaben	Keine Angaben
Spanien	Teilweise, noch nicht flächendeckend	Alle dringenden medizinischen Hilfeersuchen	061	Keine Angaben	Nein, meist Ärzte und Krankenpflegepersonal

Tabelle 2.1-3. Ärztliche Einbindung in den Rettungsdienst – Anforderungen an die Qualifikation

Staat	Ärzte im Rettungsdienst	Voraussetzung für Ärzte im Rettungsdienst	Notarzt als zusätzliche Qualifikation
Belgien	Ja	Haus- und Assistenzärzte: 120 h und 10 Einsätze	Notarzt als 2-jährige Spezialisierung nach Facharztausbildung
Dänemark	In geringem Umfang	Keine Angaben	Nein
Deutschland	Ja	Fachkundenachweis „Rettungsdienst“: 80 Std. und Einsatzpraxis	Nein
Finnland	Ja	Keine Angaben	Nein
Frankreich	ja	Keine Angaben	Notarzt mit 2-jähriger Spezialisierung nach Facharztausbildung
Großbritannien	Nein	Entfällt	Entfällt
Irland	Nein	Entfällt	Entfällt
Italien	Ja	Keine Angaben	Keine Angaben
Luxemburg	Ja	Keine Angaben	Nein
Niederlande	Mit beratender Funktion in Leitstellen, aktiv bei Großschadensereignissen	Keine Angaben	Keine Angaben
Österreich	Ja	60 h Weiterbildung	Nein
Schweden	Nein	Entfällt	Entfällt
Spanien	Ja	Ausbildung durch nationalen Gesundheitsdienst	Nein

In einigen Ländern, so z. B. Deutschland und Österreich, müssen am Notarztdienst beteiligte Ärzte eine fachspezifische Weiterbildung von unterschiedlichem Umfang nachweisen. Belgien weist insofern eine Spezifität auf, als hier alle niedergelassenen Ärzte am Rettungsdienst beteiligt sind. Und zwar insoweit, als sich jeder niedergelassene Arzt auf Anweisung der Leitstelle hin zum Notfallort begeben muss. Jeder niedergelassene Arzt sollte daher an einer notärztlichen Weiterbildung teilnehmen.

Art und Umfang der ärztlichen Einbindung in den Rettungsdienst wirken sich häufig auch direkt auf die Ausbildung des nichtärztlichen Personals im Rettungsdienst aus. Je stärker die Einbindung der Ärzte in den Rettungsdienst, desto geringer wird häufig die Notwendigkeit gesehen, hochqualifiziertes paramedizinisches Rettungspersonal vorzuhalten. Dies insbesondere vor dem Hintergrund, dass die Notärzte dieser Systeme in der Regel von notfallmedizinisch gebildetem Krankenpflegepersonal begleitet werden.

Alle betrachteten Staaten der Europäischen Union – mit Ausnahme von Spanien – verfügen über spezifisches rettungsdienstliches Personal. Die meisten Staaten sehen darüber hinaus mehrere Ausbildungsstufen vor, die in der Regel zu unterschiedlichen notfallmedizinischen Kompetenzen führen. Hinzu kommt, dass in vielen Ländern rettungsdienstliche Leistungen nicht nur von hauptberuflichen Mitarbeitern sondern auch freiwilligen/ehrenamtlichen erbracht werden, die eine mehrjährige Ausbildung schon aus Zeitgründen nicht durchlaufen können.

Weitere wesentliche Aspekte für die Ausgestaltung und den Umfang der rettungsdienstlichen Ausbildung liegen in den Möglichkeiten, die sich aus der Infrastruktur des jeweiligen Landes ergeben, ebenso wie in den organisatorischen Rahmenbedingungen des Rettungsdienstes allgemein. Letzterer Aspekt ist in vielen Fällen auch abhängig von der historischen Entwicklung des Rettungsdienstes in den jeweiligen Ländern.

So sind z. B. in vielen Ländern der Europäischen Union die Feuerwehren traditionell am Rettungsdienst beteiligt, deren Mitarbeiter dann über eine multifunktionale Ausbildung verfügen. In anderen Ländern hat sich die rettungsdienstliche Versorgung aus der medizinischen Grundversorgung der Bevölkerung heraus entwickelt, sodass die notfallmedizinische Versorgung der Bevölkerung weitgehend von Ärzten durchgeführt wird. Dies führt häufig dazu, dass der notfallmedizinischen Qualifikation des rettungsdienstlichen Einsatzpersonals eine geringere Bedeutung beigemessen wird. In vielen dieser Länder ist auch Krankenpflegepersonal – zum Teil speziell geschult – an der rettungsdienstlichen Versorgung beteiligt, insbesondere als Assistenzpersonal der Ärzte. Vornehmlich in den angelsächsischen Ländern erfolgt die präklinische notfallmedizinische Versorgung ausschließlich durch Rettungsdienstfachpersonal, hier werden naturgemäß höhere Anforderungen an deren notfallmedizinische Qualifikation gestellt.

In den meisten Ländern der Europäischen Union besteht die Möglichkeit, mit unterschiedlichen Qualifikationen am Rettungsdienst teilzunehmen. Die unterschiedlichen Qualifikationen sind in der Regel auch mit unterschiedlichen Kompetenzen verbunden. So ist in den meisten Ländern eine niedrigere Qualifikation für den Fahrer eines Rettungsmittels als für den Beifahrer vorgesehen bzw. geringere Qualifikationen für reine Krankentransportleistungen als für solche der Notfallrettung.

Es bestehen sehr große Unterschiede hinsichtlich der Dauer und damit auch der Qualifikation der einzelnen paramedizinischen Ausbildung im Rettungsdienst. Besonders kurze Ausbildungen führen in der Regel nicht zu einer beruflichen Qualifikation, sondern sind häufig für freiwillige/ehrenamtliche Mitarbeiter im Rettungsdienst gedacht, bzw. Hilfskräften vorbehalten. Auch hinsichtlich der angebotenen bzw. verpflichtenden Fortbildungen bestehen Unterschiede, allerdings sind hier keine so erheblichen Schwankungen zu verzeichnen wie im Bereich der Ausbildung selbst. In vielen europäischen Ländern wird darüber hinaus auch Krankenpflegepersonal im Rettungsdienst eingesetzt, das in unterschiedlichem Ausmaß über rettungsdienstliche bzw. notfallmedizinische Zusatzqualifikationen verfügt.

Die präklinische (Notfall-)Versorgung in der Bundesrepublik Deutschland

In der Bundesrepublik Deutschland hat sich in der Verantwortung der Länder, ausgehend von historischen Rahmenbedingungen (z. B. Besatzungsrecht) und dem Subsidiaritätsprinzip (Mitwirkung der Hilfsorganisationen und Feuerwehren) und unter Einbeziehung der Gesetzlichen Krankenversicherung (GKV), ein funktionsfähiger und national wie international anerkannter Rettungsdienst entwickelt. Dieser gewährleistet für Notfallpatienten und nicht vital gefährdete Kranke und Verletzte die unverzügliche medizinische Hilfe und den Krankentransport. Der Rettungsdienst – bestehend aus Notfallrettung und Krankentransport – ist als integraler Bestandteil des Gesundheitswesens zu verstehen.

Gemäß der Definition des medizinischen Notfalls ist die Notfallrettung vom Inhalt her grundsätzlich eine (not)ärztliche Aufgabe.

Der Rettungsdienst obliegt als öffentliche Aufgabe im Bereich der Daseinsvor- und Daseinsfürsorge nach dem Grundgesetz (Artikel 30, 70, 83 GG) den Bundesländern. Sie regeln diesen Bereich durch Rettungsdienst- oder Feuerwehrgesetze etc. Diese basieren in der Regel auf dem von Bund und Ländern gemeinsam erarbeiteten Muster für ein Landesgesetz über den Rettungsdienst, das zur Schaffung eines möglichst hohen und gleichen Leistungsniveaus im gesamten Bundesgebiet entwickelt wurde. Im Bemühen um ein bedarfsgerechtes System eines ständig einsatzbereiten und leistungsfähigen Rettungsdienstes haben die Länder darüber hinaus eine Reihe von Richtlinien, Rettungsdienstplänen, Verwaltungsverordnungen etc. erlassen. Trotzdem fehlt bis heute eine Harmonisierung der Ländergesetze in wichtigen Punkten, obwohl aus notfallmedizinischer Sicht ein einheitliches Vorgehen erforderlich wäre.

Die Organisation des Rettungsdienstes selbst stellt eine kommunale Selbstverwaltungsaufgabe dar. Nur die Luftrettung liegt in der Zuständigkeit der Landesverwaltung.

Die rettungsdienstliche Infrastruktur ist grundsätzlich so gestaltet, dass über eine Koordinationszentrale [(Rettungs-)Leitstelle] das Einsatzgeschehen einer Region (z. B. eines Landkreises) gesteuert wird. Dieses der Koordinationszentrale zugeordnete Gebiet bildet jeweils einen Rettungsdienstbereich. In diesem sind regional Rettungswachen verteilt und der entsprechenden Leitstelle zugeordnet.

Die Verteilung der Rettungswachenstandorte erfolgt grundsätzlich gemäß der für die Notfallrettung geltenden Hilfsfrist, die in den Landesrettungsdienst- bzw. Feuerwehrgesetzen o. Ä. länderspezifisch – uneinheitlich – geregelt ist [6, 12, 16, 17, 20]. Obwohl Hilfsfrist und Sicherheitsniveau anerkanntermaßen als die Stell- und Planungsgrößen hinsichtlich der organisatorischen, infrastrukturellen und personellen Ausgestaltung angesehen werden, ist es bis heute nicht gelungen, in den Landesrettungsdienstgesetzen eine einheitliche Nomenklatur und Definition einzuhalten. Von den Rettungswachen aus wird die eigentliche rettungsdienstliche Versorgung eines definierten Gebietes (Rettungswachenbereich) sichergestellt.

Somit besteht in Deutschland neben der ambulanten und stationären Versorgung ein relativ separat und flächendeckend öffentlich-rechtlich organisiertes rettungsdienstliches System.

Die Rettungsfahrzeuge in Deutschland waren bislang nach der Deutschen Industrienorm (DIN) normiert. Seit Dezember 1999 liegt nunmehr u. a. die europäische Norm DIN EN 1789 „Rettungsfahrzeuge und deren Ausrüstung – Krankenkraftwagen" („Medical vehicles and their equipment – road ambulances") vor [1].

Durch die DIN EN 1789 wird die nach DIN 75 080 bestehende Einteilung der Fahrzeuge in nur 2 Gruppen – RTW und KTW – um eine weitere Fahrzeuggruppe ergänzt, so dass sich 3 Typen von Krankenkraftwagen ergeben.

Die Durchführung des Rettungsdienstes erfolgt regional unterschiedlich durch die Feuerwehren, die Hilfsorganisationen Deutsches Rotes Kreuz (DRK), Arbeiter Samariter Bund (ASB), Johanniter Unfallhilfe (JUH) und Malteser Hilfsdienst (MHD); darüber hinaus sind auch private Unternehmen beteiligt. Die Feuerwehren führen dabei den Rettungsdienst überwiegend in den Ländern Niedersachsen, Nordrhein-Westfalen und Schleswig-Holstein sowie in den Stadtstaaten Berlin, Bremen und Hamburg durch, während die Hilfsorganisationen vorrangig in den südlichen Bundesländern Bayern (hier das Bayerische Rote Kreuz – BRK), Baden-Württemberg, Hessen, Rheinland-Pfalz und dem Saarland tätig sind. Die regionalen Unterschiede sind durch die nach 1945 erfolgte Aufteilung Deutschlands in Besatzungszonen bedingt: Während die Briten in den von ihnen besetzten Zonen den Rettungsdienst den Feuerwehren übertrugen, haben die Amerikaner und Franzosen diese Aufgabe den Hilfsorganisationen übertragen.

In den neuen Bundesländern Brandenburg, Mecklenburg-Vorpommern, Sachsen, Sachsen-Anhalt und Thüringen wurde der Rettungsdienst bis zur Wiedervereinigung im Jahr 1990 durch die Schnelle Medizinische Hilfe (SMH) durchgeführt. Zwischenzeitlich sind dort, wie in den alten Bundesländern, Feuerwehren und Hilfsorganisationen mit der Durchführung des Rettungsdienstes betraut [8].

Das rettungsdienstliche Einsatzgeschehen von jährlich ca. 10 Mio. Einsätzen wird über derzeit ca. 315 Leitstellen geregelt. Überwiegend bedingt durch Gebietsreformen sank die Zahl der Rettungsdienstbereiche um rund 25% von 443 im Jahr 1992 auf 333 im Jahr 1995 [9] und auf 326 im Jahr 1997 [5], bzw. 315 in 1998 [14]. Statistisch nimmt rund jeder 10. Bürger pro Jahr den Rettungsdienst in Anspruch.

Die (Rettungs-)Leitstellen sind regional unterschiedlich über die Telefonnummern 112 und 19222 zu erreichen, wobei die 112 bundesweit die Notrufnummer der Feuerwehren ist, die jedoch nur gebietsweise auch für den medizinischen Rettungsdienst zuständig sind. In den südlichen Bundesländern bestehen noch meist reine Rettungsleitstellen, die, betrieben von den Hilfsorganisationen, über die Rufnummer 19222 zu erreichen sind. Läuft in diesen Gebieten eine medizinische Notfallmeldung bei der Notrufnummer 112 der Feuerwehr auf, die für Brandbekämpfung und technische Hilfe zuständig ist, kann der Anruf über bestehende Standleitungen direkt an die Rettungsleitstelle weitergeleitet werden.

Zudem kann die (Rettungs-)Leitstelle über einen münzfreien Notruf in auffällig gekennzeichneten Telefonzellen durch Anwählen einer der Notrufnummern oder durch Betätigung eines Hebels direkt erreicht werden. Auf den Autobahnen sind besondere Notrufmelder aufgestellt. An Bundesstraßen und anderen unfallbelasteten Strecken sind, unterstützt durch private Initiativen, Notruftelefone installiert.

Vor dem Hintergrund knapper werdender finanzieller Ressourcen im Gesundheitswesen und mit Blick auf Strategien zum Qualitätsmanagement ist ein Trend hin zu sog. integrierten Leitstellen zu beobachten. Gemäß dem Workshop Maria Laach [19, 20] gehören zu den Aufgaben einer integrierten Leitstelle folgende originäre Dienstleistungen:

- Feuerwehr,
- Rettungsdienst,
- Katastrophenschutz,
- ärztlicher Bereitschaftsdienst,
- Verlegungstransport,
- Kapazitätsnachweis im Notfallbereich,
- Nachweis fachlich erforderlicher Dienste für die Gefahrenabwehr.

Gleichzeitig wurde in Maria Laach u. a. gefordert, dass die zuständige Leitstelle bundesweit über die Notrufnummer 112 erreichbar sein muss. Dies steht auch im Einklang mit der aktuellen Entwicklung in der Europäischen Union, die einheitliche Notrufnummer 112 einzuführen [11].

In Deutschland ist der Einsatz von Notärzten direkt am Notfallort generell üblich. Die Entscheidung darüber, ob ein Notfall mit oder ohne Notarzt bedient wird, trifft die (Rettungs-)Leitstelle aufgrund des Inhalts der Notfallmeldung.

Bundesweit bestehen ca. 1150 Notarztstandorte. Die meisten Standorte sind dabei in Krankenhäusern angesiedelt, von denen aus Klinikärzte den Notarztdienst durchführen. In dünn besiedelten Regionen wird der Notarztdienst auch teilweise von niedergelassenen Ärzten von ihrer Praxis aus versehen. In der Regel müssen die Ärzte einen speziellen Fachkundenachweis „Rettungsdienst“ - durch die entsprechenden Landesärztekammern festgeschrieben - besitzen, um als Notarzt eingesetzt werden zu können. Die theoretische und praktische Fortbildung zum Erwerb des Fachkundenachweises „Rettungsdienst“ wird in einem interdisziplinären Kurs über allgemeine und spezielle Notfallbehandlung von 80 h Dauer vermittelt [3]. Die meisten Notärzte besitzen eine Facharztausbildung als Anästhesist, aber es kommen auch Chirurgen und Internisten zum Einsatz [5, 9].

Die Organisation der Notarztsysteme basiert dabei auf 3 Grundformen:

- Rendezvous-System, d. h. Notarzt mit einem sog. Notarzteinsatzfahrzeug (NEF) und Rettungswagen fahren getrennt voneinander zum Notfallort;
- Stations-(Kompakt-)System, d. h. Notarztwagen/Rettungswagen fährt mit Arzt zum Notfallort;
- Parallelsystem, d. h. Rettungswagen und Notarztwagen fahren zum Notfallort; dort wird entschieden, mit welchem Fahrzeug der Patient befördert wird.

Etwa zwei Drittel der Notarztstationen werden im Rendezvous-System betrieben.

Liegt ein Massenanfall von Verletzten und akut Erkrankten oder eine besondere Gefahrenlage vor, leitet, koordiniert und überwacht in der Regel ein zuvor bestimmter Leitender Notarzt alle medizinischen Maßnahmen am Schadensort. Obwohl die Bundesärztekammer schon 1988 die Empfehlung für Leitende Notärzte veröffentlicht hat, ist noch keine flächendeckende Institutionalisierung erfolgt [15].

Die Bundesärztekammer hat am 9.12.1994 die Empfehlung zum Ärztlichen Leiter Rettungsdienst verabschiedet, um den Forderungen nach medizinischem Qualitätsmanagement hinsichtlich der Patientenversorgung und -betreuung zu entsprechen. Der Ärztliche Leiter Rettungsdienst ist ein im Rettungsdienst tätiger Arzt, der auf regionaler bzw. überregionaler Ebene die medizinische Kontrolle über den Rettungsdienst wahrnimmt und für Effektivität und Effizienz der präklinischen notfallmedizinischen Patientenversorgung und -betreuung verantwortlich ist [3]. Gegenwärtig ist die Forderung, den Ärztlichen Leiter Rettungsdienst in allen Rettungsdienstgesetzen zu verankern, noch nicht erfüllt [4, 13].

Das nichtärztliche Personal ist für die Tätigkeit im Rettungsdienst sehr unterschiedlich qualifiziert [2]. Ein Berufsbild besteht seit 1. September 1989 durch das zu diesem Zeitpunkt in Kraft getretene „Gesetz über den Beruf der Rettungsassistentin und des Rettungsassistenten", das den bedeutsamen Fortschritten in der Notfallmedizin Rechnung trägt.

Zu den wesentlichen Aufgaben der Rettungsassistenten gehört es [18]:

- am Notfallort bis zur Übernahme der Behandlung durch den Arzt lebensrettende Maßnahmen bei Notfallpatienten durchzuführen,
- die Transportfähigkeit solcher Patienten herzustellen,
- die lebenswichtigen Körperfunktionen während des Transports zu beobachten und aufrechtzuerhalten sowie
- kranke, verletzte und sonstige hilfsbedürftige Personen, auch soweit sie nicht Notfallpatienten sind, unter sachgerechter Betreuung zu befördern.

Im Hinblick auf die zunehmenden Einflüsse europäischer Vorstellungen und Vorgaben auf die präklinischen notfallmedizinischen Konzepte und Systeme in den einzelnen Staaten der Europäischen Union bietet das deutsche System eine Synthese aus flächendeckender notärztlicher Versorgung bei gleichzeitigem Einsatz von hochqualifiziertem paramedizinischem Personal, das jedoch einen relativ eigenständigen Bereich im Gesamtsystem der medizinischen Versorgung der Bevölkerung bildet.

Fazit

Um auch künftig eine optimale präklinische (Notfall-)Versorgung der europäischen Bevölkerung sicherzustellen, ist es notwendig, auf der Grundlage vorhandener Kenntnisse eine dynamische Weiterentwicklung bewährter Prinzipien und Strukturen – auf möglichst hohem Niveau – anzustreben und darüber hinaus weitere differenzierte Analysen vorzunehmen, um Aussagen hinsichtlich der Effektivität und Effizienz der verschiedenen Systeme machen zu können.

Denn Fakt ist, dass die Notfallmedizin in Deutschland zunehmend durch europäische Vorstellungen und Vorgaben beeinflusst wird, z. B. durch die unterschiedlichen präklinischen Konzepte, aber auch durch die Harmonisierungsbestrebungen der Europäischen Union wie z. B. die Einführung der einheitlichen europäischen Notrufnummer 112 oder die Vorschriften für Fahrzeuge und Ausstattung, publiziert in der DIN EN 1789 und 1865 im Dezember 1999.

Literatur

1. Ahnefeld FW, Dick W (Hrsg) (1999) Ausstattung im Rettungsdienst - Anforderungen für Diagnose, Überwachung und Therapie, Ergebnisse eines interdisziplinären Workshops. (Schriftenreihe zum Rettungswesen, Bd 22)
2. Bengel G, Bordel G, Carl C (1998) Psychische und physische Arbeitsbelastungen im Rettungsdienst. In: Koch B, Pohl-Meuthen U (Hrsg) (Schriftenreihe zum Rettungswesen Bd 20)
3. Bundesärztekammer (1995): Empfehlung der Bundesärztekammer zum Ärztlichen Leiter Rettungsdienst. In: Lüttgen R, Mendel F (Hrsg) DV 2.5, S 5-9
4. Döhler G (1997) Weiterführung der Gesundheitsstrukturreform im Rettungsdienst. In: Lüttgen R, Mendel F (Hrsg), B II. 2.5.3
5. Bundesministerium für Verkehr: Sicherheit im Straßenverkehr, Bundesdrucksache 13/11252 vom 3.07.1998
6. Deutsches Rotes Kreuz (1995) Strukturreform im Rettungsdienst - Gesamtkonzeption - 1. Teil. Leben Retten 4:122-130
7. European Transport Safety Council (1999) Reducing the severity of road injuries through post impact care. Brussels
8. Koch B, Puhan T (1992) Der Rettungsdienst in der Bundesrepublik Deutschland. - Eine Struktur- und Bedarfsanalyse aus organisatorischer-infrastruktureller Sicht. (Schriftenreihe zum Rettungswesen, Bd 5)
9. Koch B, Kuschinsky B, Puhan T, Winkels S (1997) Die notärztliche Versorgung in der Bundesrepublik Deutschland - Eine empirische Bestands- und Strukturanalyse. (Schriftenreihe zum Rettungswesen, Bd 14)
10. Pohl-Meuthen U, Koch B, Kuschinsky B (1999) Rettungsdienst in Staaten der Europäischen Union - Eine vergleichende Bestandsaufnahme. (Schriftenreihe zum Rettungswesen Bd, 21)
11. Rat der Europäischen Gemeinschaften: Entscheidung des Rates vom 29. Juli 1991 zur Einführung einer einheitlichen europäischen Notrufnummer (91/396/EWG). Amtsblatt der Europäischen Gemeinschaften, L 217/31 (6-8-91)
12. Ständige Konferenz für den Rettungsdienst (Hrsg) (1995) Der Rettungsdienst auf dem Prüfstand. Dokumentation. Nottuln
13. Ständige Konferenz für den Rettungsdienst (Hrsg) (1997) Der Rettungsdienst auf dem Prüfstand II. Konzepte, Erkenntnisse, Forderungen. Nottuln
14. Ständige Konferenz für den Rettungsdienst (1999) Pressemappe zur Pressekonferenz (3.12.1999)
15. Stratmann D (1996) Neue Formen der ärztlichen Mitwirkung im Rettungsdienst. Notarzt 12:68-69
16. Ufer M (1993) Leitlinien in den neuen Rettungsdienstgesetzen. Rettungsdienst 11:878-887
17. Ufer M (1994) Leitlinien in den neuen Rettungsdienstgesetzen. Rettungsdienst 1:51-60
18. Ufer M (1996) Nichtärztliches Personal im Rettungsdienst. - Rechtliche Grundlagen. In: Lüttgen R, Mendel F (Hrsg) B II. 4.0
19. Workshop Maria Laach (1997) Leitstelle. Diskussionen, Ergebnisse und Schlussfolgerungen des interdisziplinären Workshops vom 24./25. September 1996 in Maria Laach. (Schriftenreihe zum Rettungswesen, Bd 15)
20. Workshop Maria Laach (1998) Leitstelle - Diskussionen, Ergebnisse und Schlussfolgerungen des interdisziplinären Workshops. (Schriftenreihe zum Rettungswesen, Bd 19)

2.2 Qualitätssicherung und Dokumentation

Martin Messelken

Qualitätssicherung ist eine ärztliche Aufgabe, die zunehmend den von Notärzten versorgten prähospitalen Bereich mit einschließt. Noch sind es die gesetzlichen Vorschriften und weniger intrinsische Motivatoren, die geeignete Qualitätssicherungskonzepte vorantreiben.

20–30% aller Notarzteinsätze gelten Patienten mit akutem Koronarsyndrom. Darunter werden die akuten lebensbedrohlichen Zustände der koronaren Herzerkrankungen summiert: Angina pectoris, akuter Myokardinfarkt und der durch koronare Ischämie bedingte Kreislaufstillstand.

Es besteht Übereinkunft darüber, dass diese Patienten so früh wie möglich vom Rettungsdienst und Notarzt primärversorgt und unter intensivmedizinischen Bedingungen in eine Klinik transportiert werden müssen (Zieldefinition). Der Rettungsdienst kann die Zeit, die der Patient bis zum Notruf verstreichen lässt, nicht mehr gutmachen, wohl aber durch gut organisierte Abläufe zur Schadensbegrenzung beitragen. Dabei spielt der Faktor Zeit eine enorme Rolle im Hinblick auf die Begrenzung der Infarktzone. Die notärztliche Versorgung sieht je nach Schweregrad der Diagnose eine abgestufte therapeutische Vorgehensweise vor, zunächst mit Analgetika und Thrombozytenaggregationshemmern, dann mit prähospitaler Thrombolyse und schließlich im Fall des Kreislaufstillstandes mit entsprechenden Reanimationsmaßnahmen.

Diagnostische und therapeutische Maßnahmen müssen von den Beteiligten des Rettungsdienstes gleich welcher fachlicher Provenienz dem Stand der Wissenschaft entsprechend, vollständig und effektiv erbracht werden [6].

An diesem Punkt setzt Qualitätssicherung ein. Sie kann intern innerhalb einer Einrichtung des Rettungsdienstes ablaufen oder extern, indem Vergleiche im Sinne eines „Benchmarkings“ mit anderen Einrichtungen angestellt werden.

Qualität betrifft das Verhältnis zwischen den definierten Idealen („jeder Patient mit Schmerzen soll nach notärztlicher Intervention schmerzfrei sein“) und der tatsächlichen Realisierung einer erbrachten Leistung (= Anteil schmerzfreier Patienten).

Qualitätssicherung hat die Aufgabe zu überprüfen, ob definierte Diagnose- und Therapiestandards eingehalten werden und dient damit letztlich der Sicherung und Verbesserung der Patientenversorgung. Da sich die Rahmenbedingungen ständig ändern, ist Qualität keine statische Größe, sondern als dynamischer Prozess zu verstehen: Planen → Ausführen → Überprüfen → Korrigieren.

Die zu beantwortenden Fragen lauten im Zusammenhang mit dem akuten Koronarsyndrom konkret:

1. Wurden die Risikopatienten identifiziert?
2. Wurden diese Patienten zeitgerecht erreicht?
3. Wurden diese Patienten zeitgerecht notärztlich versorgt?
4. Wurde die Diagnose durch ein 12-Kanal-EKG gesichert?
5. Wurden Schmerzen angemessen behandelt?
6. Erfolgte bei gesicherter EKG-Diagnose eine prähospitale Thrombolyse?

Elemente der Qualitätssicherung

Die Notfallmedizin hat schon immer einen erheblichen Vertrauensvorschuss bei der Bevölkerung gehabt. Die alleinige Anwesenheit eines Arztes genügt oft, sich als Patient im Notfall gerettet zu fühlen, garantiert aber andererseits nicht unbedingt eine notfallmedizinische fachgerechte Versorgung. Es bedarf zunächst einer *Strukturqualität*, damit etablierte Voraussetzungen erfüllt sind (Tabelle 2.2-1).

Das Vorhandensein der verschiedenen Strukturen sichert allein noch keine Qualität für ein Notarztsystem, das sich der Aufgabenstellung „präklinische Versorgung von Patienten mit akutem Koronarsyndrom" stellen muss. Erst durch ein reibungsloses Zusammenwirken der verschiedenen Kräfte, entsteht *Prozessqualität*.

Die Rettungskette besitzt nicht nur Symbolkraft, mit ihr werden Ablauf und Abwicklung eines Einsatzes dargestellt und zugleich die eng aufeinander abgestimmten Module gekennzeichnet. Damit wird klar, dass es sich hier vor allem um Optimierung von Schnittstellen handelt, wenn der Prozess die gewünschten Ergebnisse erzeugen soll.

Tabelle 2.2-1. Elemente der Qualitätssicherung

Strukturqualität	Gesetzliche Vorgaben (Rettungsdienstgesetze) Qualifikation des Personals (Fachkunde Notarzt, Rettungsassistentengesetz) Rettungsdienstplan, Bereichsplan Ausstattung der Fahrzeuge (DIN 75079, DIN EN 1789) Anwendung des Medizinproduktgesetz (MPG) Anwendung des Arzneimittelgesetz (AMG)
Prozessqualität	Anrufer – Hilfeersuchen Indikationsstellung durch Leitstellendisposition Alarmierung der Notarztteams Strukturierte Notfalldiagnostik Anwendung von Algorithmen Auswahl der Zielklinik Übergabe des Patienten in einer Notaufnahme
Ergebnisqualität	Überleben – Outcome Primärer Reanimationserfolg Zufriedenheit der Patienten

Die *Ergebnisqualität* wird maßgeblich durch Struktur- und Prozessqualität beeinflusst. Dabei sind die Übergänge zwischen Prozess- und Ergebnisqualität fließend. Mit ihr wird aus Sicht der Notärzte die Effektivität der notfallmedizinischen Versorgung evaluiert. Für Kostenträger ist in diesem Zusammenhang eher eine Betrachtung der Effizienz und damit des wirtschaftlichen Aufwandes von Interesse.

Aufgrund vielfältiger Einflussmöglichkeiten ist es sinnvoll, das Ergebnis des Notarzteinsatzes an einem *Intermediärendpunkt*, wie der Übergabe des Notfallpatienten in die nachfolgende Behandlungseinrichtung zu messen [5]. Dabei hat sich der Mainzer Notfall Score MEES [8] als Indikator bewährt, indem er die Zustandsänderung des Notfallpatienten nach dem Einwirken notärztlicher Maßnahmen objektiv beschreibt. Aus einem Delta zwischen Erst- und Übergabebefund ergibt sich der Grad der Zustandsänderung.

Wenn Qualitätssicherung Fehler und Schwachpunkte eines Systems oder Arbeitsprozesses aufdecken soll, kann dies nur in einem sanktionsfreien Raum geschehen, daher leisten alle Beteiligten innerhalb eines Qualitätsmanagements ihren Beitrag zur Optimierung der Abläufe.

Dokumentation

Qualitätssicherung ist ohne Dokumentation der Prozesse nicht möglich.

Ärztliche Tätigkeit muss dokumentiert werden. Diesem Obligo kann man sich schon aus forensischen Gründen nicht entziehen. Dokumentierte Befunde, Diagnosen und Maßnahmen sind aber auch gleichzeitig Bestandteil von Datensammlungen, die zur Ausführung der Qualitätssicherung elektronisch erfasst werden müssen. Es liegt also nahe, diesen Vorgang direkt in den Qualitätssicherungsprozess zu integrieren, sodass er im günstigsten Fall für den einzelnen Arzt keinen zusätzlichen Aufwand bedeutet.

Die Dokumentationsinhalte für die Qualitätssicherung im Notarztdienst wurden von der Deutschen Interdisziplinären Vereinigung für Intensivmedizin (DIVI) als *minimaler Notarztdatensatz (MIND)* [2] definiert, das dazu gehörende Originalformular stellt das DIVI-Notarztprotokoll dar [3, 7].

Zur Dokumentation wird im Regelfall ein handschriftliches Protokoll auf einem vorgedruckten Protokollformular angefertigt. Dieses Dokument verbleibt in der Patientenakte. Abschließend erfolgt eine zeitnahe Eingabe dieser Daten in ein EDV-System unter gleichzeitig ablaufender Plausibilitätskontrolle.

Die medizinische Dokumentation lebt von der chronologischen Darstellung der Ereignisse, für die Qualitätssicherung zählt die Summe der dokumentierten Parameter.

Minimaler Notarztdatensatz (MIND)

Seit Jahren besteht in den verantwortlichen Gremien Übereinkunft darüber, dass Dokumentationssysteme für den Bereich der präklinischen Notfallrettung den MIND [2] abbilden sollen. Mit diesem standardisierten Verfahren werden die

Einsatzdokumentation

Standort Rettungswache: Göppingen

AOK | LKK | BKK | IKK | VdAK | AEV | Knappschaft

Name, Vorname des Versicherten: Berger Johann

geb. am: 04 05 38

Kassen-Nr. | Versicherten-Nr. | Status

Vertragsarzt-Nr. | VK gültig bis | Datum

Pers.-Nr. | Einsatznummer: 1026 | Rettungsmittel: NEF ✗ RTW ✗ KTW NAW RTH | Einsatzdatum: 27.05.00

Alarm: 03:14 | Eintreffzeit Notarzt: 03:25 | Eintreffzeit RTW: 03:26 | Übergabe / Abbruch: 04:02

Geschlecht männl. ✗ weibl. | kein Patient / Fehlfahrt

Geburtsmonat / -jahr: 05.1938

Einsatzort: Ebersbach | intern

Gemeinde-kennzahl (BaWü) oder gefahrene Kilometer (BRD)

Notarzt: Dr. Lysix | Qualifikation: Arzt in WB, Facharzt ✗ | Fachgebiet Notarzt: INN, CHIR, ANÄ ✗, PÄD, AND

Rettungs-Ass.: Hannes | Fahrer | Einsatz RD*: RA/RS

Notfallgeschehen / Anamnese / Erstbefund / Dauermedikation

Mit zunehmendem Brustschmerz aufgewacht, typ. Ausstrahlung in li Arm, zeitweise Atemnot, keine Besserung auf Nitro

BWL u. Neurologie o.B.* ✗

Herzfrequenz*	104	60-100	50-59 od. 101-130 ✗	40-49 od. 131-160	≤ 39 od. ≥ 161
EKG-Rhythmus		SR oder PM ✗	SVES, VESmono, AVBL II	Abs. Arrh. / AVBL III VESpoly / QRS-Tachyk.	VT, VF EMD, Asyst.
RR*	160/90	120-140	100-119 o. 141-159	80-99 od. 160-229 ✗	≤ 79 od. ≥ 230
Atemfrequenz*	20	12-18	8-11 od. 19-24 ✗	5-7 od. 25-30	≤ 4 od. ≥ 31
Atmung*		unauffällig	Atemstörung	Beatmung	Apnoe
SpO_2* ohne Sauerstoff	92	100-96	95-91 ✗	90-86	≤ 85
Schmerz*		kein	leichter	starker ✗	
Blutzucker	128 mg/dl				Kreislauf- / Atemstillstand

Bewußtseinslage*: orientiert, getrübt, bewußtlos, sediert/narkotisiert

Pupillenfunktion re li: eng, mittel, weit, entrundet, pos. CR, keine LR

Meningismus: ja, nein

Paresen: nein, zentral, peripher

Glasgow Coma Scale

Augen öffnen*: spontan 4, auf Aufforderung 3, auf Schmerzreiz 2, kein 1

Beste verbale Reaktion*: konversationsfähig 5, verwirrt 4, inadäquate Antwort 3, unverständliche Laute 2, keine 1

Beste motorische Reaktion* re li: auf Aufforderung 6, auf Schmerzreiz 5, norm. Beugeabwehr 4, Beugesynergismen 3, Strecksynergismen 2, keine 1

Summe GCS

Erkrankung* keine

ZNS: TIA/Insult/Blutung, Krampfleiden

Herz-Kreislauf: Herzinfarkt, Angina Pectoris ✗, Rhythmusstörung, Lungenembolie, Lungenödem, hypertensiver Notfall, Orthostase

Atmung: Asthma, Aspiration, Pneumonie/Bronchitis, Hyperventilations-Tetanie

Abdomen: akutes Abdomen, Kolik, gastrointestinale Blutung

Psychiatrie: Psychose/Depression, Erregungszustand, Entzugssymptomatik

Intoxikation: Alkohol, Drogen, Medikamente

Stoffwechsel: Blutzuckerentgleisung

Pädiatrie: Fieberkrampf, Pseudokrupp, SIDS

Gyn. / Geburtshilfe: Geburt, vaginale Blutung

Sonstiges: Unterkühlung, anaphylaktische Reaktion, Ertrinken

Verletzung* keine ✗

Schädel- / Hirntrauma, äußere Kopfverletzung, Wirbelsäulentrauma, Thoraxtrauma, Abdominaltrauma, Beckentrauma, Extremitätentrauma Weichteile, Extremitätentrauma Fraktur, % KOF Verbrühung Verbrennung, Inhalationstrauma

Verletzungsbefunde im Detail

Unfallart: Verkehr, Fußgänger, Fzg.Insasse, Zweirad, BG/Arbeit/Schule, Elektrounfall, Sonst. Unfall, Suicid/krim.Delikt, Sturz >3m Höhe

NADOK-Protokoll Seite 1 BS 51/0 Beleg 1 | Protokoll-Nr.: 601519

Abb. 2.2-1. NADOK-Protokoll, Seite 1

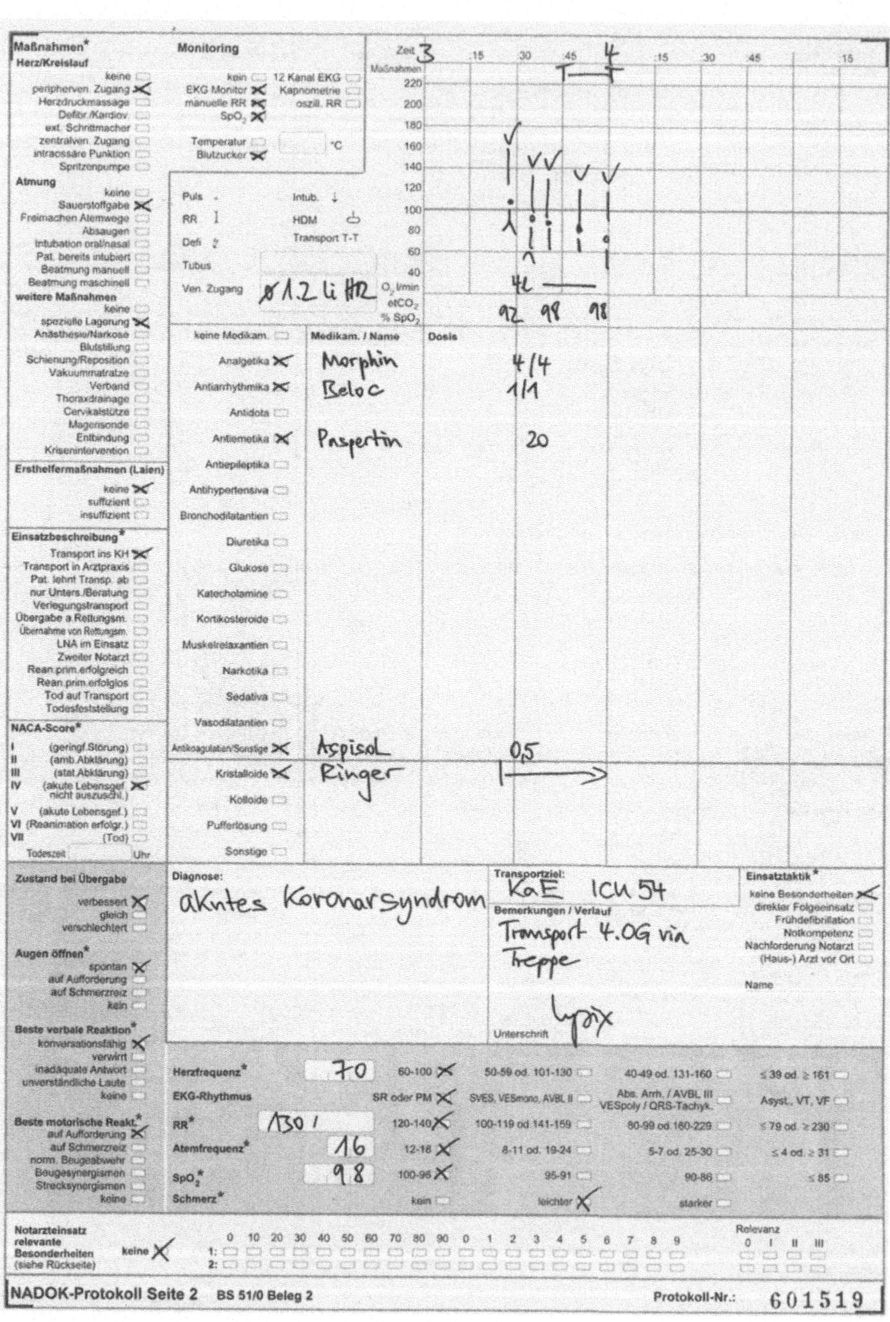

Maßnahmen*

Herz/Kreislauf
- keine ☐
- periphervenöser Zugang ☒
- Herzdruckmassage ☐
- Defibr./Kardiov. ☐
- ext. Schrittmacher ☐
- zentralven. Zugang ☐
- intraossäre Punktion ☐
- Spritzenpumpe ☐

Atmung
- keine ☐
- Sauerstoffgabe ☒
- Freimachen Atemwege ☐
- Absaugen ☐
- Intubation oral/nasal ☐
- Pat. bereits intubiert ☐
- Beatmung manuell ☐
- Beatmung maschinell ☐

weitere Maßnahmen
- keine ☐
- spezielle Lagerung ☒
- Anästhesie/Narkose ☐
- Blutstillung ☐
- Schienung/Reposition ☐
- Vakuummatratze ☐
- Verband ☐
- Thoraxdrainage ☐
- Cervikalstütze ☐
- Magensonde ☐
- Entbindung ☐
- Kriseninterverntion ☐

Monitoring
- kein ☐
- 12 Kanal EKG ☐
- EKG Monitor ☒
- Kapnometrie ☐
- manuelle RR ☒
- oszill. RR ☐
- SpO_2 ☒
- Temperatur ☐ °C
- Blutzucker ☒

Zeit 3 :15 :30 :45 4 :15 :30 :45 :15

Maßnahmen 220 200 180 160 140 120 100 80 60 40

Puls • RR I Defi Tubus Ven. Zugang: ⌀ 1.2 li HR
Intub. ↓ HDM Transport T-T

O_2 l/min: 4 l
$etCO_2$
% SpO_2: 92 98 98

Medikamente	Medikam. / Name	Dosis
keine Medikam. ☐		
Analgetika ☒	Morphin	4/4
Antiarrhythmika ☒	Beloc	1/1
Antidota ☐		
Antiemetika ☒	Paspertin	20
Antiepileptika ☐		
Antihypertensiva ☐		
Bronchodilatantien ☐		
Diuretika ☐		
Glukose ☐		
Katecholamine ☐		
Kortikosteroide ☐		
Muskelrelaxantien ☐		
Narkotika ☐		
Sedativa ☐		
Vasodilatantien ☐		
Antikoagulation/Sonstige ☒	Aspisol	0,5
Kristalloide ☒	Ringer	⟶
Kolloide ☐		
Pufferlösung ☐		
Sonstige ☐		

Ersthelfermaßnahmen (Laien)
- keine ☒
- suffizient ☐
- insuffizient ☐

Einsatzbeschreibung*
- Transport ins KH ☒
- Transport in Arztpraxis ☐
- Pat. lehnt Transp. ab ☐
- nur Unters./Beratung ☐
- Verlegungstransport ☐
- Übergabe a. Rettungsm. ☐
- Übernahme von Rettungsm. ☐
- LNA im Einsatz ☐
- Zweiter Notarzt ☐
- Rean.prim.erfolgreich ☐
- Rean.prim.erfolglos ☐
- Tod auf Transport ☐
- Todesfeststellung ☐

NACA-Score*
- I (geringf.Störung) ☐
- II (amb.Abklärung) ☐
- III (stat.Abklärung) ☐
- IV (akute Lebensgef. nicht auszuschl.) ☒
- V (akute Lebensgef.) ☐
- VI (Reanimation erfolgr.) ☐
- VII (Tod) ☐

Todeszeit Uhr

Zustand bei Übergabe
- verbessert ☒
- gleich ☐
- verschlechtert ☐

Augen öffnen*
- spontan ☒
- auf Aufforderung ☐
- auf Schmerzreiz ☐
- kein ☐

Beste verbale Reaktion*
- konversationsfähig ☒
- verwirrt ☐
- inadäquate Antwort ☐
- unverständliche Laute ☐
- keine ☐

Beste motorische Reakt.*
- auf Aufforderung ☒
- auf Schmerzreiz ☐
- norm. Beugeabwehr ☐
- Beugesynergismen ☐
- Strecksynergismen ☐
- keine ☐

Diagnose: aKutes Koronarsyndrom

Transportziel: KaE ICU 54

Bemerkungen / Verlauf: Transport 4.OG via Treppe

Unterschrift

Einsatztaktik*
- keine Besonderheiten ☒
- direkter Folgeeinsatz ☐
- Frühdefibrillation ☐
- Notkompetenz ☐
- Nachforderung Notarzt ☐
- (Haus-) Arzt vor Ort ☐

Name

	Wert				
Herzfrequenz*	70	60-100 ☒	50-59 od. 101-130 ☐	40-49 od. 131-160 ☐	≤ 39 od. ≥ 161 ☐
EKG-Rhythmus		SR oder PM ☒	SVES, VESmono, AVBL II ☐	Abs. Arrh. / AVBL III VESpoly / QRS-Tachyk. ☐	Asyst., VT, VF ☐
RR*	130 /	120-140 ☒	100-119 od 141-159 ☐	80-99 od.160-229 ☐	≤ 79 od. ≥ 230 ☐
Atemfrequenz*	16	12-18 ☒	8-11 od. 19-24 ☐	5-7 od. 25-30 ☐	≤ 4 od. ≥ 31 ☐
SpO_2*	98	100-96 ☒	95-91 ☐	90-86 ☐	≤ 85 ☐
Schmerz*		kein ☐	leichter ☒	starker ☐	

Notarzteinsatz relevante Besonderheiten (siehe Rückseite) keine ☒

0 10 20 30 40 50 60 70 80 90 0 1 2 3 4 5 6 7 8 9 — Relevanz 0 I II III

1: ☐ … 2: ☐ …

NADOK-Protokoll Seite 2 BS 51/0 Beleg 2 Protokoll-Nr.: 601519

Abb. 2.2-2. NADOK-Protokoll, Seite 2

beim Notarzteinsatz dokumentierten Daten kodiert und für eine externe Auswertung EDV-technisch aufbereitet.

Der MIND umfasst folgende Variablen: Strukturdaten, rettungstechnische Angaben, Erstbefunde und Messwerte, Angaben über Erkrankungen oder Verletzungen, Angaben über Maßnahmen, verabreichte Medikamente und Infusionen, Befunde und Messwerte zum Übergabezeitpunkt sowie Ergebnischarakterisierung und Kennzeichnung einsatzrelevanter Besonderheiten.

Die inhaltlichen Voraussetzungen werden von dem am weitesten verbreiteten DIVI-Protokoll und dem NADOK-Dokumentationssystem [4] erfüllt, allerdings verfügt nur NADOK über eine komplementäre Schnittstelle zur Datenerfassung (Beleglesertechnik oder manuelle Dateneingabe), lokalen Auswertung und Ergebnispräsentation (Abb. 2.2-1 und 2.2-2).

Erst wenn diese Schritte, Dokumentation, Datenerfassung und Validierung erfolgt sind, kann überhaupt eine Auswertung der Daten erfolgen.

Interne Qualitätssicherung

Für einen Notarztstandort bezieht sich eine der wichtigsten Auswertungen auf die Frage nach Häufigkeit und Schweregrad der Einsätze. Damit kann sowohl die Auslastung wie auch die Spezifität evaluiert werden. Bei Anteilen der Einsätze der Schweregrade NACA 4 bis NACA 7 von wenigstens 55% trifft diese Bedingung zu (Tabelle 2.2-2).

Die Frage nach Einhaltung der Planungsgröße Hilfsfrist drückt sich annäherungsweise in der Eintreffzeit aus. Sofern überhaupt definiert, soll sie in der Regel in einer Größenordnung von 10–15 min liegen, wie z. B. nach dem Rettungsdienstgesetz Baden-Württemberg (Abb. 2.2-3).

Ein dem P95 entsprechender Wert von 15 min ist damit überprüfbar. P95- und P50-Werte in Minuten stehen für erreichte Strukturqualität. Für die Patienten mit akutem Koronarsyndrom können diese Zeiten gesondert berechnet werden. Zusammen mit einer Berechnung des Behandlungsintervalls, ebenfalls als P50- und P95-Zeit dargestellt, kann rasch geklärt werden, ob das ermittelte Zeitfenster

Tabelle 2.2-2. NACA-Klassifizierung

NACA 1	Geringfügige Störung
NACA 2	Ambulante Abklärung
NACA 3	Stationäre Abklärung
NACA 4	Drohende Lebensgefahr
NACA 5	Akute Lebensgefahr
NACA 6	Erfolgreiche Reanimation
NACA 7	Tod (biologisch oder nach Reanimation)

NCA: Schweregradbeurteilung nach: National Advisory Commitee for Aeronautics Score

Einsatzauswertung für
Einsatzart: Notarzteinsatz
Kennung Rettungsmittel: NEF 1-XY
Zeitraum: 01.07.2000 bis 30.09.2000
Quartalsauswertung

1: Gesamtzahl der Einsätze 604 (7 /Tag)

Gesamtzahl der behandelten Patienten	597
Anzahl Sekundärtransporte	1
Einsatz 2. Notarzt: 8	Einsatz LNA: 0

2: Einsatzklassifizierung (NACA)

Fehleinsätze			7	
geringfügige Störung	NACA	1	6 /	1,0%
ambulante Abklärung	NACA	2	53 /	8,9%
stationäre Abklärung	NACA	3	212 /	35,5%
drohende Lebensgefahr	NACA	4	205 /	34,3%
akute Lebensgefahr	NACA	5	68 /	11,4%
Reanimation	NACA	6	7 /	1,2%
Tod	NACA	7	46 /	7,7%

3: Zeiten

Eintreffen:

bei 50 % der Patienten innerhalb	8 Minuten
bei 95 % der Patienten innerhalb	14 Minuten

Intervention:

bei 50 % aller Patienten	35 Minuten
bei 95 % aller Patienten	55 Minuten
bei 50 % der Infarkt-Patienten	37 Minuten
bei 95 % der Infarkt-Patienten	55 Minuten
bei 50 % der Trauma-Patienten	37 Minuten
bei 95 % der Trauma-Patienten	70 Minuten

4: Objektive Zustandsänderung (Δ MEES)

ermittelt bei **492** (NACA 3-6) von **597** Patienten

nicht klassifiziert	64 /	13,01%
Patientenzustand gleich	77 /	17,99%
Patientenzustand verbessert	332 /	77,57%
Patientenzustand verschlechtert	19 /	4,44%

5: Reanimationen

Anzahl Reanimationen:	20 /	3,31% der Einsätze
Asystolie 15		
Kammerflimmern 5		
primär erfolgreich	5 /	25,00% der Reanimationen
primär erfolglos	15 /	75,00% der Reanimationen
Biolog. Tod, keine Reanimation	31 /	5,19% der Einsätze

Abb. 2.2-3. Standardauswertung

(Lyseintervall) regelhaft eine prähospitale Lyse erforderlich macht [1].

Die Größe des betreffenden Kollektivs lässt sich über die ICD-10 ermitteln, mit dieser Restriktion können alle Daten diagnosespezifisch ausgewertet werden.

Hinsichtlich erfolgter therapeutischer Maßnahmen kommen nur Summenbilanzen zu Darstellung, eine Überprüfung auf Einhaltung von Algorithmen ist kaum möglich.

Mit dem Delta-MEES (Differenz zwischen Ausgangs- und Übergabebefund) lässt sich die primäre Ergebnisqualität ermitteln. Diese Evaluation setzt allerdings eine vollständige Diagnostik und Dokumentation der sieben geforderten Parameter voraus: Glasgow Coma Scale, Herzfrequenz, systolischer Blutdruck, EKG-Rhythmus, Atemfrequenz, Sauerstoffsättigung und Schmerzzustand.

Umgekehrt kann aus dem Fehlen eines oder mehrerer Werte auf die Befund- oder *Dokumentationscompliance* geschlossen werden. Ein Anteil von ≤10% fehlender Delta-MEES sollte nicht überschritten werden.

Der primäre Reanimationserfolg fällt unter die Rubrik Ergebnisqualität. Das Kollektiv erfolgreich reanimierter Patienten sollte hinsichtlich ihres initialen Rhythmus aufgeschlüsselt werden in die Merkmale Kammerflimmern oder Asystolie bzw. pulslose elektrische Aktivität, um die Bedeutung des Faktors Zeit noch einmal einzubringen. Zur endgültigen Bewertung ist darüber hinaus der Anteil der Reanimationen am Gesamteinsatzspektrum von Bedeutung.

Externe Qualitätssicherung

Externe Qualitätssicherung soll den am System Beteiligten eine Rückmeldung über ihre Position in einer Rangliste der Leistungsfähigkeit geben. Dieses Procedere setzt um so mehr eine standardisierte Erhebung der Daten und anschließenden Export im Format des minimalen Notarztdatensatzes voraus.

Obwohl das universelle Datensatzformat des MIND minimalen Anforderungen (ASCII/ANSI) unterliegt und prinzipiell von jedem System im- und exportiert werden kann, wird bisher nur von NADOK dieser wichtige Schritt in Richtung externe Qualitätssicherung unterstützt (Abb. 2.2-4).

Nach Überprüfung und Anonymisierung der Datensätze können etablierte Einrichtungen wie beispielsweise die Projektgeschäftsstellen der Ärztekammern Auswertungen vornehmen.

Der Ansatz kann nach dem klassischen „Bad-apple"-Prinzip erfolgen, indem Minimalanforderungen überprüft werden. Mit Umsetzung der Ergebnisse sollte sich eine Verbesserung in den qualitativ schlechten Notarztstandorten erreichen lassen. Beim „Benchmarking" wird dagegen das optimale Ergebnis identifiziert und sichtbar gemacht, sodass sich jeder an diesem Resultat messen kann. Eine daraus entwickelte Leistungssteigerung verbessert die Qualität aller beteiligten Notarztinstitutionen.

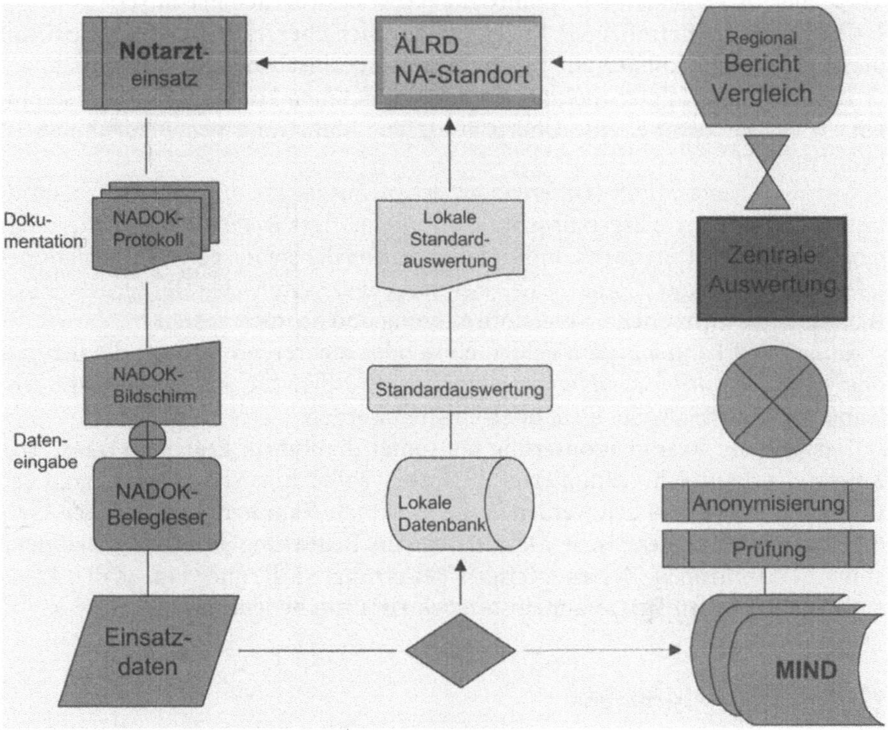

Abb. 2.2-4. Workflow: lokale und zentrale Auswertung

Qualitätsmanagement (QM)

Um der quantitativ bedeutsamen Gruppe von Patienten mit akutem Koronarsyndrom im Rahmen der prähospitalen Versorgung durch den Rettungsdienst gerecht zu werden, bedarf es der Etablierung eines durchgehenden QM-Systems, vom Patienten und Angehörigen (Zeitfaktor Verzögerung - Anruf), über die Leitstellendisposition (Brustschmerz), den Notarzt (12-Kanal-EKG, prähospitale Lyse), die Notaufnahme („door-to-needle-time"), die Klinik (Verlauf, Aufenthaltsdauer) und schließlich das Outcome. Dann können die entlang der Prozesskette sich ändernden Details und Indikatoren immer wieder hinsichtlich ihres Einfluss auf das Behandlungsergebnis überprüft werden. Eine typische Aufgabe von Qualitätszirkeln.

Hier offenbart sich allerdings ein Problem von Datenschnittstellen, das zum gegenwärtigen Zeitpunkt nicht als gelöst angesehen werden kann. Im Endergebnis können die Daten aus der prähospitalen Notfallrettung nicht regelhaft mit denen der Klinken abgeglichen werden, da äußerst heterogene Strukturen, Datenschutz- und Kommunikationsprobleme vorherrschen. Derartige Vorhaben werden weiterhin aufwendigen Einzelstudien oder lokal realisierbaren Lösungen vorbehalten bleiben.

Fazit

Mit den hier vorgestellten Werkzeugen, dem DIVI- oder NADOK-Protokoll in Verbindung mit dem minimalen Notarztdatensatz MIND, kann bereits jetzt die nur im Zuständigkeitsbereich des Notarztes liegende prähospitale Phase aussagekräftig dokumentiert und im Sinne der Qualitätssicherung evaluiert werden. Damit wird Lessings „Nathan" widerlegt: „Begreifst du aber, wieviel leichter andächtig schwärmen als tatkräftig handeln ist".

Literatur

1. Arntz HR (1999) Prähospitale Thrombolyse unter den Bedingungen einer Großstadt. Notfall Rettungsmed 2:267–273
2. Friedrich HJ, Messelken M (1996) Der minimale Notarztdatensatz (MIND). Anästh Intensivmed 37:352–358
3. Herden HN, Moecke HP (1992) Bundeseinheitliches Notarztprotokoll. Anästh Intensivmed 33:166–169
4. Messelken M, Martin J, Milewski P (1997) Notärztliche Dokumentation und Datenerfassung - Stand 1996. Anästh Intensivmed 38:22–29
5. Messelken M, Martin J, Milewski P (1998) Ergebnisqualität in der Notfallmedizin. Notfall Rettungsmed 1:143–149
6. Moecke HP, Ahnefeld FW (1997) Qualitätsmanagement in der Notfallmedizin. Anästhesist 46:787–800
7. Moecke HP et al. (2000) DIVI-Notarztprotokoll, Version 4.0. Notfall Rettungsmed 3:38–40
8. Reinhardt Th, Hennes HJ (1999) Mainz Emergency Evaluation Score (MEES). Notfall Rettungsmed 2:380–381

Kapitel 3

Diagnosestellung

3.1 Technische Aspekte der Diagnostik, Gerätetelemetrie und Dokumentation

Burkhard Dirks

„Criteria for prehospital therapy should be the same as for patients who are treated in hospitals" [11]. Diese früh erhobene Forderung erweist sich sicherlich als optimaler Grundsatz für die Wahl und Bedeutung der präklinischen Diagnostik. In diesem Beitrag soll deshalb die Frage geklärt werden, welche der diagnostischen Möglichkeiten der Klinik präklinisch zur Verfügung stehen und sinnvoll einsetzbar erscheinen, also ob sie therapeutische Optionen eröffnen.

Die innerklinische Diagnostik des akuten Koronarsyndroms basiert ausgehend vom Leitsymptom Thoraxschmerz auf [13]: Anamnese, körperlicher Untersuchung, 12-Kanal-EKG, laborchemischen Analysen der myokardialen Markerenzyme. Zur Sicherung der Diagnose werden evtl. serielle 12-Kanal-EKG-Ableitungen oder eine kontinuierliche ST-Segment-Überwachung herangezogen. Seltener wird eine computergestützte Interpretation des EKG verwandt. Weitere diagnostische Möglichkeiten in einer kardiologischen Abteilung schließen die Analyse von Wandbewegungsstörungen durch Echokardiographie, evtl. sogar mit transösophagealem Zugang, oder die Myokardszintigraphie ein. In Zweifelsfällen wird in der Akutphase ein Belastungs-EKG durchgeführt. Die Koronarangiographie dient in entsprechend ausgerüsteten Kliniken inzwischen als Routinemethode.

Von diesen Methoden stehen einige außerklinisch nicht zur Verfügung, andere sind nicht üblich, obgleich sie im Prinzip möglich wären. So stützt sich die außerklinische Diagnose heute auf

- Leit- und Begleitsymptome (Anamnese, klinische Untersuchung),
- EKG Monitoring (1-Kanal-EKG, Rhythmusmonitoring),
- 12-Kanal-EKG (ergänzt durch telemetrische Übertragung und Analysealgorithmen),
- Enzymdiagnostik (immunologische „Bedside"-Tests).

Monitoring

Sofort nach dem Eintreffen des Rettungsteams, bereits während der Differenzierung der Leit- und Begleitsymptome im Rahmen der Anamneseerhebung und Erstuntersuchung muss immer ein kontinuierliches Rhythmusmonitoring sichergestellt werden, da Rhythmusstörungen in der Frühphase akuter Koronarsyndrome häufig auftreten [25]. Dabei kann auch entschieden werden, ob tachykarde Rhythmusstörungen ihrerseits Auslöser der pektanginösen Beschwerden sind. Zu diesem Zweck ist jedes 1-Kanal-EKG-Gerät geeignet, da es nicht um die Detaillierung der Rhythmusstörung, sondern nur um die Grobdiagnose tachykarder Rhythmusstörungen geht. Die Notwendigkeit des Monitoring besteht bis in die Klinik fort. Rettungsdienste verfügen in der Regel über integrierte Defibrillator-/Monitoreinheiten von einigem Gewicht. Bei einem durch Rhythmusstörungen oder Insuffizienz komplizierten Infarkt wird der Notarzt dennoch nicht umhin kommen, die Einheit zu schultern und während des Transports durchs Treppenhaus das Monitoring aufrecht zu erhalten, da gerade bei Treppentransport die Hämodynamik verändert wird. Da dieses Monitoring durch viele Artefakte unideal erscheint, ist die Überwachung durch das Pulsoxymeter bei stabilen Patienten eine gute Alternative.

12-Kanal-EKG

Die präklinische Ableitung eines klassischen 12-Kanal-EKG ermöglicht bei einem Teil der Patienten die Diagnose des akuten frischen Myokardinfarktes durch den Notarzt. Darüber hinaus ist das 12-Kanal-EKG für die differenzierte Diagnostik von Rhythmusstörungen notwendig und damit Voraussetzung, um den Patienten mit nicht vital bedrohenden Rhythmusstörungen präklinisch zu behandeln ohne der Klinik die diagnostische Basis für eine kausale Therapie zu nehmen. Das präklinische EKG wird möglicherweise unter veränderte finanziellen Paradigmen wichtiger werden, da eine schnelle Diagnose zu Lyse oder PTCA (Ziel: Diagnose in 30–60 min) und eine schnelle Risikostratifizierung wegen der Kosten der Intensivüberwachung von Nichtinfarktpatienten nicht mehr allein als medizinisches Problem gesehen wird [22].

Die Diagnose eines plötzlichen thorakalen Schmerz als Myokardinfarkt durch das 12-Kanal-EKG wird erst sicher im Lauf der Zeit!

Präklinische Diagnosezeit

Die präklinische Ableitung eines 12-Kanal-EKG darf die Zeit bis zur definitiven Therapie nicht wesentlich verlängern. Befürworter der präklinischen Lyse argumentieren, dass die Therapie bei den gefährdeten Patienten schon präklinisch begonnen werden kann und damit automatisch ein Zeitgewinn erreicht wird. Eine evtl. zeitraubende Diagnostik darf aber die Versorgung der Patienten ohne positives EKG nicht verschlechtern. Daraus folgt: Das präklinische 12-Kanal-EKG darf keine wesentliche Zeit kosten.

Im Ulmer Notarztdienst wurde das präklinische 12-Kanal-EKG 1993 in die Routine eingeführt, nachdem wir damit zuvor eine Lysestudie durchgeführt hatten. Bei gezielter Beschleunigung des gesamten Ablaufs lagen in unserem Notarztdienst 1997 die Interventionszeit (Eintreffen am Patienten – Eintreffen am Krankenhaus) beim akuten Myokardinfarkt im innerstädtischen Bereich bei 26 gegenüber 28 min (unveröffentlichte Beobachtung). Der Zeitaufwand dafür liegt also im Minutenbereich und der Unterschied wird im Alltagsgeschäft gegen null gehen.

Durchführbarkeitsstudien haben auch im Paramedic-Bereich nur eine minimale Verzögerung nachgewiesen [23]. Brown [7] verfolgte in Baltimore County die Zeiten über 8 Monate ohne die geringste Verzögerung durch die EKG-Diagnostik zu finden ebenso wie in Salt Lake City Karagounis [16], Foster [12] fand zusätzliche 2,5 min, Aufderheide [4] zusätzliche 5,2 min.

Man sollte erwarten, dass Infarktregister diese Zeiten bestätigen. Ein amerikanisches Register (275.000 Patienten) erweist sich aber als zu undifferenziert, denn die dort unter anderen Vorgaben registrierten Zeiten (Beschwerdebeginn bis Klinikaufnahme mit oder ohne EKG-Diagnostik) führten zu nicht erklärten Zeitverlusten (Patient? Hausarzt? präklinische Versorgung? Fahrzeit?) von 152 bzw. 91 min [9].

Selbst die geringen publizierten Verlängerung der präklinischen Verweilzeit sind vermeidbar, wenn das EKG während der Transportvorbereitung geschrieben wird - der Patient muss ja auch bei negativem EKG transportiert werden.

Im Kontrast dazu fanden Brown u. Galloway [8] bei einer systematischen Analyse der Literatur einen Zeitgewinn von 10–30 min für die „door-to-needle-time", wenn die Infarktdiagnose durch präklinisches EKG bekannt war. Dies entspricht dem Zeitgewinn von 30 min, der im „Myodardial Infarction Triage and Intervention Project" (MITI) gefunden wurde [19].

Präklinische Diagnosesicherheit

Die präklinische EKG-Diagnostik darf die diagnostische Sicherheit nicht mindern.

Allerdings belegen zahlreiche Studien die hohe Validität der präklinischen 12-Kanal-EKG-Diagnostik [4, 3, 37, zur Übersicht 23, 30, 33]. So unterschied sich auch in der größten präklinischen Lysestudie (EMIP) die Richtigkeit des präklinischen EKG (92,6 versus 92,2%) nicht von der des innerklinisch durchgeführten [6]. Die verbleibenden Unsicherheiten sind nicht methodisch bedingt, sondern von der zeitlichen Entwicklung der EKG-Abnormitäten abhängig.

Interessant ist in diesem Zusammenhang, dass sich die Zuverlässigkeit der klinischen elektrokardiographischen Diagnose der MITI-Studie durch Einbeziehung des Verlaufs prähospitales - klinisches EKG weiter steigern ließ [18]. Darüber hinaus erhöht auch der Vergleich mit einem Vor-EKG (Hausarzt) die Aussagekraft [11]. Da drängt sich bei langen präklinischen Zeiten die Frage auf, ob serielle EKG-Ableitungen sinnvoll sein können (im 10 min Abstand).

Die posteriore Wand wird ungenügend erfasst und fällt evtl. nur durch eine spiegelbildliche Senkung auf, die Sensitivität kann zwar in diesem Bereich durch zusätzliche Ableitungen (rV1–rV6, V7–V9) verbessert werden, dies sollte aber wegen des Zeitbedarf nur bei konkretem Verdacht erfolgen und nur, wenn daraus therapeutische oder organisatorische Folgerungen gezogen werden müssen. Einsatztaktisch muss daran erinnert werden, dass Patienten mit großen Infarkten am meisten profitieren, Patienten mit uncharakteristischen EKG-Bildern hingegen weniger.

Selbstverständlich ist die diagnostische Sensitivität und Spezifität abhängig von der Strenge der diagnostischen Kriterien (s. Kap. 3.2). So zeigen Otto u. Aufderheide [27], dass unter Einbeziehung der korrespondierenden Senkung die Sensitivität von 62% auf 86% zu steigern ist.

Es sollte deshalb gelten:

- nur ST-Hebungen in Extremitäten oder Brustwandableitungen, evtl. mit korrespondierender ST-Senkung gelten als beweisend;
- keine Aussage bei Schrittmacher EKG oder Schenkelblock (die präklinische Erkenntnis über das Vor-EKG ist zu unsicher);
- keine Aussage auf der Basis früher T Veränderungen (zu viele Fehlerquellen, z. B. Elektrolytstörung, Medikamenteneinfluss).

In keinem Fall kann das präklinische EKG benutzt werden, ein akutes Koronarsyndrom definitiv auszuschließen.

Computergestützte EKG-Interpretation

Erreicht die diagnostische Richtigkeit des präklinischen EKG 90–95%, so lässt sich diese weiter steigern, wenn rechnergestützte Interpretationsalgorithmen zu Hilfe genommen werden. So erreicht der Algorithmus von Goldman bei einer Spezifität von 100% eine höhere Sensitivität als der Arzt; Ärzte konnten mit Hilfe des Algorithmus ihre Sensitivität von 90 auf 98% steigern [29, 38]. Ein innovativer Ansatz der Analyse beschreibt das Training eines neuronalen Netzwerkes [5]. Mit einer Sensitivität von 96% und einer Spezifität von 96% erwies es sich dem jeweils behandelnde Arzt (73,3% bei 81,1%) als überlegen. Kudenchuk [11] analysierte während der MITI-Studie einen Teil der EKG mit Rechnerhilfe (Marquette System Diagnosis Program). Bei einer Spezifität von 98% erreichte der Rechner eine Sensitivität von 52%, die höhere Sensitivität des Arztes (66%) ging etwas auf Kosten der Spezifität (95%). In der holländischen REPAIR-Studie [14] wurde die Diagnose basierend auf harten Kriterien ausschließlich Computeralgorithmen überlassen, die Sensitivität wird mit 97% angegeben.

Für die Analyse des frischen Myokardinfarktes ist die Sensitivität der momentan verwendeten Algorithmen möglicherweise zu hoch gewählt, präklinisch sollte besser eine niedrigere Sensitivität zugunsten höherer Spezifität in Kauf genommen werden, unter dieser Bedingung kann der Algorithmus als „watchdog“ sinnvoll eingesetzt werden.

EKG-Telemetrie

Verschiedene EKG-Systeme sind in der Lage, das EKG auf Empfangsstationen oder Faxgeräte zu übertragen. Die Telemetrie ist technisch über das Telefonfestnetz mit hoher Qualität möglich, desgleichen über digitale Mobiltelefone, während in der Vergangenheit (analoge Mobiltelefone) über unsichere Übertragung berichtet wurde. Dennoch sind auch im Digitalzeitalter Verzerrungen des EKG durch Kompressionsalgorithmen immer möglich, es wird aber eine hohe Spezifität und Sensitivität erreicht [10]. Nach dem oben über die Richtigkeit der präklinischen EKG-Diagnose Gesagten muss aber der Zeitbedarf für die in den amerikanischen Paramedic-Systemen übliche und notwendige Telemetrie im Vergleich zum zusätzlichen Nutzen für den Notarzt, von dem nicht maximale Sensitivität der Diagnose, sondern das Erkennen großer Infarkte mit hohem Risiko erwartet wird, eher kritisch gesehen werden. Weitere Meinungen einzuholen, kostet um so mehr Zeit, je sicherer die EKG- Diagnose sein soll. Sinnvoll ist unter der Bedingungen des Notarztsystems nur das Konsil eines Kardiologen, der weniger erfahrene Notärzte in der Interpretation schwieriger EKG (z. B. komplexer Rhythmusstörungen) unterstützen kann.

Ein weiterer Nutzen der Telemetrie kann allerdings darin liegen, dass der angemeldete Patient mit Myokardinfarkt dem aufnehmenden Krankenhaus präsenter und realer erscheint. Dies führt in verschiedenen Studien zu 30–40 min verkürzter Door-to-needle-time [16, 34]. Der gleiche Effekt sollte aber auch durch ein Arzt zu Arzt Gespräch bei der Anmeldung des Patienten zu erzielen sein.

Technische Eigenschaften

12-Kanal-EKG-Geräte für die Präklinik haben erhöhten Anforderungen an die Stabilität zu genügen. Wegen des Risikos tachykarder Rhythmusstörungen und unter dem Gesichtspunkt der Reanimationsbereitschaft sind Kombinationsgeräte mit Defibrillatoren sinnvoll. Aus notärztlicher Sicht sollen sie in einem Rettungsdienstbereich einheitlich sein und folgende fachliche Voraussetzungen erfüllen [1]:

- Kombination mit Defibrillator, biphasische Energieabgabe,
- Kombination mit transthorakaler Pacemaker,
- 12-Kanal-EKG (4-polige Extremitätenableitung mit zusteckbarem Ableitungskabel für die Brustwandableitungen, V5 Monitoring),
- Monitor (groß, kontrastreich),
- EKG-Speicher, ca. 60 min Kapazität mit >100 Hz Aufzeichnungsfrequenz,
- Datenschnittstelle,
- 3-Kanal-Schreiber (50 mm/s, ca. 10 cm Papierbreite),
- Fahrzeugladehalterung oder Batteriemanagmentsystem.

Darüber hinaus ist eine modulare Technik mit programmierbaren Funktionen wünschenswert. Ein integriertes Modul zur SaO_2-Messung vergibt den Vorteil, bei stabilen Patienten ein „leichtes" Monitoring zur Hand zu haben. Erstaunlicherweise ist ein Schreiber mit Standardbedingungen (50 mm/s) nur in wenigen für die Präklinik angebotenen Geräten realisiert, eine zuverlässige Interpretation ist aber mit zu langsamer Aufzeichnung und ineinanderlaufenden EKG-Spuren unmöglich. Auch so einfache Voraussetzungen wie gut fixierbare Elektroden sind in der Präklinik aber auch in der Notaufnahme nicht selbstverständlich, dazu kommt, dass die EKG-Kabelanschlüsse nicht die gleichen sind. Das führt dann zu der unsinnigen Situation, dass die präklinisch geklebten Elektroden abgerissen und neue – hoffentlich an die selben Ableitpunkte – geklebt werden. Eine Abstimmung bietet sich zur Arbeitserleichterung und Vergleichbarkeit der EKG an.

Die präklinische 12-Kanal-EKG-Diagnostik durch den Notarzt hat bahnende Funktion: Kennt der Notarzt schon vor dem Transport die Diagnose kann er

1. eine Kausaltherapie einleiten (frühe Revaskularisierung des Myokards durch präklinische Lyse);

2. absprachegemäß die geeignete Aufnahme ansteuern: Herzkatheter, Intensivstation, Aufnahmestation (Verkürzung der innerklinischen Abläufe);
3. durch Vorbereitung der Klinik auf die definitive Diagnose die innerklinische Entscheidungszeit zu Lyse oder PTCA verkürzen, wenn sich die Klinik aufgrund dieses definitiven Ergebnisses vorbereitet. Ein Patient mit der Einweisungsdiagnose Verdacht auf Myokardinfarkt oder gar Ausschluss eines Myokardinfarkt benötigt in der Klinik wesentlich längere Zeiten bis ein verantwortlicher Arzt die Diagnostik und Therapie entscheidend vorantreibt;
4. Arrhythmien vor dem Einsatz von Antiarrhythmika eindeutig dokumentieren.

Die amerikanische Literaturdominanz führt dazu, dass Kliniker die Möglichkeiten, die im europäischen Notarztsystem stecken, nicht erkennen. Diagnostisch-therapeutische Verzögerungen bei notarztbesetzten Rettungsmitteln ohne 12-Kanal-EKG müssen als gravierender Strukturmangel des Rettungsdienstes gewertet werden.

Präklinische Analyse von Markerenzymen

Bei jedem zweiten Patienten mit einem akuten Myokardinfarkt oder einem akuten Koronarsyndrom ist auch das Aufnahme-EKG nicht wegweisend. Dies bedeutet, dass die Diagnose nur mit einem weiteren diagnostischen Instrument, z. B. einem Serummarker, möglich ist. Die klinisch als Standard benutzte Bestimmung des myokardtypischen Isoenzyms der Kreatinphosphokinase ist wegen des Zeitverlaufs der Veränderung notfallmedizinisch ohne Bedeutung (Sensitivität bei Klinikaufnahme 50% [13]). Von notfallmedizinischem Interesse sind nur Markerenzyme, die in einem Zeitfenster von 2 h diagnostisch relevante Anstiege der Serumspiegel erwarten lassen.

Troponin T und I sind myokardiale Strukturproteine, die sich nach einem Myokardinfarkt in 2–8 h im Serum finden. Sie unterscheiden sich nur in ihrer Spezifität, die Freisetzung aus dem hypoxischen Myokard verläuft zu langsam um zur Sensitivität (TnT 12,5% in 6 h [21], 18% [31], 35% in 2 h [15, 35]) der präklinischen Diagnose beizutragen. Ein frühzeitig positiver Troponinnachweis erwies sich in eigenen Untersuchungen als Signum malum (großer Infarkt, Reinfarkt), er ging mit einer signifikant höheren Mortalität einher (30% versus 2% [26], 20% versus 6% [28]). Die Spezifität der Tests erweist sich zwar als gut (89–97% in 2–4 h), für die Präklinik ist der Test damit dennoch als Ausschlusskriterium noch nicht geeignet.

Auch Myoglobin gehört zu den myokardialen Strukturproteinen, allerdings ohne spezifische Isoform. Im Unterschied zu Troponin erscheint es aber innerhalb 1 h im Serum, schnell genug um zur Sensitivität der präklinischen Diagnose beizutragen (70% bei Aufnahme [17], 37% in 2 h [15]). Das durch die fehlende Isoform bestehende Problem der Spezifität (80% [13]) kann durch den Notarzt in der Regel gut eingeschätzt werden, solange sich der Patient im Zusammenhang mit dem MI nicht verletzt hat, da er ihn ohne Vorbehandlung sieht.

Die Kombination von 2 oder mehr Markern im „Bedside"-Test ist in der Lage, die Sensitivität zu erhöhen (85% bei Aufnahme [17]), in Kombination mit der EKG Diagnostik kann 90 min nach Aufnahme eine Sensitivität von 100% bei einer Spezifität von 95% erreicht werden [24, 28]. Ob dies auch für den Zeitraum <2 h nach dem Schmerzereignis gilt, ist im Moment noch nicht zu beurteilen, in allen bisherigen Studien liegt die Sensitivität der biochemischen Marker deutlich hinter dem EKG zurück (z. B. 65% v. 40% [15]).

In einer eigenen noch unveröffentlichten präklinischen Studie fand sich für die Sensitivität zweier verschiedener immunologischer 3fach-Teste (Cardiac STATus, Triage Cardiac: Myoglobin, CK-MB mass, Troponin) ein erheblicher Unterschied.

Die Bestimmung der Enzymmarker kann als chromatographische Bestimmung mit Detektion durch monoklonale Antikörper mit einem Zeitaufwand von 15 min auf jeder ebenen Fläche leicht durchgeführt werden. Dazu werden ca. 200 µl Vollblut auf die Startfläche aufgetragen, eine positive Testreaktion wird als farbige Linie im Testfenster sichtbar, die korrekte Durchführung des Testes wird durch eine Positivkontrolle sichergestellt. Mit dem Cardiac Reader (Roche Diagnostics) oder der Triage Cardiac (Viva Diagnostika) ist eine semiquantitative Messung mit höherer Empfindlichkeit möglich.

Wahl des Rettungsmittels

Die Verdachtsdiagnose akutes Koronarsyndrom/Myokardinfarkt führt zur Disposition eines Rettungswagens und eines arztbesetzten Rettungsmittels. Abhängig von der Hilfsfrist der in Frage kommenden arztbesetzten Rettungsmittel kann der Leitstellendisponent einen Notarztwagen bzw. ein Notarzteinsatzfahrzeug (NAW, NEF) oder einen Rettungshubschrauber (RTH) einsetzen. Diese Rettungsmittel unterscheiden sich nicht in ihren diagnostischen und therapeutischen Möglichkeiten. Nach der Wahl des geeigneten Krankenhauses muss der Notarzt sich für das geeignete Transportmittel entscheiden. Diese Entscheidung wird zunächst durch die Transportentfernung bestimmt. Ist das geeignete Krankenhaus ein entfernter gelegenes Haus der Maximalversorgung (z. B. notfallmäßige PTCA bei kardiogenem Schock geplant) so wird die Entscheidung für den RTH fallen, muss der Patient nur im Nahbereich transportiert werden, ist die Entscheidung für den NAW selbstverständlich. Der RTH-Transport wird für den wachen Patienten immer eine möglichst zu vermeidende Stresssituation darstellen. Außerdem besteht eine erhebliche Unsicherheit, ob im RTH im Ernstfall eine Defibrillation durchgeführt werden kann. Dass dies ohne Probleme möglich ist, konnte Lackner [20] an verschiedenen aktuellen RTH-Modellen belegen, eine Absprache mit den häufig skeptischen Piloten ist im Ernstfall dennoch notwendig.

Dokumentation

Seine diagnostischen Feststellungen wie therapeutischen Taten muss der Notarzt neben seiner allgemeinen Verpflichtung zu Dokumentation dem übernehmenden

Arzt lückenlos übergeben. Die Dokumentation erfolgt heute noch nahezu ausnahmslos auf Notarztprotokollen, deren Information neuerdings mit Scannern oder Lesegeräten einer Datenverarbeitung zugänglich gemacht werden kann. Da Schnittstellen zur Speicherung von 12-Kanal-EKG und Monitoring heute zum Standard gehören (Auslesen aus dem Kernspeicher, „memory stick", „pcmcia card") darf man erwarten, dass das EKG bald nicht mehr in Papierform, sondern als Datei übergeben werden kann und damit auch einer retrospektiven Analyse zugänglich ist. Dafür ist eine ausreichende Speicherfrequenz (s. oben) Voraussetzung.

Ein wichtiges zusätzliches Dokument, das der übernehmende Klinikarzt erwarten kann, ist die Abfrage der absoluten und relativen Lysekontraindikationen [3], für die die Zeit während des Transport genutzt werden sollte. Das Abfrageschema sollte Ja-Nein-Antworten enthalten, um ausgelassene Fragen sicher zu erkennen.

Schnittstellenproblematik Präklinik – Klinik

Krankenhäuser müssen über die bevorstehende Ankunft von Patienten mit vermutetem oder sicherem Myokardinfarkt informiert werden, sie müssen aber auch Konsequenzen aus der Anmeldung ziehen. Inhalt der Anmeldung, evtl. EKG- und Serum-Marker müssen den verantwortlichen Arzt der Klinik unverzüglich erreichen. Die Schnittstelle für die Übergabe von nachgewiesenen Myokardinfarkten, Patient mit Verdacht auf Myokardinfarkt oder Patient, bei dem ein Myokardinfarkt ausgeschlossen werden muss, ist zwischen dem Notarztdienst und der Klinik festzulegen. Die Anmeldung über die Rettungsleitstelle ist dem Arzt-Arzt-Gespräch zwischen dem Notarzt und dem entscheidungsbefugten Arzt des Krankenhauses in ihrer Wirkung für den innerklinischen Ablauf hoffnungslos unterlegen. Auch jede Weitergabe von Diagnose und Befunden in der Klinik führt zur Verzögerung im Ablauf [32, 36]. EKG-Elektroden müssen gleiche Anschlüsse haben und weiterbenutzt werden. Sofern das präklinische EKG eindeutig ist, führt eine erneute EKG-Diagnostik in der Notaufnahmestation nur zu vermeidbaren Verlängerungen der Door-to-needle-time. Die Validität des EKG verändert sich nicht, weil der Patient nun im Krankenhaus eingetroffen ist. Es soll noch einmal darauf hingewiesen werden, dass das größte Problem der Krankenhäuser im praktischen Ablauf die sofortige Verfügbarkeit des entscheidungsbefugten Arztes bei der Übergabe des Patienten ist. Um diese sicherzustellen, wird ein Infarktpatient angemeldet.

Fazit

Eine Vorverlegung der Diagnose Myokardinfarkt in die präklinische Phase ist nur mit Hilfe des 12-Kanal-EKG möglich. Die präklinische Bestimmung schneller Enzymanstiege kann unterstützen.

Entscheidende Argumente für das präklinische 12-Kanal-EKG sind, dass

- der Therapiebeginn nach vorn verlagert werden kann und/oder
- die innerklinischen Handlungsabläufe wesentlich beschleunigt werden.

Ein Gesundheitssystem, das sich in seinem präklinischen Bereich routinemäßig den Aufwand der ärztlichen Beurteilung und des präklinischen Therapiebeginnes mit intensivmedizinischen Methoden durch einen Arzt leistet, muss diesem Arzt die in der Klinik selbstverständlichsten Werkzeuge auch im präklinischen Bereich zur Verfügung stellen. Diese Diskussion ist abstrus, da sogar die ärztlichen Verantwortlichen für Paramedic-Systeme darüber nachdenken das 12-Kanal-EKG präklinisch als Standard zu etablieren.

Es kommt darauf an, der Klinik während der präklinischen Versorgung und der Transportzeit die Diagnose überzeugend zu übermitteln. Dafür ist, da es den klinischen Befund und präklinische biochemische Marker einschließt, ein Arzt-zu-Arzt-Telefonat informativer als ein telemetrisch übermitteltes EKG allein. Von der Klinik muss angesichts eindeutiger Studienergebnisse zur Richtigkeit der präklinischen EKG-Diagnosen und mit dem Wissen, dass es nicht darum geht, den letzten kleinen lateralen Infarkt zu erkennen, sondern Koronarverschlüsse mit bedrohlichen Folgen, allerdings auch eine Kooperation ohne ständiges Misstrauen gegenüber der präklinischen EKG-Diagnose erwartet werden.

Literatur

1. Arbeitsgemeinschaft Südwestdeutscher Notärzte (AGSWN) (2000) Lastenheft für Defibrillator/EKG Einheiten im Rettungsdienst. (Arbeitspapier für den Ausschuss Rettungsmittel Baden-Württemberg)
2. Arntz HR, Stern R Linderer T (1992) Efficiency of a physician-operated mobile intensive care unit for prehospital thrombolysis in acute myocardial infarction. Am J Cardiol 70:417–420
3. Arntz HR, Tebbe U, Schuster HP, Sauer G, Meyer J für die Deutsche Gesellschaft für Kardiologie-Herz und Kreislaufforschung (2000) Leitlinien zur Diagnostik und Therapie des akuten Herzinfarktes in der Prähospitalphase. Z Kardiol 89:364–372
4. Aufderheide TP, Hendley GE, Thakur RK et al. (1990) The diagnostic impact of prehospital 12-lead electrocardiography. 19/11:1280–1287
5. Baxt WG, Skora J (1996) Prospective validation of artificial neural network trained to identify acute myocardial infarction. Lancet 347:12–15
6. Boissel JP (1995) The european myocardial infarction project: an assessment of prehospital thrombolysis. Int J Cardiol 49:S29-S37
7. Brown JL (1997) An eight-month evaluation of prehospital 12-lead electrocardiogram monitoring in Baltimore Country. First Maryland Chest Pain Center Research Conference. Md Med J [Suppl] 64–66
8. Brown SGA, Galloway DM (2000) Effect of ambulance 12-lead ECG recording on times to hospital reperfusion in acute myocardial infarction. Med J Aust 172:81–84
9. Canto GJ, Rogers WJ, Bowlby LJ, French WJ, Pearce DJ, Weaver WD (1997) The prehospital electrocardiogram in acute myocardial infarction: is its full potential being realized? JACC 29/3:498–505
10. Dirschedl P, Lenz S, Löllgen H, Fahrenkrog U (1996) Zur Validität der telefonischen EKG-Mehrkanal-Übertragung. Z Kardiol 85:677–683
11. Fesmire FM, Percy RF, Wears RL, MacMath TL (1989) Risk stratification according to the initial electrocardiogramm in patients with suspected acute myocardial infarction. Arch Intern Med 149:1294–1297
12. Foster DB, Dufenbach JH, Barkdoll CM, et al. (1994) Prehospital recognition of AMI using independent nurse/paramedic 12-lead ECG evaluation: impact on in-hospital ti-

mes to thrombolysis in a rural community hospital. Am J Emerg Med 1:25–31
13. Gibler WB (1998) Diagnosis of acute coronary syndromes in the emergency department: evolution of chest pain centers. In: Topol EJ (ed) Acute coronary syndromes. Dekker, New York, Basel, Hong Kong, pp 193–233
14. Grijseels EWM, Bouten MJM, Lenderink T et al. (1995) Pre-hospital thrombolytic therapy with either alteplase or streptokinase. Practical applications, complications and long-term resusts in 529 patients. Eur Heart J 16:1833–1838
15. Jurlander B, Clemmensen P, Wagner GS, Grande P (2000) Very early diagnosis and risk stratification of patients admitted with suspected acute myocardial infarction by the combined evaluation of a single serum value of cardiac troponin-T, myoglobin, and creatine kinase $MB_{mass.}$ Eur Heart J 21:382–389
16. Karagounis L, Ipsen SK, Jessop MR et al. (1990) Impact of field-transmitted electrocardiography on time to in-hospital thrombolytic therapy in acute myocardial infarction. Am J Cardiol 66:786–791
17. Kontos MC, Anderson FP, Hanbury CM, Roberts CS, Miller WG, Jesse RL (1997) Use of the combination of myoglobin and CK-MB mass for the rapid diagnosis of acute myocardial infarction. Am Journ Emerg Med 15/1:14–19
18. Kudenchuk PJ, Ho MT, Weaver WD et al. (1991) Accuracy of computer-interpreted electrocardiography in selecting patients for thrombolytic therapy. JACC 17/7:1486–1491
19. Kudenchuk PJ, Maynard C, Cobb LA, Wirkus M, Martin JS, Kennedy JW (1998) Utility of the prehospital electrocardiogram in diagnosing acute coronary syndromes: the myocardial infarction triage and intervention (MITI) project. JACC 32/1:17–27
20. Lackner CK, Stolpe E, Kerkmann R, Schmidbauer S, Dotzer M, Ruppert M (1998) Defibrillation an Bord fliegender Rettungshubschrauber. Notfall Rettungsmed 2:75–85
21. Luiz T, Ellinger K, Budde A, Hechler C, Klar H, Riester T (1998) Evaluierung eines qualitativen Schnelltestes für kardiales Troponin T zur präklinischen Diagnostik bei Patienten mit akutem Koronarsyndrom. Z Kardiol 87:267–275
22. Madias JE (1995) Acute myocardial infarction. Shifting paradigms of diagnosis and care in a cost-conscious environment. Chest 108:1483–1485
23. Meyers RBH (1998) Prehospital management of acute myocardial infarction: electrocardiogram acquisition and interpretation, and thrombolysis by prehospital care providers. Can J Cardiol 14/10:1231–1240
24. Ng SM, Krishnaswamy P, Morrissey R, Maisel A, Jolla L (1999) Early cardiac marker testing predicts myocardial infarction by 90 minutes. (21st Congress of the European Society of Cardiology, Barcelona)
25. O´Doherty M, Taylor DI, Quinn E, Vincent R, Chamberlain DA (1983) Five hundred patients with myocardial infarction monitored within one hour of symptoms. Br Med J 286:1405–1408
26. Ohmann EM, Armstrong PW, Christenson RH et al. for the GUSTO-Iia Investigators (1996) Cardiac Troponin T level for risk stratification in acute myocardial ischemia. N Engl J Med 335:1333–1341
27. Otto LA, Aufderheide TP (1994) Evaluation of ST segment elevation criteria for the prehospital electrocardiographic diagnosis of acute myocardial infarction. Ann Emerg Med 23/1:17–24
28. Porela P, Pulkki K, Helenius H, Antila KJ, Pettersson K, Wacker M, Voipio-Pulkki LM (2000) Prediction of short-term outcome in patients with suspected myocardial infarction. Ann Emerg Med 35/5:413–420
29. Qamar A, McPherson C, Babb J, Bernstein L, Werdmann M, Yasick D, Zarich S (1999) The Goldman algorithm revisited. Prospective evaluation of a computer-derived algorithm versus unaided physician judgment in suspected acute myocardial infarction. Am Heart J 138/4:705–709
30. Rapin J, Schneider T (1998) 12-Kanal-EKG in der präklinischen Myokardinfarktdiagnostik. Notfall Rettungsmed 1:106–110

31. Schuchert A, Hamm C, Scholz J, Klimmeck S, Goldmann B, Meinertz T (1999) Prehospital testing for troponin T in patients with suspected acute myocardial infarction. Am Heart J 138/1:45–48
32. Sharkey SW, Brunette DD, Ruiz E, Hession WT, Wysham DG, Goldenberg IF, Hodges M (1989) An analysis of time delays preceding thrombolysis for acute myocardial infarction. JAMA 262/22:3171–3174
33. Stern R, Arntz HR (1998) Prehospital thrombolysis in acute myocardial infarction. Eur J Emerg Med 5:471–479
34. Wall T, Albright J, Livingston B et al. (2000) Prehospital ECG transmission speeds reperfusion for patients with acute myocardial infarction. N C Med J 61:104–108
35. Walter S, Carlsson J, Tebbe U (1999) Troponin und Myoglobin. Stellenwert in der Diagnostik akuter koronarer Syndrome. Notfall Rettungsmed 2:263–266
36. Weaver WD (1995) Time to thrombolytic treatment: factors affecting delay and their influence on outcome. JACC 25/7: 3S-9S
37. Weaver WD, Cerqueira M, Hallstrom AP, Litwin PE, Martin JS, Kudenchuk PJ, Eisenberg M (1993) Prehospital-initiated vs hospital-initiated thrombolytic therapy. The myocardial infarction triage and intervention trial. JAMA 270/10:1211–1216
38. Willems JL, Cassiano A-L, Arnaud P et al. (1991) The diagnostic performance of computer programs for the interpretation of electrocardiograms. N Engl J Med 325:1767–1773

3.2 EKG-Diagnostik

Frank-Ludwig Bertschat

Diagnosestellung

Die Diagnose eines Herzinfarktes beruht auf den 3 Säulen Klinik, EKG und Laborchemie. Die immer feinere Abstimmung dieser 3 Kriterien ermöglicht es zunehmend, akute Koronarsyndrome prognostisch und therapeutisch einzuschätzen. Die Ableitung eines 12-Kanal-EKG innerhalb von Minuten wird *für die Klinik* sowohl durch die American Heart Association als auch durch die European Society of Cardiology als Standard gefordert. In Deutschland und Europa gehört das EKG, im Gegensatz zu den Vereinigten Staaten, schon *präklinisch* zur Standarddiagnostik.

Dieses Kapitel hat die Aufgabe, das essentielle der elektrokardiographischen Infarktdiagnostik zusammenzufassen. Ausführliche EKG-Bücher können nicht ersetzt werden.

Ein EKG ist bei einer Vielzahl von Symptomen und Erkrankungen grundlegend für effektives Handeln (Abb. 3.2-1). Unumstritten ist dies bei jedem Patienten mit einer unklaren Bewusstlosigkeit nötig. Bei kardialer Symptomatik und akuter Luftnot dient es der Diagnosefindung. Ganz besonders wichtig ist es, bei Patienten mit Polyneuropathien. Das betrifft in den allermeisten Fällen Diabetiker; bei ihnen kann eine Schmerzsymptomatik völlig fehlen und klinisch z. B. Luftnot führend sein.

Notwendige Ableitungen

Für die Notfalldiagnostik des akuten Myokardinfarktes ist die Durchführung eines 12-Kanal-EGK notwendig, aber auch völlig ausreichend. Spezialableitungen nach NEHB, eleviert oder rechts-thorakal unterliegen besonderen Indikationen und sind der Klinik vorbehalten (Ausnahme: bekannter Situs inversus). Durchgeführt werden die Standardableitungen nach Einthoven, die Extremitätenableitungen nach Goldberger und die unipolaren Brustwandableitungen nach Wilson. Die Ableitungen nach Einthoven und Goldberger werden in der Regel an den Extremitäten angelegt. Hierbei wird rot am rechten und gelb am linken Unterarm, grün am linken und schwarz am rechten Unterschenkel angelegt. Bei Amputationen oder angeborenen Anomalien ist auf Anbringung in gleicher Höhe zu achten. Im Notfall kann es ausreichend sein, diese Elektroden symmetrisch auf dem Thorax

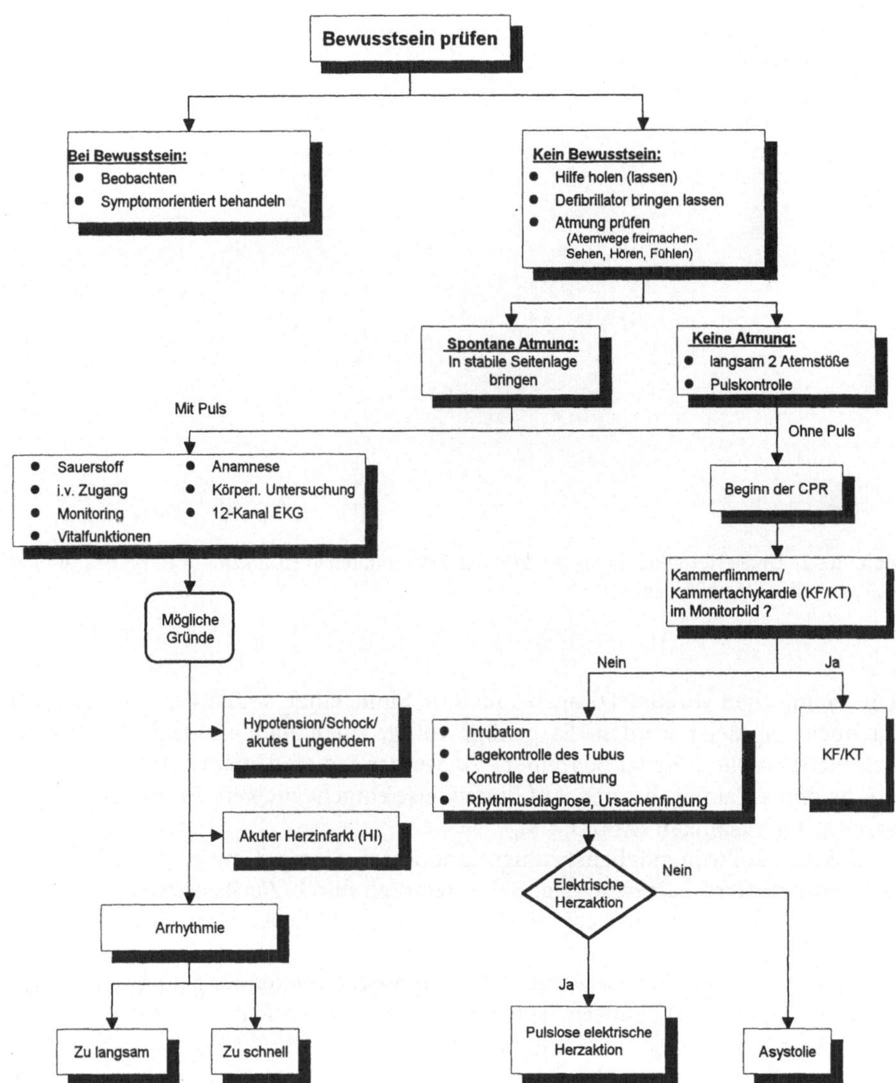

Abb 3.2-1. Megacode-Universalablauf für kardiale Notfälle nach AHA: Das EKG gehört zur Basisversorgung kritisch kranker internistischer Patienten (Nach Bertschat u. Häusler [1])

anzubringen (Abb. 3.2-2). Die Brustwandableitungen nach Wilson werden wie folgt angelegt:

V1 (rot) rechter Sternalrand 4. ICR
V2 (gelb) linker Sternalrand 4. ICR
V4 (braun) 5. ICR links Medioklavikularlinie
V3 (grün) zwischen V2 und V4
V5 (schwarz) in Höhe von V4 in der vorderen Axillarlinie
V6 (lila) in Höhe von V4 in der mittleren Axillarlinie

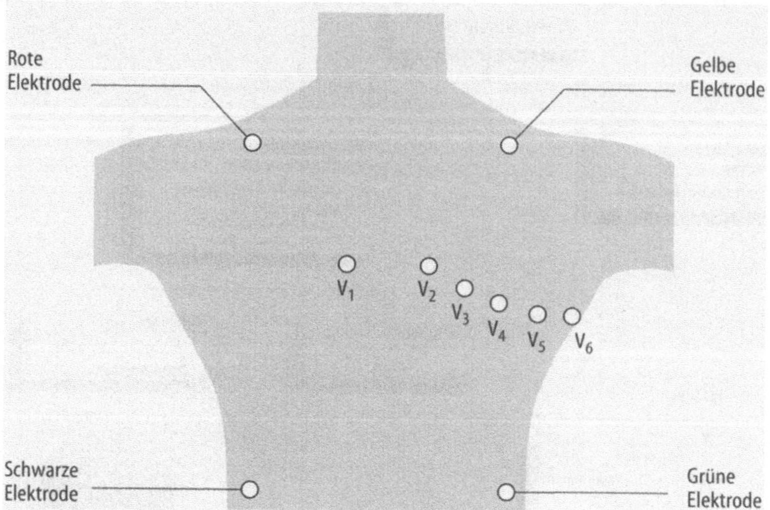

Abb. 3.2-2. Unter Notfallbedingungen können Extremitätenableitungen am Körperstamm angelegt werden (Nach Kenedi [2])

Die technischen Voraussetzungen sollen im Sinne einer weiten Verbreitung nicht zu hoch angesetzt werden. Es genügt völlig, einen handelsüblichen 3-Kanal-Schreiber (nicht 1-Kanal-Schreiber) zu verwenden und die 12 Ableitungen in 4 Schritten à 3 aufzuzeichnen. Auf diese Weise entgeht auch ein Artefakt nicht unserer Aufmerksamkeit (Abb. 3.2-3).

Das EKG sollte in möglichst ruhiger und warmer Umgebung abgeleitet werden, um Muskelzittern zu vermeiden. Bei Artefakten durch Wechselstrom genügt oft das Umpolen des Netzsteckers oder im Akkubetrieb die Aktivierung eines Filters (Abb. 3.2-4).

Zu hoher technischer Aufwand, insbesondere die Verwendung überkomplizierter automatisierter Diagnosen, ist teuer und verwirrt oft (Abb.3.2-5).

Im Ausnahmefall kann es vorkommen, dass ein Langzeit-EKG Hinweise auf ein Infarktgeschehen liefert (Abb. 3.2-6).

Interpretation

Für die Interpretation des EKG genügt es 6 einfache Fragen zu beantworten:

- Ist der Rhythmus regelmäßig?
- Handelt es sich um einen Sinusrhythmus?
- Wie ist der Lagetyp?
- Sind die Zeiten normal?
- Was sagt die Formenanalyse?
- Wie beurteilen wir alles zusammen?

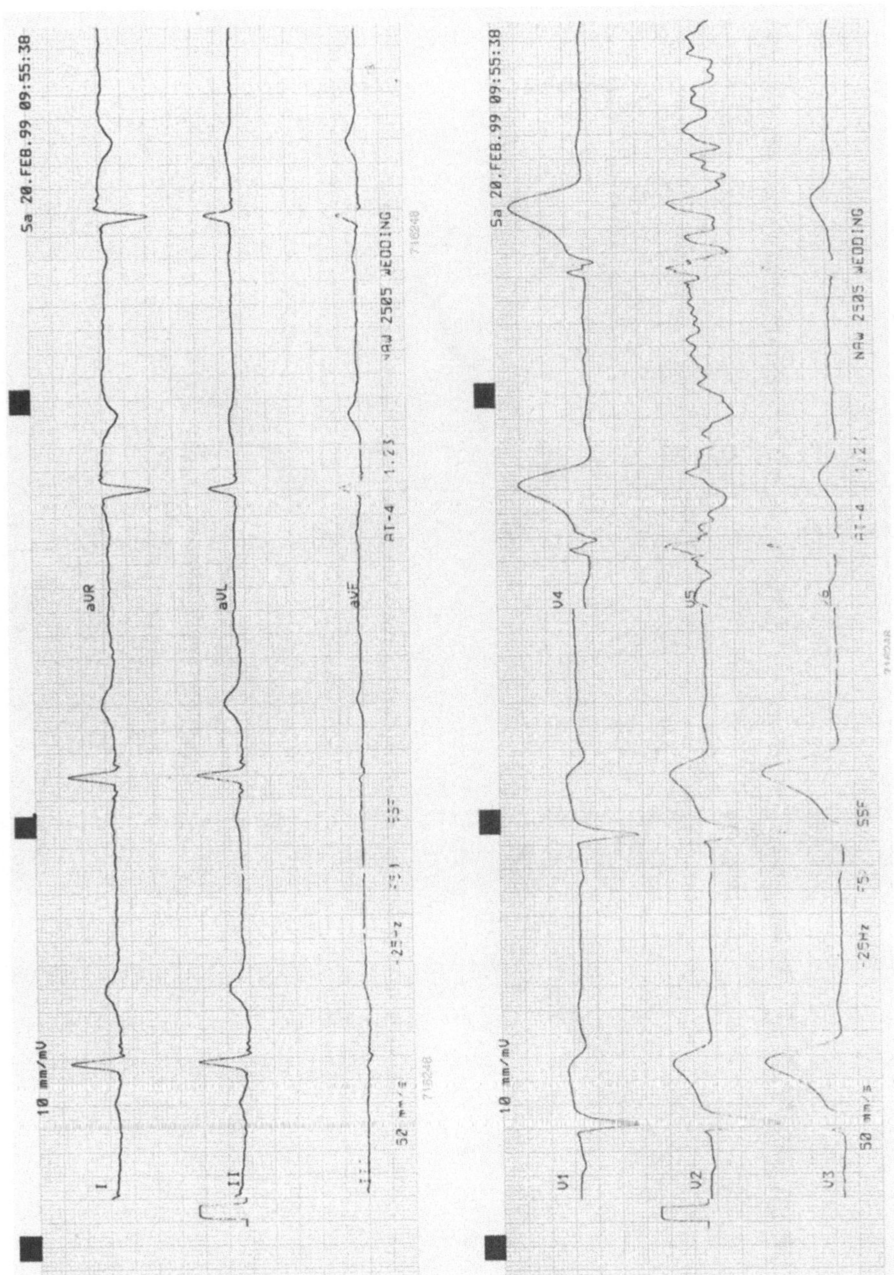

Abb. 3.2-3. Akuter Anteroseptalinfarkt mit Artefakt „Kabelflimmern" in Ableitung V_5, als solche nur erkennbar durch Simultanregistrierung weiterer Ableitungen

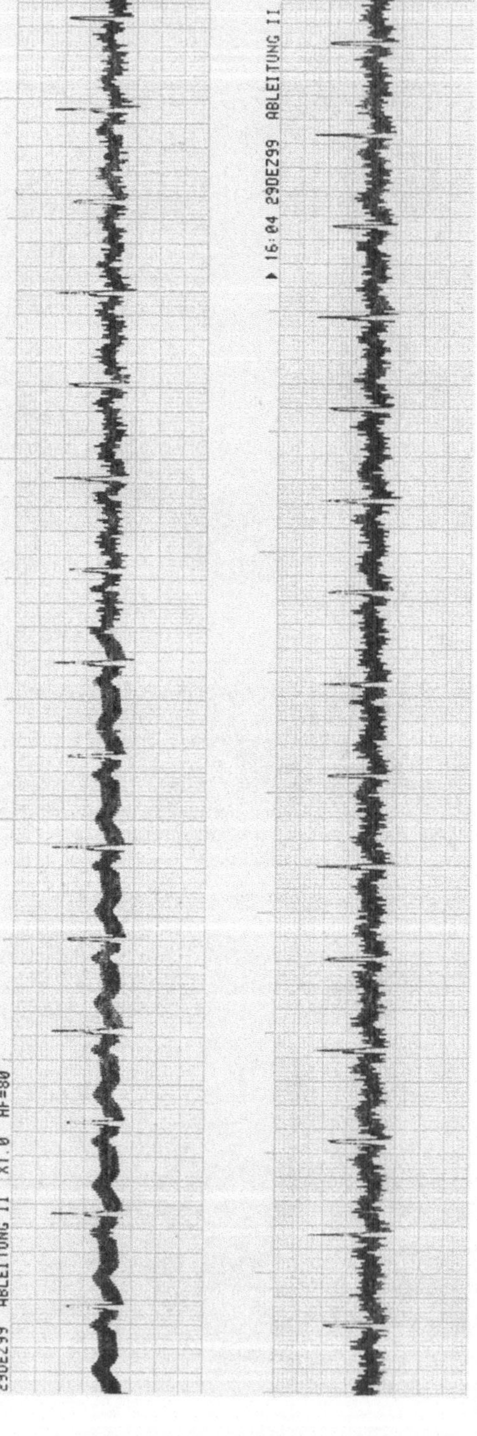

Abb. 3.2-4. Artefakte durch 50 Hertz Wechselstrom, Muskelzittern (*oben*); Artefakte durch Muskelzittern und Wechselstrom (*unten*)

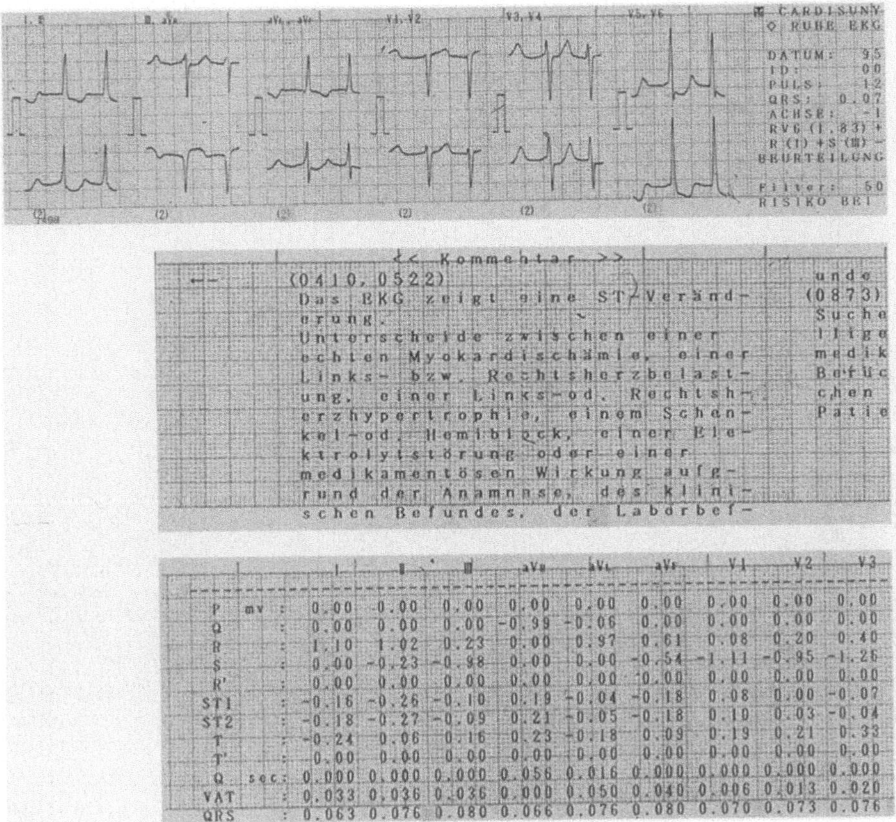

<< Kommentar >>

(0410, 0522)
Das EKG zeigt eine ST-Veränd-
erung.
Unterscheide zwischen einer
echten Myokardischämie, einer
Links- bzw. Rechtsherzbelast-
ung, einer Links-od. Rechtsh-
erzhypertrophie, einem Schen-
kel-od. Hemiblock, einer Elektrolytstörung oder einer
medikamentösen Wirkung aufgrund der Anamnnse, des klinischen Befundes, der Laborbef-

unde
(0873)
Suche
llige
medik
Befüc
chen
Patie

		I	II	III	aVR	aVL	aVF	V1	V2	V3
P	mv :	0.00	-0.00	0.00	0.00	0.00	0.00	0.00	0.00	0.00
Q	:	0.00	0.00	0.00	-0.99	-0.06	0.00	0.00	0.00	0.00
R	:	1.10	1.02	0.23	0.00	0.97	0.61	0.08	0.20	0.40
S	:	0.00	-0.23	-0.98	0.00	0.00	-0.54	-1.11	-0.95	-1.26
R'	:	0.00	0.00	0.00	0.00	0.00	0.00	0.00	0.00	0.00
ST1	:	-0.16	-0.26	-0.10	0.19	-0.04	-0.18	0.08	0.00	-0.07
ST2	:	-0.18	-0.27	-0.09	0.21	-0.05	-0.18	0.10	0.03	-0.04
T	:	-0.24	0.06	0.16	0.23	-0.18	0.09	0.19	0.21	0.33
T'	:	0.00	0.00	0.00	0.00	0.00	0.00	0.00	0.00	0.00
Q	sec:	0.000	0.000	0.000	0.056	0.016	0.000	0.000	0.000	0.000
VAT	:	0.033	0.036	0.036	0.000	0.050	0.040	0.006	0.013	0.020
QRS	:	0.063	0.076	0.080	0.066	0.076	0.080	0.070	0.073	0.076

Abb. 3.2-5. Viel Lärm um nichts. Absolut verwirrender Automatenbefund ohne jegliche Aussagekraft.

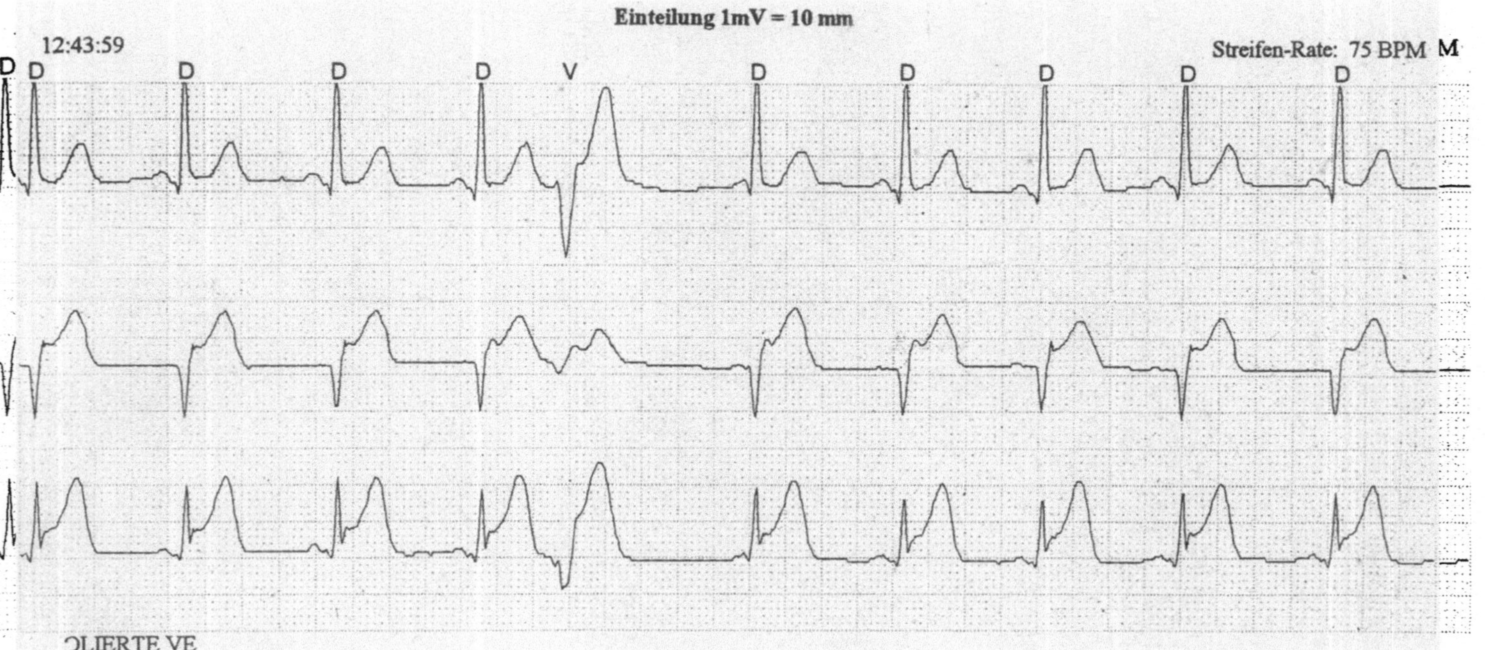

Abb. 3.2-6. Dokumentation eines Infarktgeschehens im Langzeit-EKG

Infarktzeichen

In Abhängigkeit vom Ausmaß der Nekrose und in Relation zum Ort finden sich sichere und unsichere EKG-Zeichen in den betreffenden Ableitungen. Die sicheren EKG-Zeichen treten zeitlich dann auf, wenn kein nennenswerter Herzmuskelanteil mehr zu retten ist. Bei der Indikation beispielsweise zur Thrombolyse verlassen wir uns neben der Klinik und einem möglichen Schnelltest (Troponin T) oft vollständig oder teilweise auf reversible Infarktzeichen. In Abb. 3.2-7 ist ein typischer EKG-Verlauf gezeigt. Zunächst kommt es innerhalb von wenigen Minuten bis Stunden zu einer Überhöhung der T-Welle sowie zu einer monophasischen ST-Elevation. Die meisten Patienten mit akutem Myokardinfarkt werden wir in diesem Stadium antreffen. Erst die Ausbildung eines tiefen Q und eines R-Verlustes sind sichere Zeichen des transmuralen Myokardinfarktes. Darüber hinaus ist das *Neuauftreten* eines Blockbildes, auch in Verbindung mit einer absoluten Arrhythmie häufig hinweisend, aber nicht beweisend, für einen Herzinfarkt [2].

Die ST-Hebung des Verletzungsstromes bildet sich nach Tagen bis Wochen, im Verlauf einer erfolgreichen Lyse mitunter schon nach Stunden zurück (Abb. 3.2-8a+b).

Differentialdiagnosen

Differentialdiagnostisch sind bei ST-Strecken- und T-Wellen-Veränderungen an eine Perikarditis, eine Contusio cordis, eine Perikardtamponade, eine Hyperkaliämie oder auch Hyperkalzämie sowie selten an eine Pankreatitis und eine intrazerebrale Blutung zu denken. Ein tiefes Q sieht man bei primären und sekundären Kardiomyopathien, Linksschenkelblock bei Präexitationssyndromen oder Lungenarterienembolie. R-Zacken können in ihrer Amplitude rechtspräkordial reduziert sein bei obstruktiver Atemwegserkrankung, Pneumothorax und Erkrankungen die mit einer linksventrikulären Hypertrophie einhergehen (Abb. 3.2-9).

Eine besondere Fußangel ist häufig der strikt posteriore Myokardinfarkt. Da in dieser Lokalisation eine sichere EKG-Diagnostik nur mit den NEHB-Ableitungen betrieben werden kann, entgehen diese Patienten häufig einer rechtzeitigen Therapie, obwohl der Infarkt im Sinne der Vektortherorie gespiegelt häufig mit einem einfachen Trick erkennbar ist (Abb. 3.2-10).

Herzrhythmusstörungen

Die Diagnostik von Herzrhythmusstörungen bedeutet die Interpretation einer Gruppe von Einzelschlägen. Systematisches Vorgehen, wie bei dem 12-Kanal-EKG, ist ratsam. Herzrhythmusstörungen müssen nicht unbedingt aus einem EKG interpretiert werden, eine entsprechende Rhythmusableitung ist völlig ausreichend. Alle Patienten mit akutem Myokardinfarkt müssen einem Monitoring ihres Herzrhythmus unterzogen werden, da die meisten Todesfälle in der Akutphase durch Herzrhythmusstörungen entstehen.

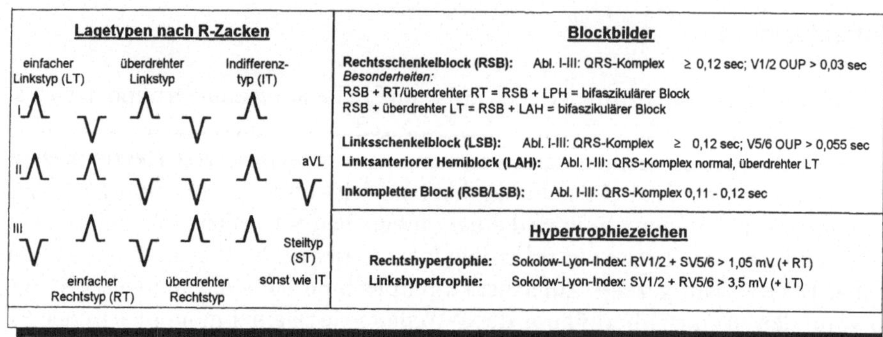

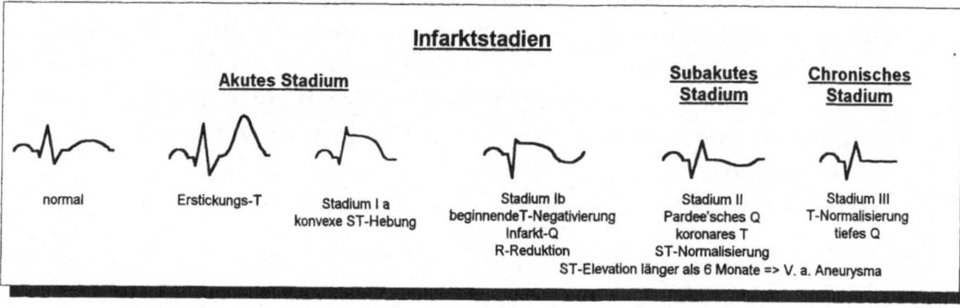

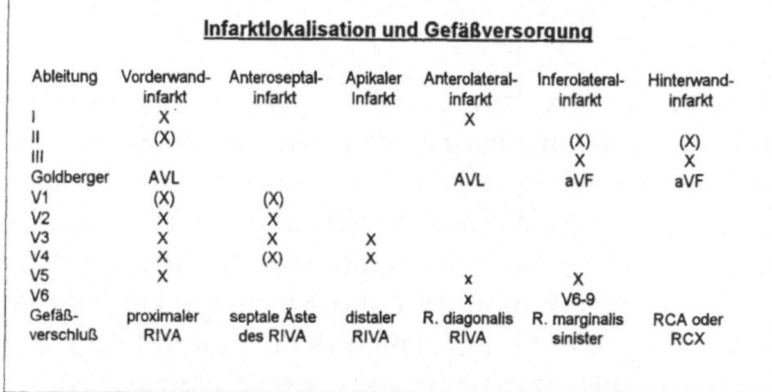

Infarktlokalisation und Gefäßversorgung

Ableitung	Vorderwand-infarkt	Anteroseptal-infarkt	Apikaler Infarkt	Anterolateral-infarkt	Inferolateral-infarkt	Hinterwand-infarkt
I	X			X		
II	(X)				(X)	(X)
III					X	X
Goldberger	AVL			AVL	aVF	aVF
V1	(X)	(X)				
V2	X	X				
V3	X	X	X			
V4	X	(X)	X			
V5	X			x	X	
V6				x	V6-9	
Gefäß-verschluß	proximaler RIVA	septale Äste des RIVA	distaler RIVA	R. diagonalis RIVA	R. marginalis sinister	RCA oder RCX

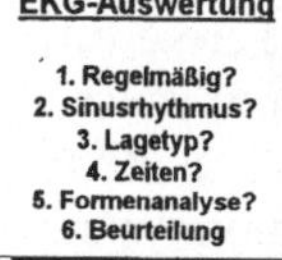

Lown-Klassifikation

Grad	
0	Keine VES
I	Monomorphe VES (< 30/h)
II	Monomorphe VES (> 30/h)
IIIa	Polymorphe VES
IIIb	Ventrikulärer Bigeminus
IVa	Couplets (2 VES hintereinander)
IVb	Salven (> 3 VES hintereinander)
V	Früh einfallende R/T-VES (R- auf-T-Phänomen)

AV-Blockierungen

1. Grades: PQ > 0,2 sec.
2. Grades Typ Mobitz I (Wenckebach' Periodik): Zunehmende PQ-Zeit bis zum Ausfall einer Kammererregung
2. Grades Typ Mobitz II: Feste PQ-Zeit mit Ausfall einer oder mehrerer Kammerregungen (2:1/3:1 - Überleitung)
3. Grades: Komplette AV-Dissoziation

Präexzitationssyndrome

* Wolff-Parkinson-Withe-Syndrom (WPW): PQ < 0,12 sec + Delta-Welle
* Lown-Ganong-Levine-Syndrom (LGL): PQ < 0,12 sec. keine Delta-Welle

© Bertschat/Häusler (nach Börger: EKG-Information; Herold: Innere Medizin)

Abb. 3.2-7. Das Allerwichtigste zur EKG-Interpretation bei Herzinfarkt auf einen Blick. (Nach Bertschat u. Häusler [1])

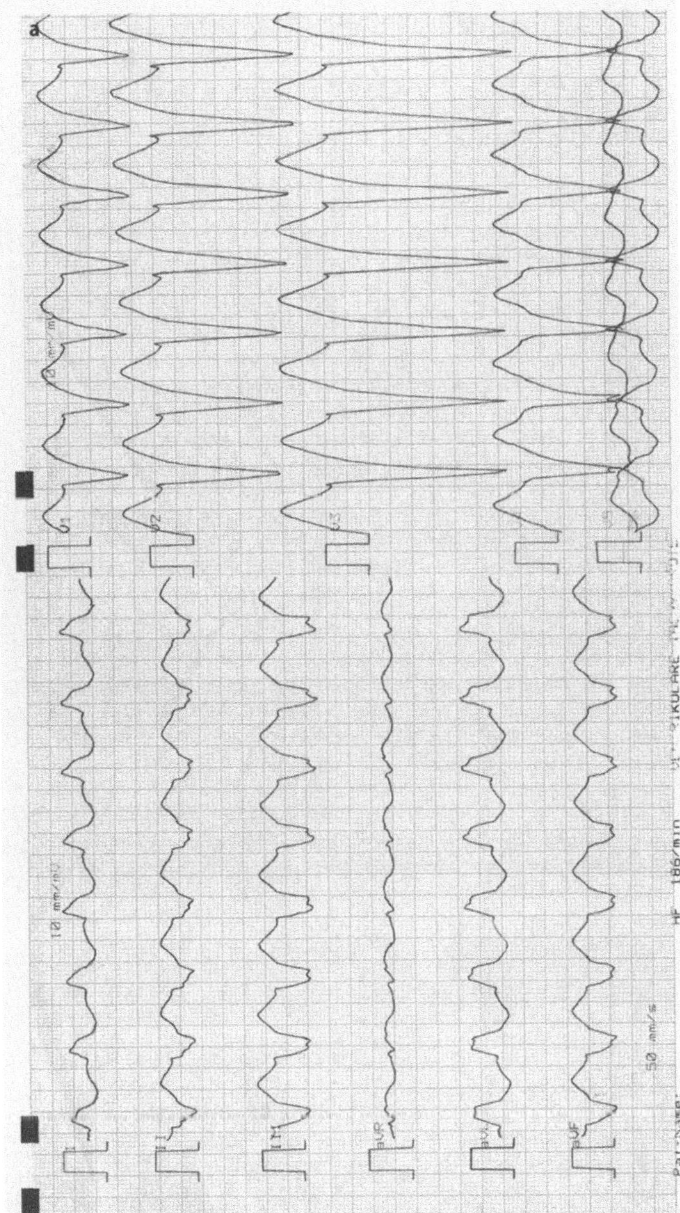

Abb. 3.2-8a. Ventrikuläre Tachykardie mit dem Bild eines Linksschenkelblocks im Akutstadium eines frischen Vorderwandinfarktes.

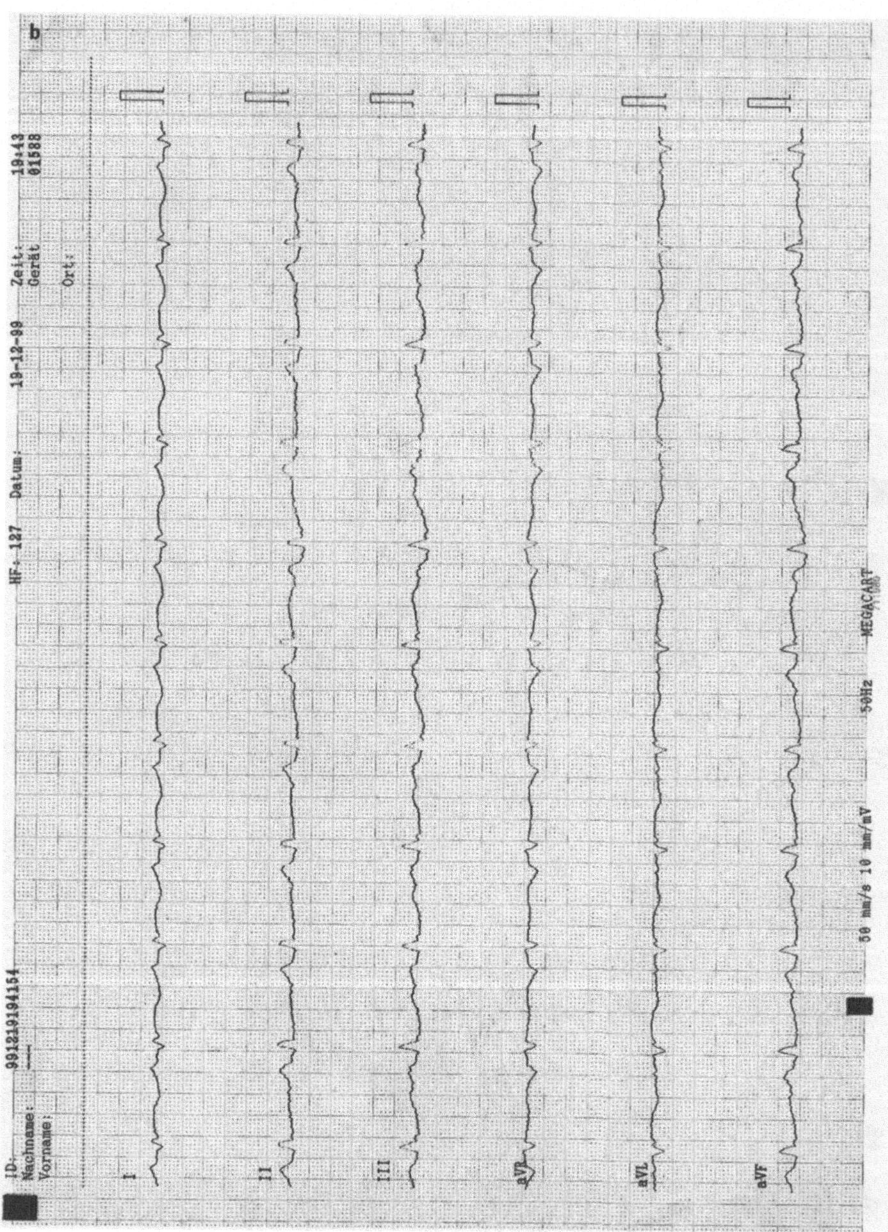

Abb. 3.2-8b. Gleicher Patient am Folgetag: Tiefes Q und R-Verlust über fast der gesamten Vorderwand, da eine Thrombolyse unterlassen wurde (transmuraler Vorderwandinfarkt)

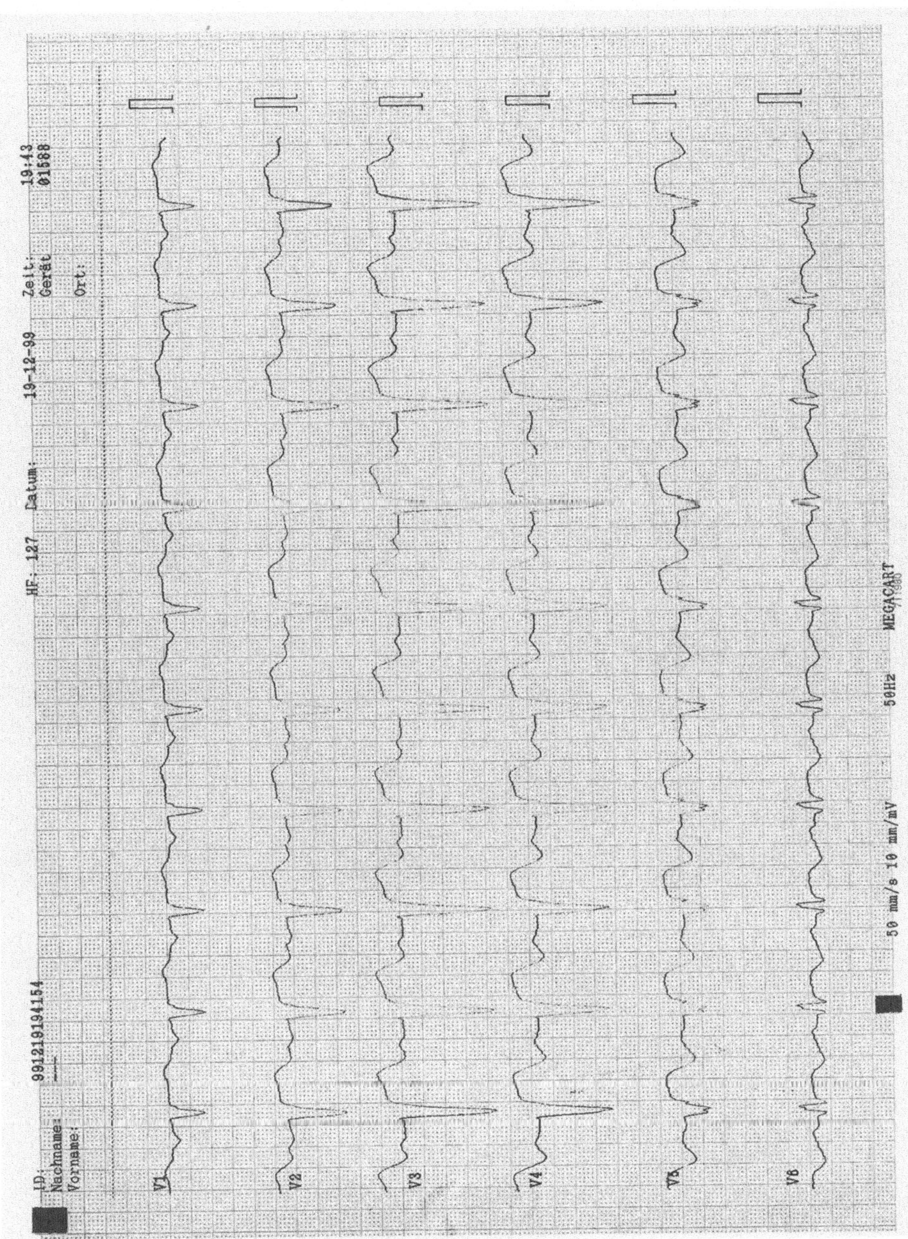

Abb. 3.2-8b. *Fortsetzung*

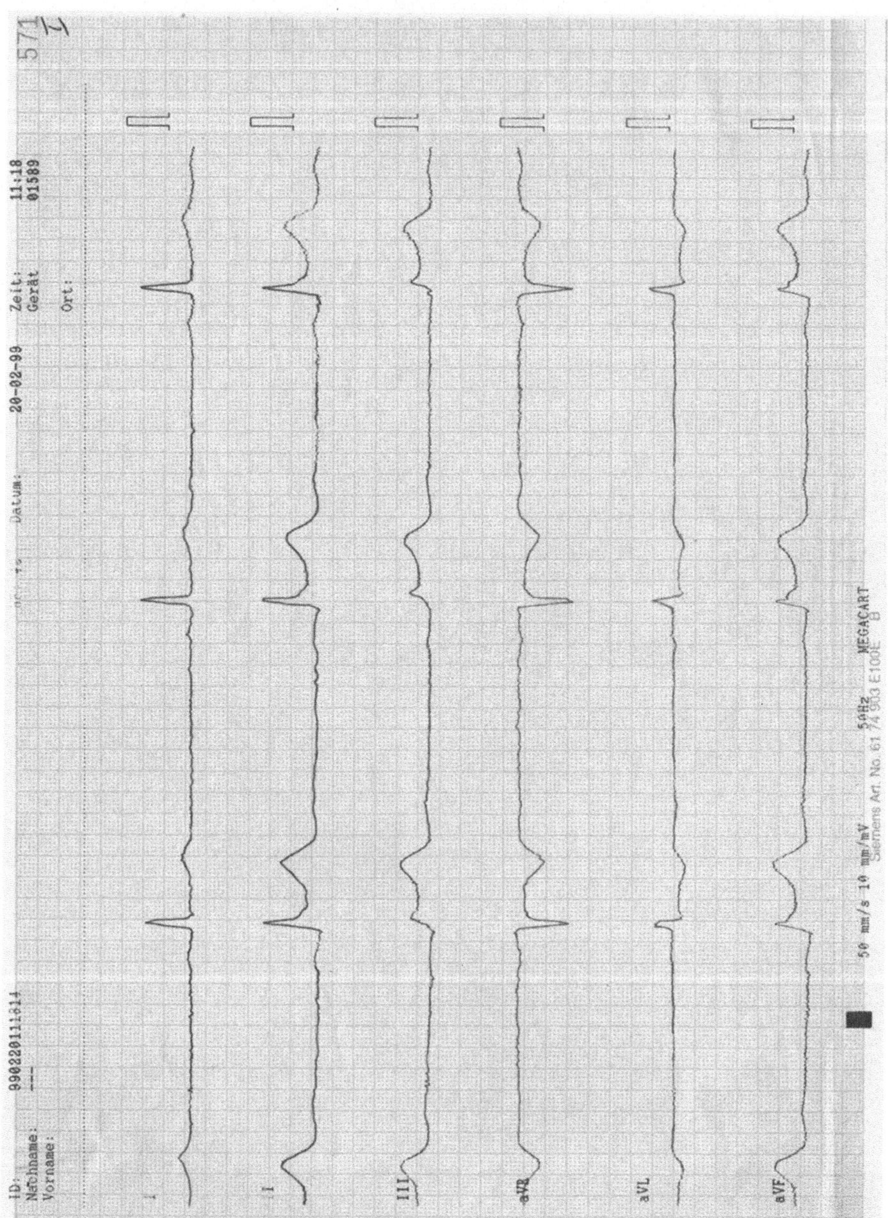

Abb. 3.2-9. Akuter Hinterwandinfarkt Stadium Ia mit Sinusbradykardie

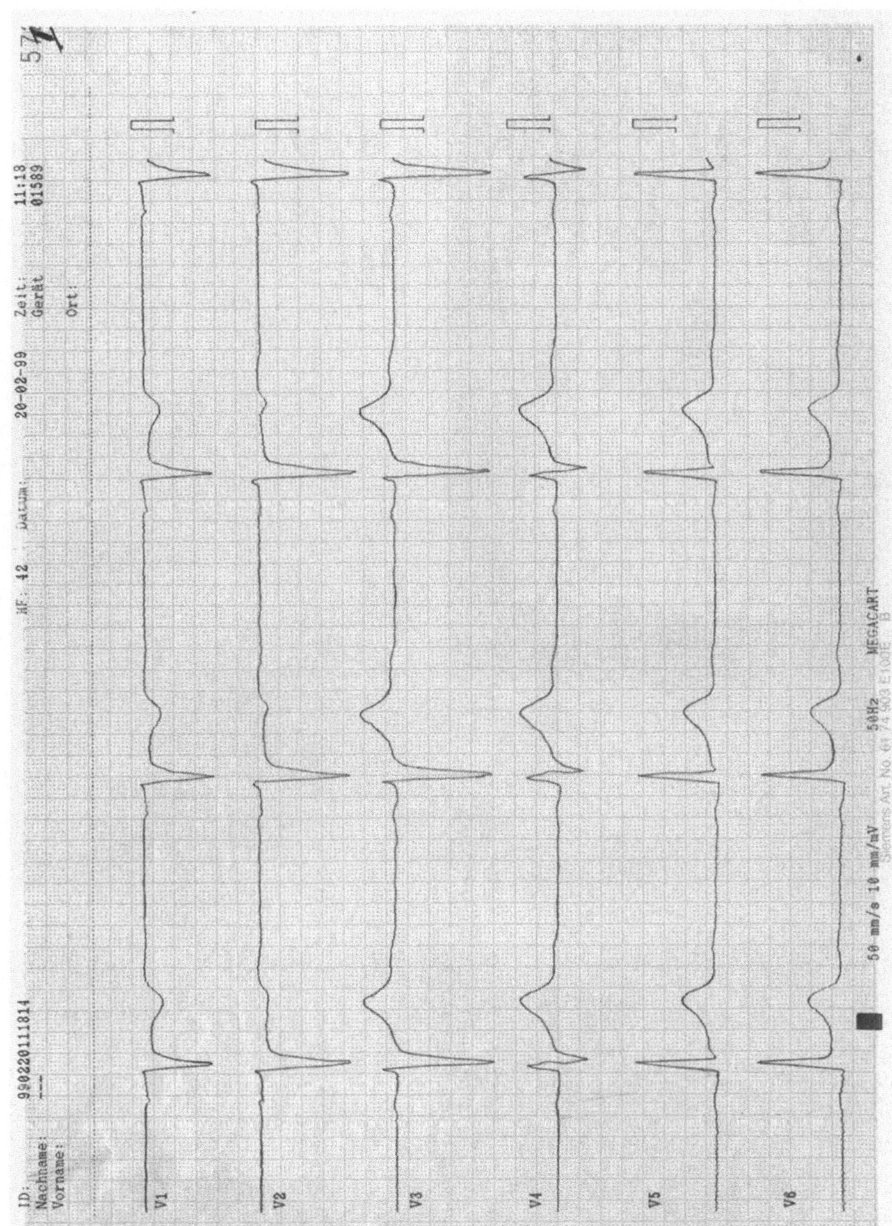

Abb. 3.2-9. *Fortsetzung*

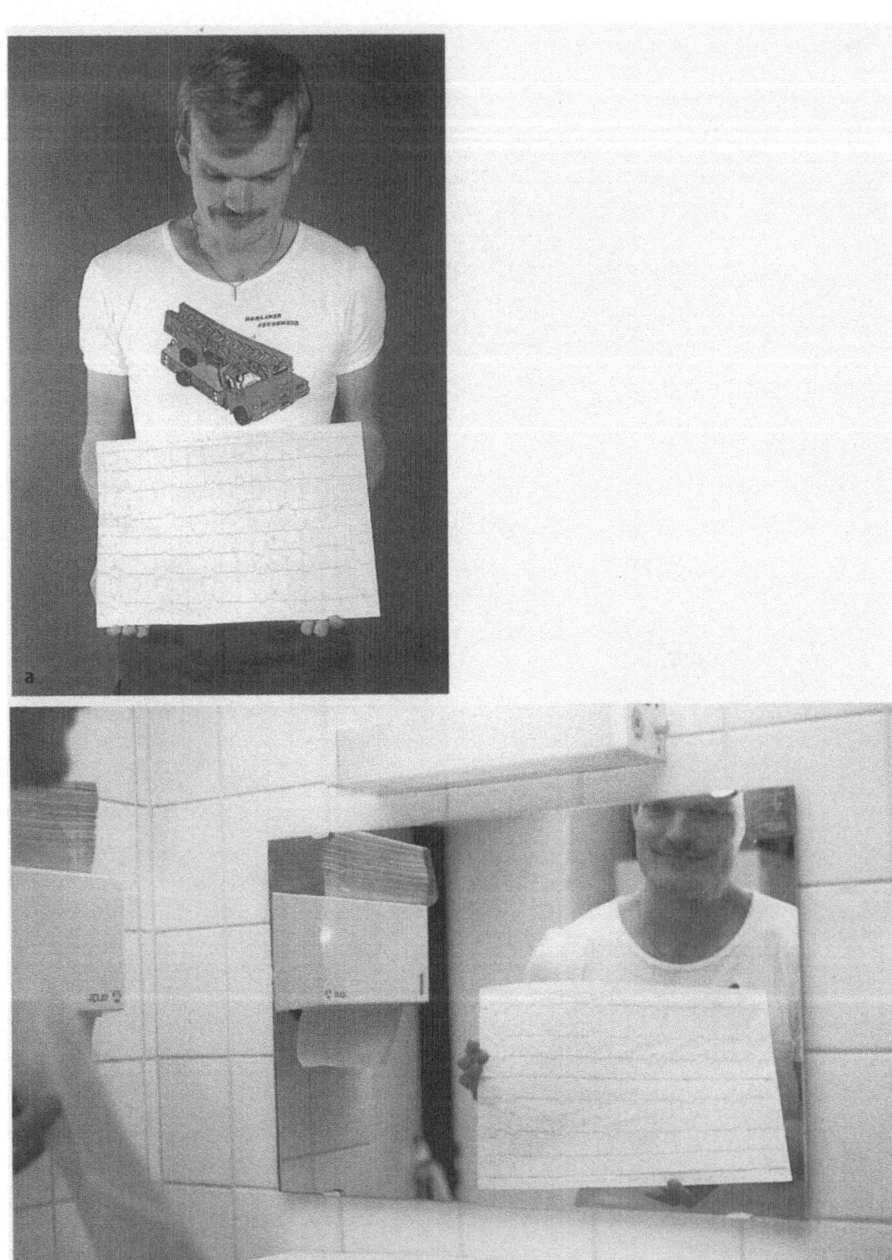

Abb. 3.2-10a–c. Zum Nachweis des posterioren Myokardinfarktes wird das EKG vor einen Spiegel gehalten (**a**, **b**). Nun sind in den diametral gegenüber liegenden Ableitungen monophasische ST-Elevationen korrespondierend zu den Zeichen des Hinterwandinfarktes deutlich sichtbar (**c**)

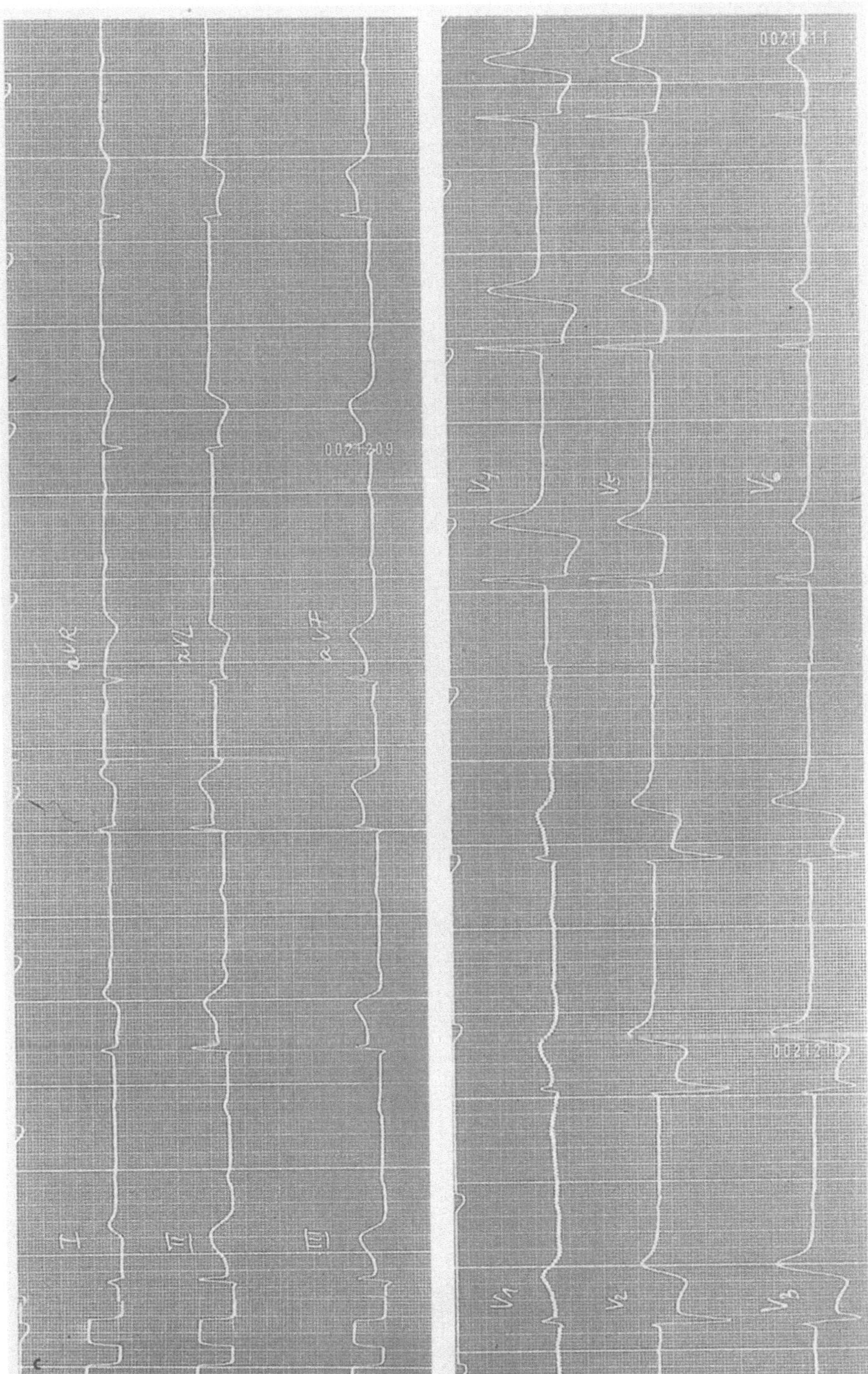
I
II
III
aVR
aVL
aVF
V1
V2
V3
V4
V5
V6

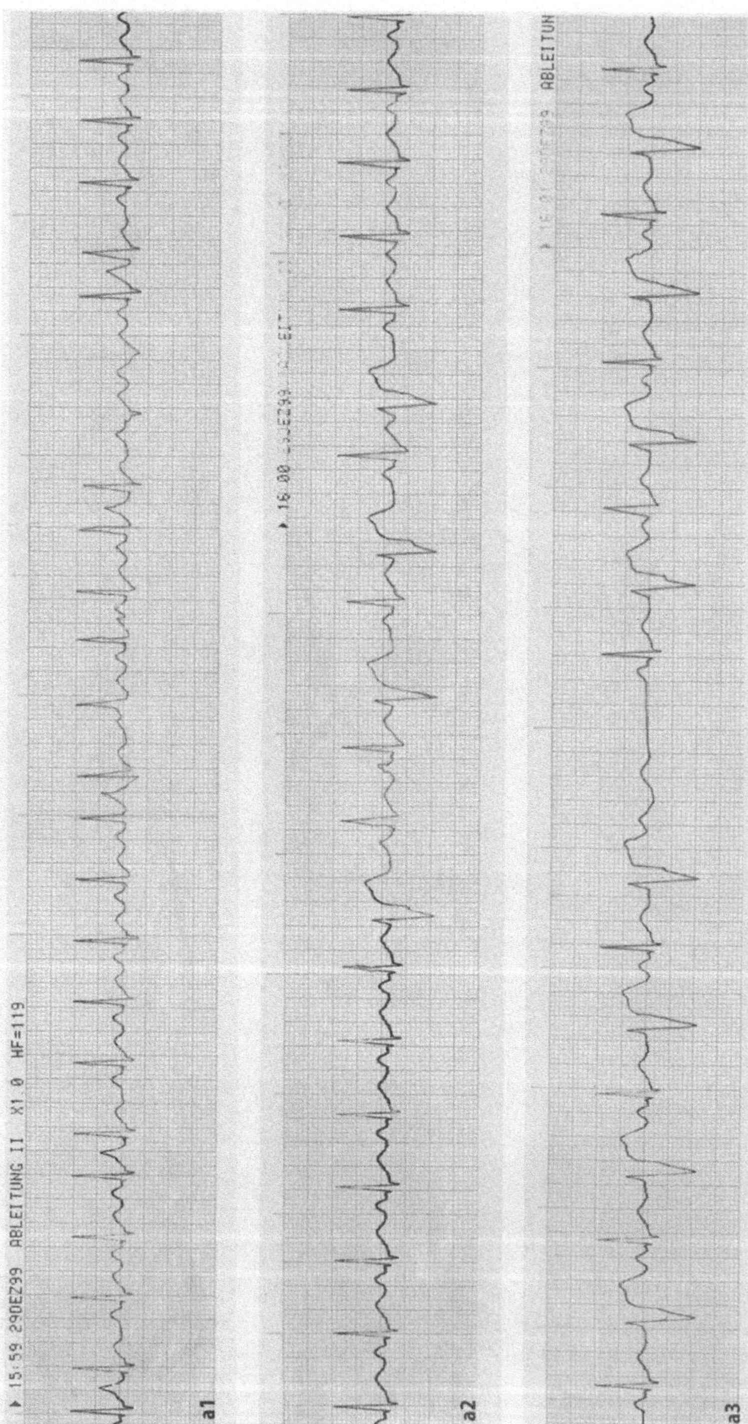
▶ 15:59 290EZ99 ABLEITUNG II X1.0 HF=119
a1
▶ 16:00
a2
ABLEITUN
a3

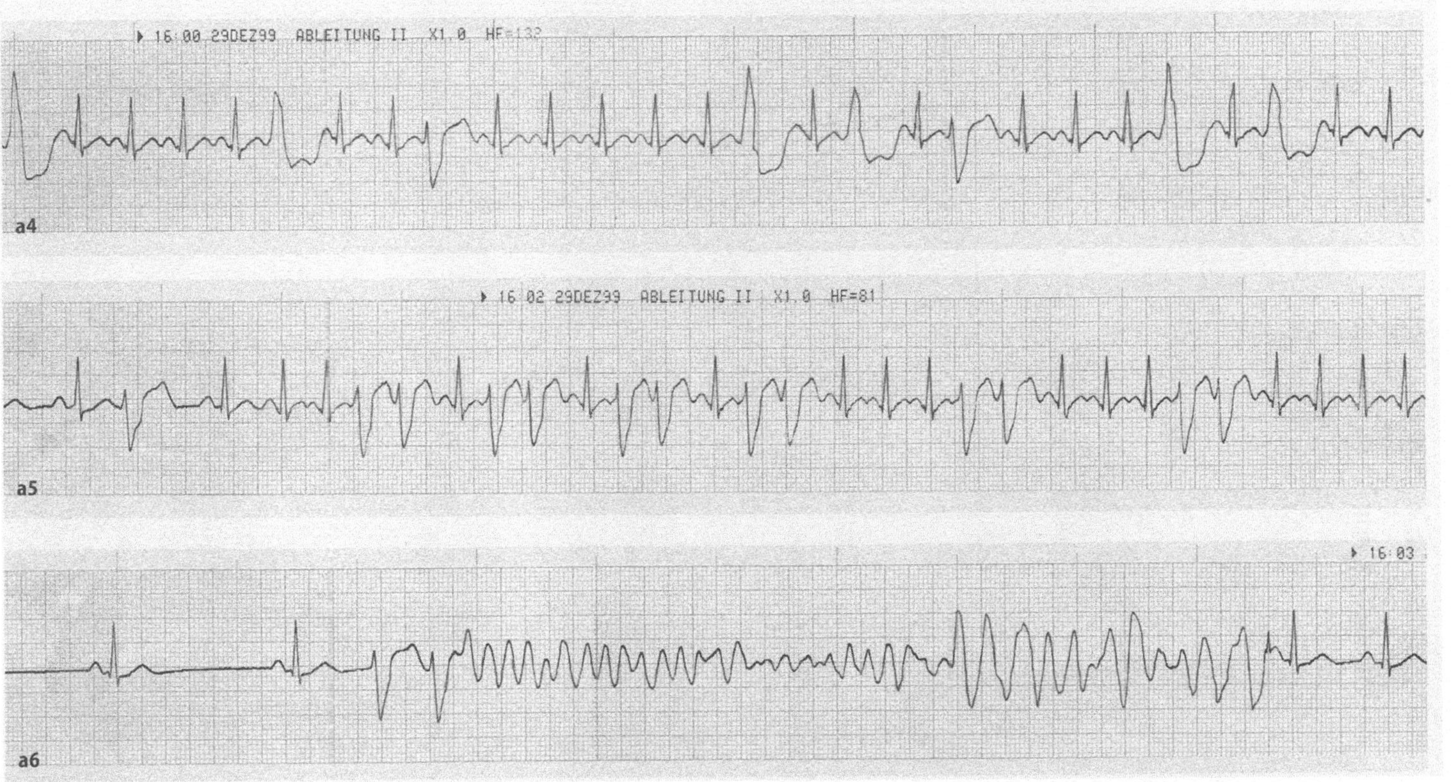

Abb. 3.2-11a. 1. Supraventrikuläre Extrasystolen, 2. monomorphe ventrikuläre Extrasystolen, 3. Bigeminus, 4. polymorphe ventrikuläre Extrasystolen, 5. Couplets, 6. Salve mit selbstlimitierendem grobem Kammerflimmern

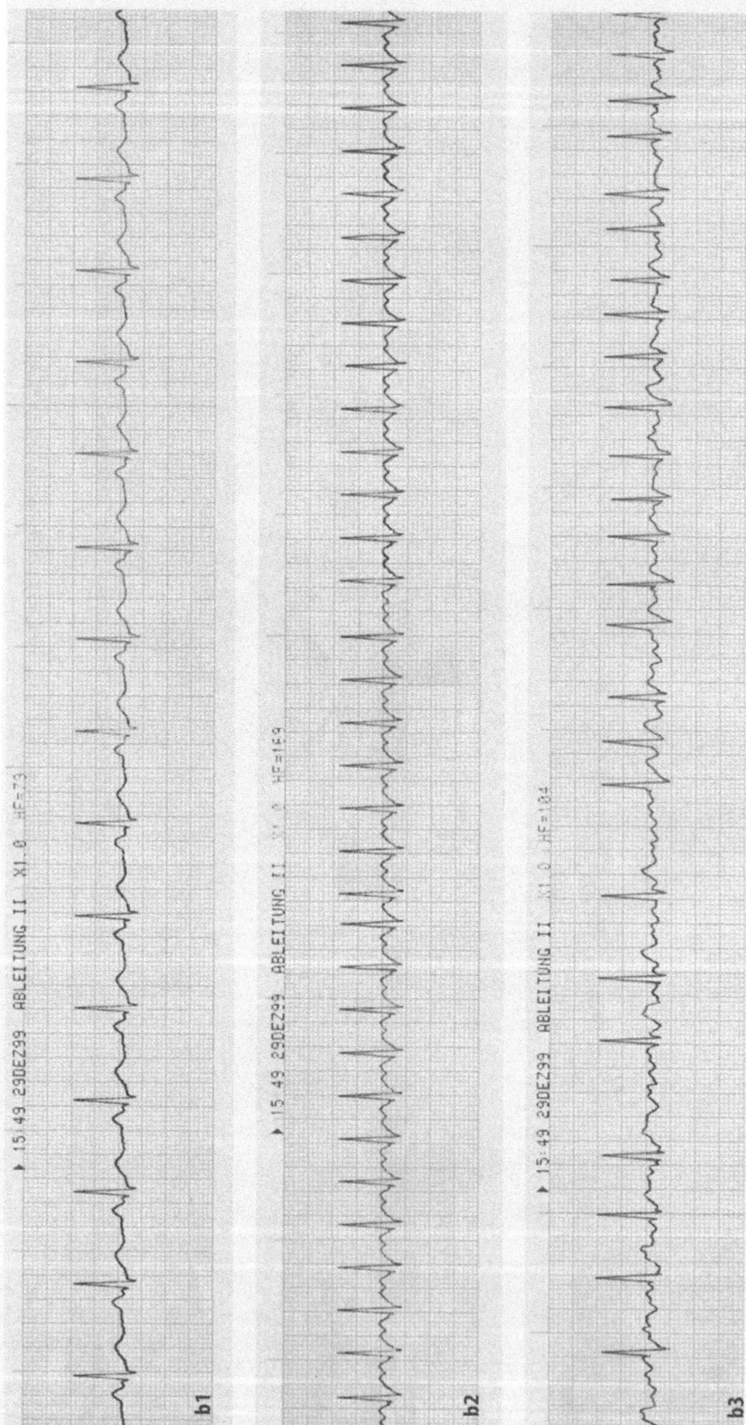

15:49 29DEZ99 ABLEITUNG II X1.0 HF=73
15:49 29DEZ99 ABLEITUNG II X1.0 HF=149
15:49 29DEZ99 ABLEITUNG II X1.0 HF=104
b1
b2
b3

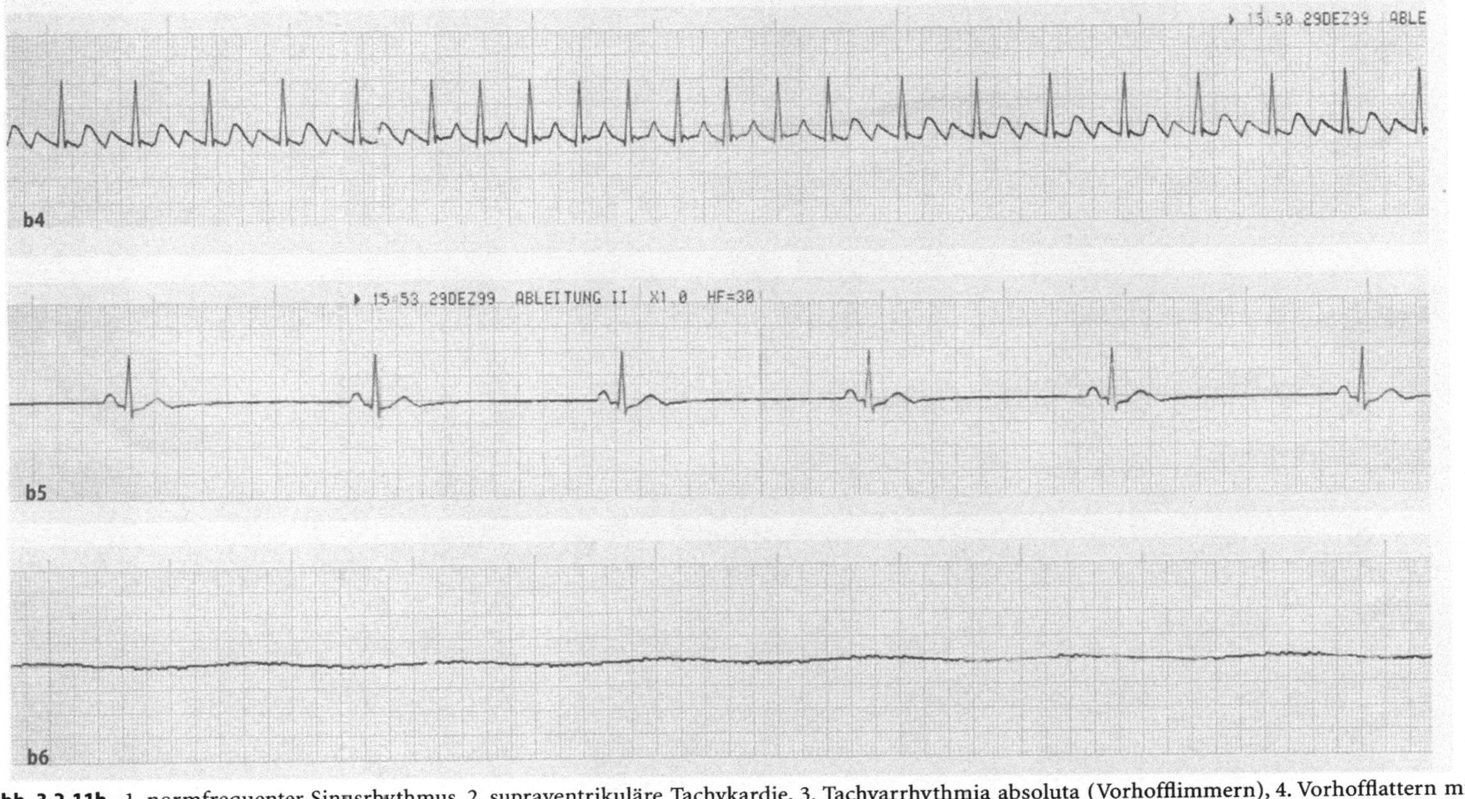

Abb. 3.2-11b. 1. normfrequenter Sinusrhythmus, 2. supraventrikuläre Tachykardie, 3. Tachyarrhythmia absoluta (Vorhofflimmern), 4. Vorhofflattern mit 2:1/1:1-Überleitung, 5. Sinusbradykardie, 6. Asystolie

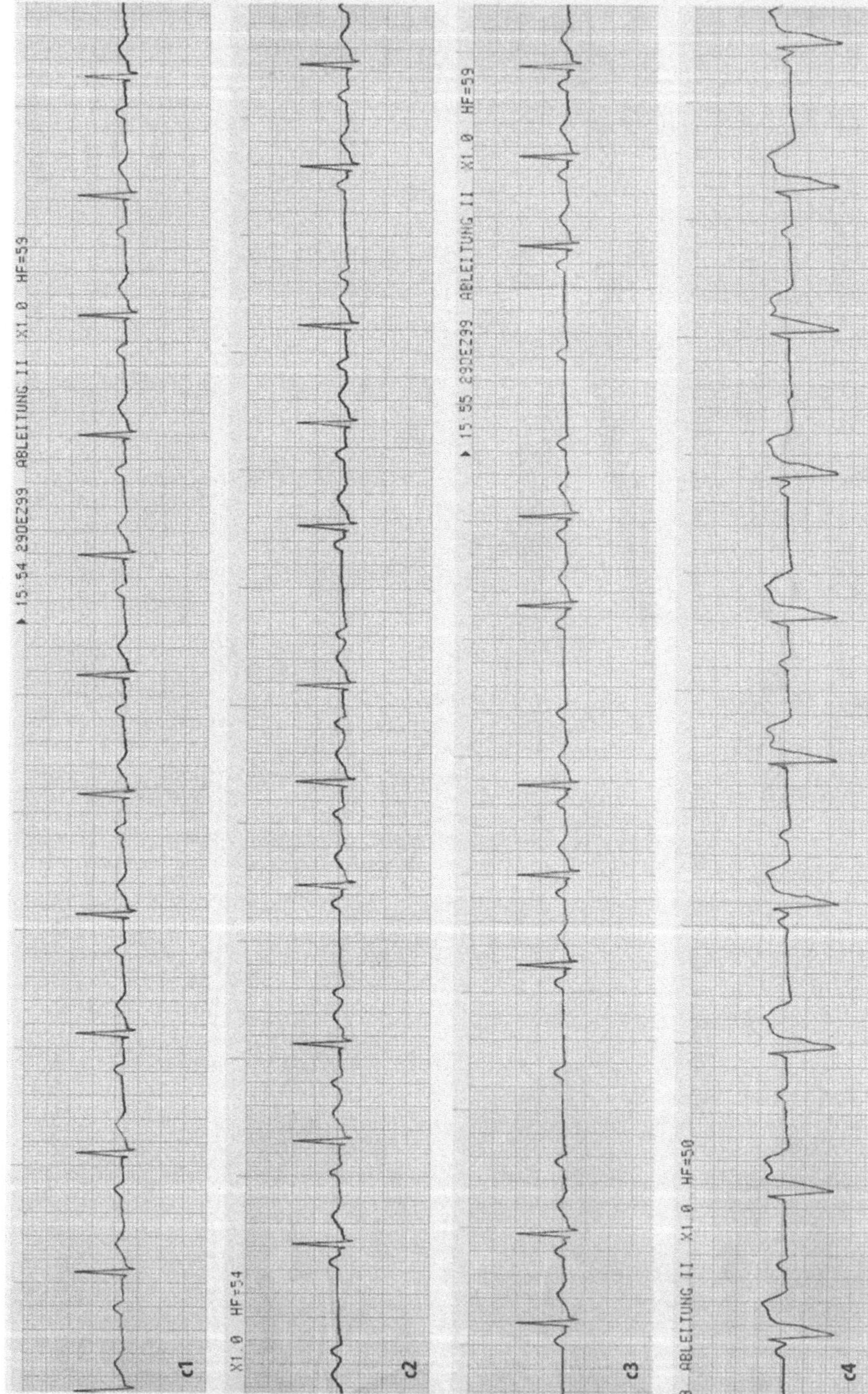
15:54 29DEZ99 ABLEITUNG II X1.0 HF=59
c1
X1.0 HF=54
c2
15:55 29DEZ99 ABLEITUNG II X1.0 HF=59
c3
ABLEITUNG II X1.0 HF=50
c4

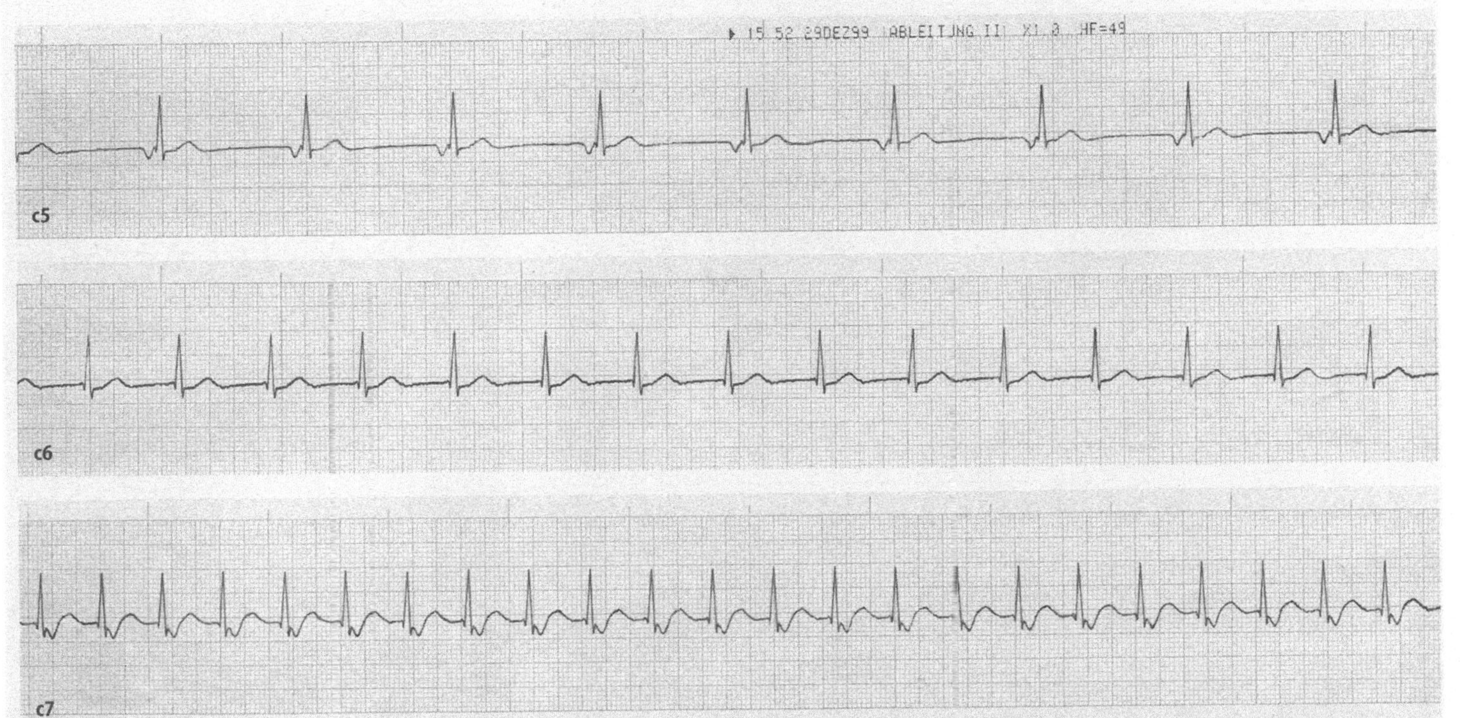

Abb. 3.2-11c. 1. AV-Block I. Grades (Mobitz 1), 2. AV-Block II. Grades Typ 1 (Wenckebach), 3. AV-Block II. Grades Typ 2 (Mobitz), 4. AV-Block III. Grades, 5. oberer Knotenrhythmus, 6. mittlerer Knotenrhythmus, 7. untere Knotentachykardie;

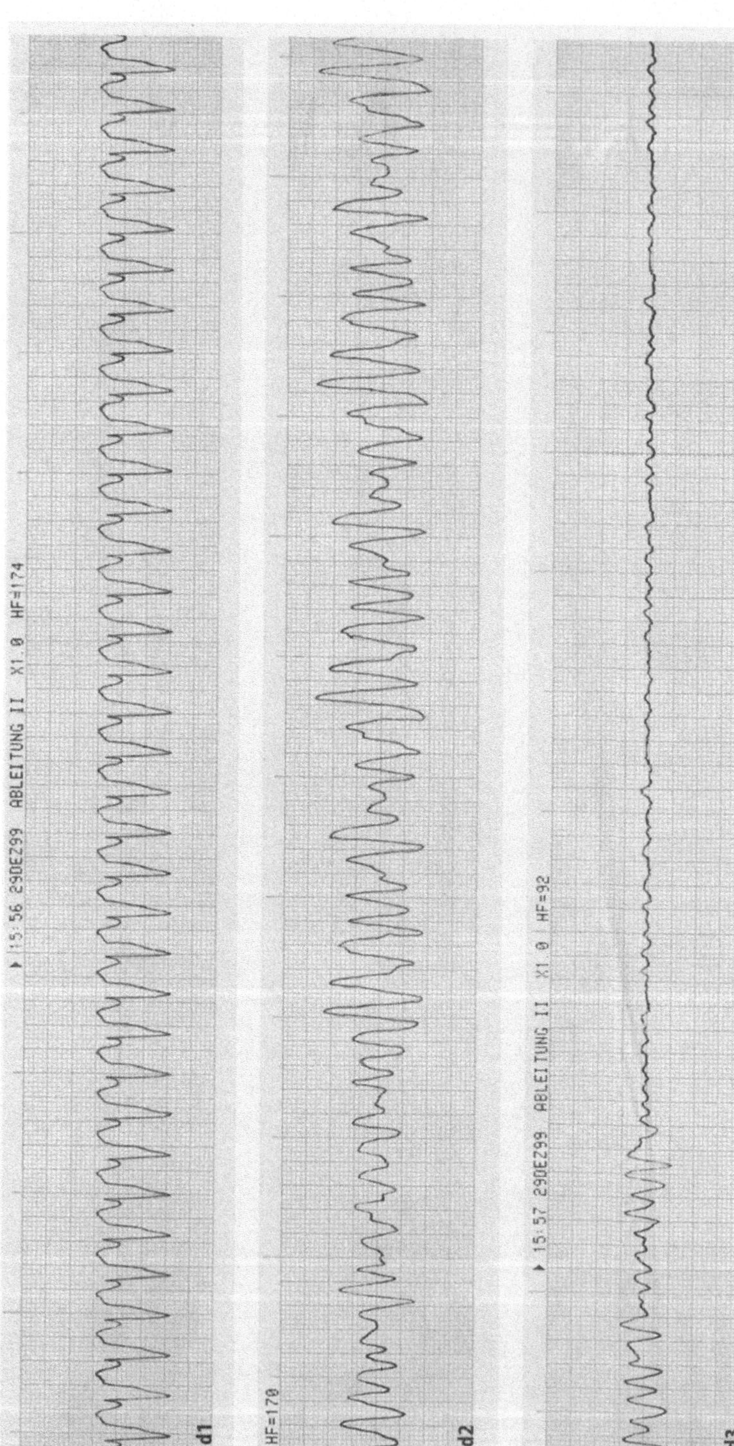
15:56 29DEZ99 ABLEITUNG II X1.0 HF=174
d1
HF=170
d2
15:57 29DEZ99 ABLEITUNG II X1.0 HF=92
d3

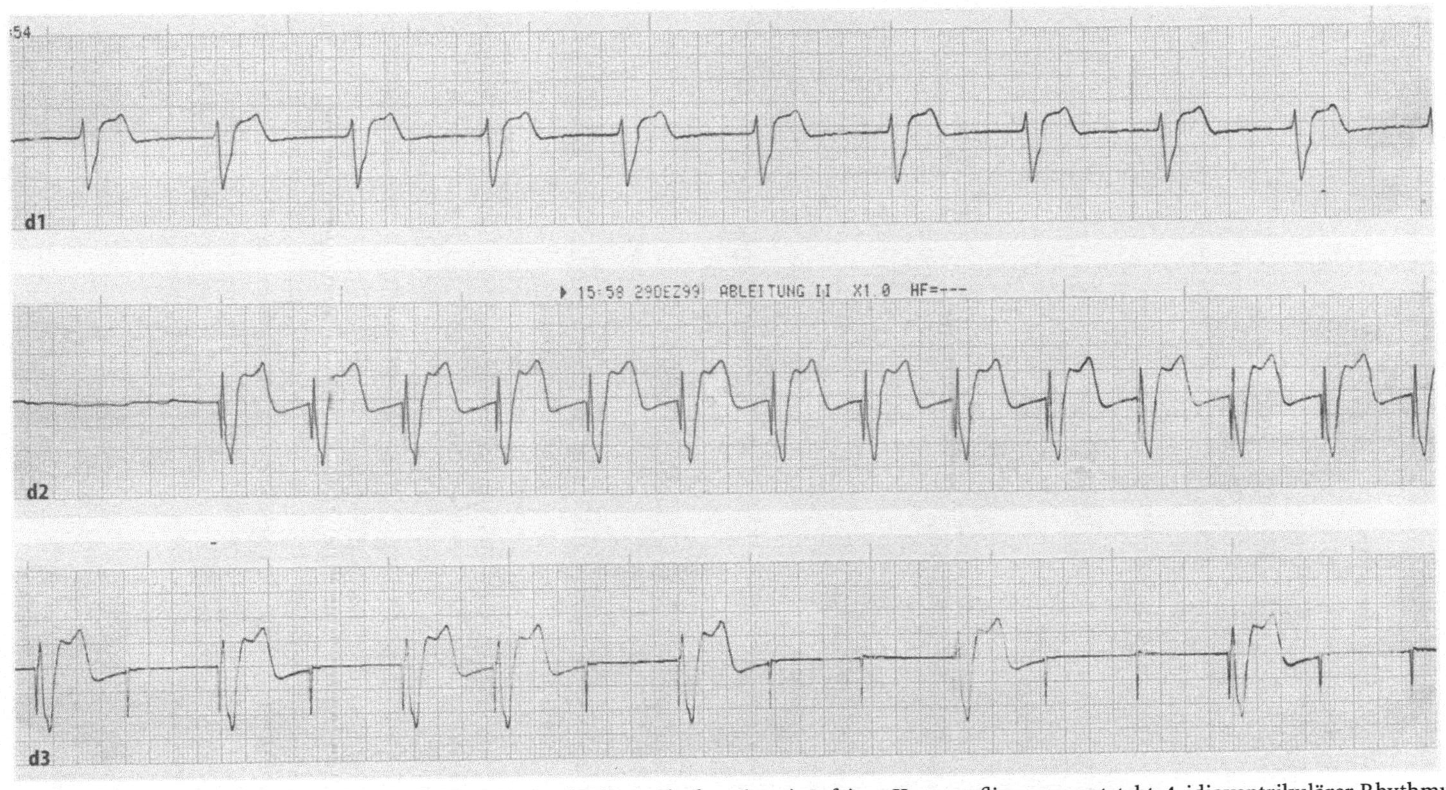

Abb. 3.2-11d. 1. ventrikuläre Tachykardie, 2. Spindeltachykardie (Torsade de pointes), 3. feines Kammerflimmern entsteht, 4. idioventrikulärer Rhythmus, 5. ein VVI-Schrittmacher nimmt seine Arbeit auf, 6. Elektrodendislokation eines VVI-Schrittmachers

Bei der Interpretation von Herzrhythmusstörungen sind folgende Fragen relevant:

1. Regelmäßig oder nicht?
2. Sinusrhythmus?
3. Herzfrequenz (Vorhoffrequenz)?
4. Folgt jedem P eine QRS-Komplex?
5. Sind die QRS-Komplexe schmal oder breit?
6. Gibt es vorzeitig einfallende Aktionen mit oder ohne kompensatorische Pause (ventrikuläre Extrasystolen)?
7. Wie beurteilen wir alles zusammen?

In der Akutphase müssen folgende 12 Rhythmen sicher erkannt werden (nach AHA-Standards):

1. Sinustachykardie,
2. Sinusbradykardie,
3. Supraventrikuläre Extrsystolie,
4. Supraventikuläre Tachykardie,
5. Vorhofflattern,
6. Vorhofflimmern,
7. Junktionale Rhythmen,
8. AV-Blöcke,
9. Ventrikuläre Extrasystolen,
10. Ventrikuläre Tachykardie inklusive der Spindeltachykardie („Torsade de pointes"),
11. Ventrikuläre Asystolie und
12. Vor allem *Kammerflattern/ -flimmern.*

Extrasystolen sind vorzeitig einfallende Herzaktionen, die nach ihrem Entstehungsort bezeichnet werden. Vor den supraventrikulären Extrasystolen ist meist eine P-Welle und eine nonkompensatorische Pause erkennbar. Der Kammerkomplex ist meist schmal (Ausnahme: Sinusrhythmus und Schenkelblock). Bei einem schmalen Kammerkomplex kann die Extrasystole auch aus dem AV-Knoten kommen. Dabei ist die P-Welle anders konfiguriert, negativ oder der Vorhof wird retrograd erregt. Ventrikuläre Extrasystolen zeigen immer einen breiten Kammerkomplex (QRS>0,12 s), eine P-Welle ist meist nicht erkennbar und eine kompensatorische Pause tritt auf (d. h. der Grundrhythmus bleibt erhalten). Bei Auftreten mehrerer Extrasystolen wird die Anzahl genannt (Couplet, Triplet); im festen Verhältnis mit normalen Systolen bezeichnet man den Rhythmus als Bigeminus oder Trigeminus. Der Unterschied zu Ersatzsystolen besteht darin, dass diese nicht vorzeitig, sondern verzögert einfallen (Therapie: Anhebung der Grundfrequenz). Die Pause befindet sich bei Ersatzsystolen vor dem QRS-Komplex .

Fazit

Die EKG-Diagnostik bei akutem Myokardinfarkt erfordert nur geringen Aufwand an Technik und Kosten. Diese Diagnostik von Rhythmusstörungen und Infarktzeichen erscheint heute klinisch und präklinisch innerhalb von Sekunden und Minuten essentiell, denn gestorben wird bei akutem Myokardinfarkt zunächst an Herzrhythmusstörungen und im weiteren Verlauf an der Pumpschwäche.

Literatur

1. Bertschat FL, Häusler E (2000) Erfolgreich entscheiden in der Akutmedizin, Thieme, Stuttgart
2. Kenedi P (1995) Was sie schon immer über EKG wissen wollten. Akadémiai Kiadó, Budapest
3. Lindner U (1999) Schnellinterpretation des EKG. Springer, Berlin Heidelberg New York Tokio

3.3 Enzymdiagnostik

SABINE WALTER · ULRICH TEBBE

Das akute Koronarsyndrom umfasst 3 häufige Manifestationen der koronaren Herzerkrankung: den plötzlichen Herztod, den akuten Myokardinfarkt und die instabile Angina pectoris. Als häufigste gemeinsam Ursache wird eine Thrombusapposition bei Plaqueaufbruch in einem Koronargefäß postuliert.

Trotz verbesserter Diagnostik und Therapie versterben auch im 3. Jahrtausend noch fast 40% der Patienten mit einem akuten Myokardinfarkt, wobei sich mehr als die Hälfte der Todesfälle durch Rhythmusstörungen noch in der 1. Stunde – also in der Regel vor Erreichen des Krankenhauses – ereignet [18]. Überlebende Patienten können durch Herzmuskelnekrose und damit Verlust myokardialer Pumpfunktion eine erhebliche Einbuße an Lebensqualität erleiden.

Auch Patienten mit instabiler Angina pectoris sind je nach Risikogruppe erheblich gefährdet und bedürfen rascher optimaler Behandlung [5].

Zunehmend flächendeckend verfügbare Herzkatheterplätze mit der Möglichkeit der frühen Intervention und medikamentöse Therapiestrategien wie Thrombolyse (bei Infarkt mit ST-Strecken-Hebung) und die Gabe von Glykoprotein-IIb/IIIa-Rezeptor-Antagonisten (bei instabiler Angina pectoris und intramuralem Infarkt) verbessern die myokarderhaltende koronare Perfusion. Zur Zeit wird in Studien (TIMI-14, SPEED, GUSTO IV) die Kombination aus Thrombolyse bzw. Früh-PTCA und Glykoprotein-IIb/IIIa-Rezeptor-Antagonisten geprüft [7, 8, 16]. Dabei scheint sich vor allem für Patienten mit Intervention ein Vorteil durch die Gabe von Glykoprotein-IIb/IIIa-Rezeptor-Antagonisten herauszukristallisieren.

Auch scheint die Kombination von ASS und Clopidogrel beim akuten Koronarsyndrom Komplikationen signifikant häufiger zu verhindern als die alleinige Thrombozytenaggregationshemmung mit ASS (CURE-Studie).

Die irreversible Schädigung der Myozyten nach unterbrochener Koronarperfusion beginnt bereits nach 20 min [1]. Somit setzt eine optimale Therapie eine frühe Diagnose voraus. Eine Thrombolysebehandlung wird in der Regel bis zu 6 h nach Schmerzbeginn durchgeführt, die mechanische Wiedereröffnung eines Koronargefäßes durch Ballondilatation trägt auch bis zu 24 h nach dem Ereignis zur Prognoseverbesserung bei.

Die rasche prähospitale Diagnose des akuten Koronarsyndroms ist wichtig für:

- Risikoeinschätzung,
- Therapiemaßnahmen prähospital einschließlich prähospitaler Lyse,
- Modalität des Transportes (Notarzwagen erforderlich?) und
- Therapieplanung (ggf. Kontaktaufnahme mit einer kardiologischen Klinik).

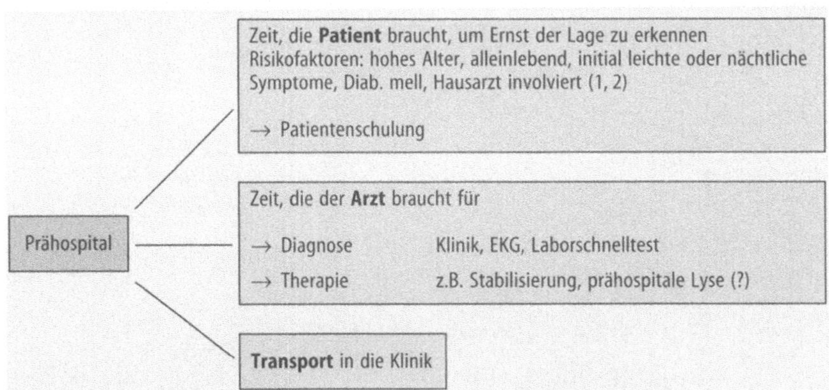

Abb. 3.3-1. Wo wird Zeit verloren?

Abbildung 3.3-1 zeigt, wo in der prähospitalen Phase Zeit verloren wird. In der Regel wird der ambulant hinzugezogene Arzt auf die *klinische Einschätzung* angewiesen sein. Ein *Elektrokardiogramm* im Schmerzanfall sollte immer durchgeführt werden. Es hilft bei pathologischen Veränderungen entscheidend weiter, vorausgesetzt dass es richtig interpretiert wird. Ein normales Elektrokardiogramm, wie es primär auch bei Infarktpatienten und häufig bei instabiler Angina pectoris anzutreffen ist, schließt eine lebensbedrohliche Erkrankung jedoch nicht aus. Darüber hinaus können vorbestehende EKG-Veränderungen eine Interpretation unmöglich machen (z. B. Linksschenkelblock, reines Schrittmacher-EKG, Veränderungen bei Herzwandaneurysma) [15, 25, 26, 27, 31].

Da sich selbst Myokardinfarkte klinisch wenig eindrucksvoll darstellen können und das EKG nicht immer weiterhilft, werden im klinischen Alltag routinemäßig myokardiale Enzyme oder Herzmarker bestimmt, aus deren Anstieg auf eine myokardiale Schädigung geschlossen werden kann.

Eigenschaften der kardialen Marker

Siehe hierzu auch die Abbildungen 3.3-2 und 3.3-3 sowie Tabelle 3.3-1.

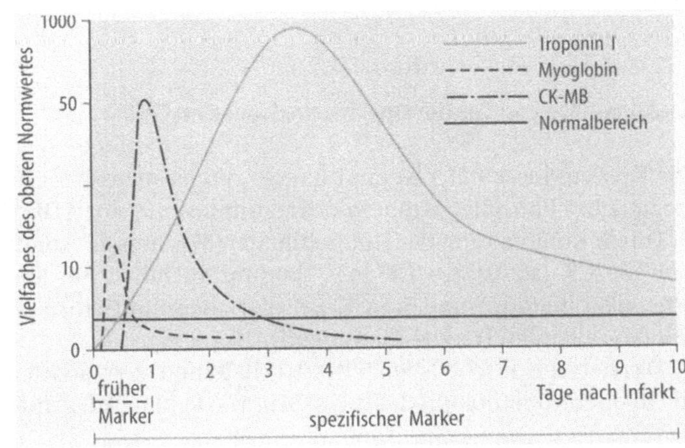

Abb. 3.3-2. Freisetzungskinetik der Marker Troponin T, Myoglobin und CK-MB-Aktivität bei akutem Infarkt. (Nach [32])

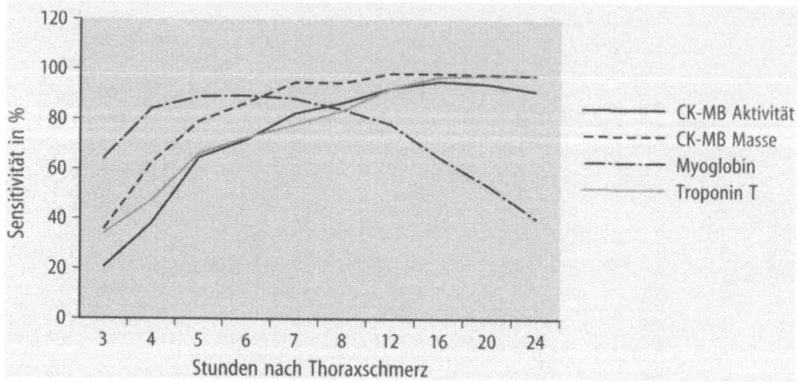

Abb. 3.3-3. Sensitivität der Marker in der Infarktdiagnostik – Untersuchung von 309 Patienten mit Thoraxschmerz in der Notaufnahme. (Nach [33], erstellt nach Daten aus [35])

Tabelle 3.3-1. Charakteristika kardialer Marker. (Mod. nach Hornykewycz et al. [13], Störk u.Möckel [29])

Parameter	Molekulargewicht [kD]	Halbwertszeit [h]	Anstieg [h]	Gipfel [h]	Normalisierung [Tage]	Normal wert a
CK/	86	3	4–10	12–24	4–5/2–3	≤80 U/l
CK-MB-Aktivität						≤10 U/l
CK-MB-Masse			3–4	10–14	2–3	≤ ng/ml
Myoglobin	17	1/4	1–4	4– 8	1	<70 ng/ml
Troponin T ng/ml	37	2–3	3–8	12–72	7–14	<0,1
Troponin I ng/ml	23	2–3	3–8	12–24	7–10	<0,1

[a] Für die genauen Referenzwerte sind die verwendeten Testverfahren und Angaben der Hersteller zu berücksichtigen.

Kreatinkinase und das herzspezifische Isoenzym CK-MB

Die Kreatinkinase (CK) ist ein dimeres zytoplasmatisches Enzym, das die Übertragung der Phosphatgruppe von Kreatinphosphat auf ADP zu ATP katalysiert.

Durch Kombination der Untereinheiten M („muscle") und B („brain") ergeben sich die CK-Isoenzyme CK-MM (kommt vor allem im Skelettmuskel vor und überwiegt beim Gesunden), CK-BB (vor allem im Gehirn anzutreffen) und CK-MB (vor allem im Herz vorkommend).

Das herzspezifische Isoenzym CK-MB kann enzymatisch als CK-MB-Aktivität in U/l oder immunologisch als CK-MB-Masse in ng/ml gemessen werden.

Bei einem Infarkt kommt es in der Regel frühestens nach 4 h zu einem messbaren Anstieg von CK und CK-MB-Aktivität, während die CK-MB-Masse bereits nach 3 h erhöht ist und eine höhere Sensitivität und Spezifität aufweist [23].

Bei instabiler Angina pectoris ist die Kreatinkinase per definitionem nicht erhöht. Für die CK-MB-Masse sind jedoch auch bei einem Teil der Patienten mit instabiler Angina pectoris erhöhte Werte beschrieben [24].

Troponin – der spezifische Marker

Der Troponinkomplex als Teil des kontraktilen Apparates der Muskelzelle enthält 3 verschiedene Proteine mit unterschiedlichen Funktionen (Troponin C: Bindung von Kalziumionen; Troponin T: Bindung an Tropomyosin; Troponin I: inhibitorische Untereinheit zur Steuerung der Kalziumsensitivität von Troponin C und des Actin-Myosin-Komplexes).

Mit monokolonalen Antikörpern können die in der kardialen Diagnostik relevanten Troponine T und I von den Isoformen des Skelettmuskels, die sich durch ihre Aminosäuresequenz unterscheiden, abgegrenzt werden. Sie sind somit herzmuskelspezifisch [10].

Die kardialen Troponine weisen eine besondere Kinetik auf, die sich aus ihrer Kompartimentierung erklärt. 6% des Troponins liegt in einer zytosolischen Fraktion vor und 94% strukturgebunden [22]. Der zytosolische Anteil wird bereits bei geringer Myokardschädigung („minor myocardial damage“) durch Störung der Integrität der Zellwand freigesetzt [29]. Dieses Phänomen findet sich bei ca. 30% der Patienten mit instabiler Angina pectoris und lässt auf eine erhöhte Gefährdung mit einem 3- bis 4fach erhöhten Infarkt- bzw. Mortalitätsrisiko nach bis zu 6 Monaten schließen [9, 11, 12, 21].

Darüber hinaus scheinen die troponinpositiven Patienten mit instabiler Angina pectoris besonders von einer mehrwöchigen Therapie mit niedermolekularen Heparinen [17] bzw. dem Glykoprotein-IIb/IIIa-Rezeptor-Antagonisten Abciximab zu profitieren [12].

Bei ausgedehnter Myokardschädigung, z. B. bei einem akuten Myokardinfarkt, tritt strukturgebundenes Troponin ab dem 2. Tag in das Blut über und ist sehr viel länger als die anderen Marker, nämlich bis zu 14 Tage, im Blut nachweisbar. Seine Höhe spiegelt das Ausmaß der myokardialen Nekrose wieder.

Vergleichbar mit der Kreatinkinase finden sich erhöhte Troponinwerte erst ca. 3 h nach dem ischämisch bedingten Thoraxschmerz. Nach 4 h finden sich bei 90% der Infarktpatienten erhöhte Werte.

Entscheidende Vorteile gegenüber der Kreatinkinase/CK-MB-Aktivität sind die hohe Herzspezifität der Troponine und die größere Empfindlichkeit gegenüber kleineren Herzmuskelschädigungen.

Als mögliche Ursachen erhöhter Troponinwerte sind neben der ischämischen Herzkrankheit auch Herzinsuffizienz, Perimyokarditis, Lungenembolie, traumatische Herzverletzung und höhergradige Niereninsuffizienz beschrieben worden [10, 11, 14, 22].

Myoglobin – der frühe Marker

Myoglobin ist ein zytosolisches Protein, das sich nur in quergestreifter Muskulatur findet. Obwohl herzmuskelspezifische Isoformen beschrieben sind, kann mit den heute verfügbaren Tests nicht zwischen Herzmuskel- und Skelettmuskelmyoglobin unterschieden werden [19]. Die fehlende Spezifität dieses Markers erklärt positive Ergebnisse auch bei Skelettmuskelschäden. Bei Bewertung erhöhter Myoglobinwerte ist die Anamnese daher besonders wichtig.

Charakteristisch für Myoglobin ist die rasche Freitsetzung nach Muskelschädigung.

So ist bei einem Myokardinfarkt innerhalb von 2–4 h mit erhöhten Myoglobinwerten zu rechnen [3, 4, 6, 29]. Durchgehend normale Myoglobinkonzentrationen bis 6–10 h nach Thoraxschmerz machen einen Myokardinfarkt unwahrscheinlich.

Aufgrund der schnellen renalen Elimination des Myoglobins normalisiert sich dieser Marker innerhalb weniger Stunden und kann beim Re-Infarkt, der innerhalb weniger Tage auftritt, erneut als Marker verwendet werden [23].

Bei ca 25–39% der Patienten mit instabiler Angina pectoris wurden früh erhöhte Myoglobinwerte gefunden [34, 36].

Bewertung der kardialen Marker

Der *ideale kardiale Marker* sollte herzspezifisch und sensitiv sein, zur Risikostratifizierung beitragen, rasch freigesetzt werden und obendrein kostengünstig sein. In der Prähospitalphase sind darüber hinaus einfache Anwendung und Interpretierbarkeit sowie ein schnelles Ergebnis zu fordern.

Keiner der heute verfügbaren Marker kann allen diesen Anforderungen gerecht werden, sodass entweder feste Kombinationen von Markern oder in Abhängigkeit von der Schmerzdauer Marker gezielt bestimmt werden.

Die Kenntnis der Markerkinetik (s. Abb. 3.3-2) ist entscheidend für die Auswahl des Tests und Interpretation der Werte. So macht eine Troponin- oder CK-MB-Bestimmung frühestens 3 h (besser 4–6 h) nach Schmerzbeginn Sinn. Positive Myoglobinwerte sind bereits innerhalb von 2 h möglich, zu berücksichtigen ist jedoch die fehlende Spezifität des Markers.

Grundsätzlich schließen auch negative Ergebnisse der Marker einen Infarkt oder eine instabile Angina pectoris nicht aus, weil kein Marker eine Sensitivität von 100% erreicht. Dies ist insbesondere bei einmaliger Bestimmung zu berücksichtigen.

Zusammenfassend kann man sagen, dass positive Markerergebnisse die Dringlichkeit der Klinikeinweisung unterstreichen, negative Ergebnisse aber keineswegs Anlass zur „Entwarnung“ sind. Zu erinnern ist auch an differentialdiagnostisch relevante Erkrankungen wie Lungenembolie oder Aortendissektion, die nicht zu einer Erhöhung der Marker führen müssen.

Teststreifen zur Bestimmung kardialer Marker

In den letzten Jahren sind einfach zu handhabende *Teststreifen* zur qualitativen und quantitativen Bestimmung kardialer Marker auf den Markt gekommen.

Für eine Orientierung außerhalb der Klinik erscheinen die Teststreifen, die innerhalb von 8–12 min qualitative Ergebnisse erbringen, ausreichend. Sie sind einfach zu handhaben und zu transportieren. Es ist jedoch darauf zu achten, dass einige Teststreifen im Kühlschrank gelagert werden müssen. Auch erfordert das Ablesen der Teststreifen etwas Übung. So sind insbesondere schwach positive Ergebnisse nicht immer leicht zu erkennen.

Verfügbar sind Teststreifen zur Bestimmung von Troponin T oder Troponin I, Myoglobin oder Myoglobin in Verbindung mit CK-MB-Masse. Der Preis für einen Test liegt bei etwa 15 DM.

Das Messprinzip der Teststreifen beruht auf Antigen-Antikörper-Reaktionen, wobei Troponin T/I bzw. Myoglobin das Antigen darstellen.

Der Teststreifen enthält je 2 Antikörper (gold- oder biotinmarkiert), die für kardiales Troponin T/I bzw. Myoglobin spezifisch sind und mit Troponin bzw. Myoglobin in einer Blutprobe einen Sandwichkomplex bilden.

Der biotinmarkierte Antikörper bindet in der Nachweiszone das Antigen an linienförmig aufgebrachtes immobilisiertes Streptavidin. Der goldmarkierte Antikörper macht die Reaktion als rötlichen Strich im Ablesefenster sichtbar. Überschüssige goldmarkierte Antikörper werden an der Kontrolllinie direkt an immobilisiertes Troponin bzw. Myoglobin gebunden [9].

Für die CK-MB-Masse gilt das gleiche Testprinzip.

Gemäß Untersuchungen zur *prähospitalen Anwendung von Teststreifen* profitiert nur ein kleiner Anteil von Patienten von der Anwendung. Dies gilt insbesondere, wenn die Transportzeiten in das Krankenhaus kurz sind. So liegt in 2 Untersuchungen für den akuten Myokardinfarkt die Sensitivität der einmaligen prähospitalen Troponinbestimmung bei etwa 17% [20, 28].

Selbstverständlich muss auch bei der Interpretation der Teststreifen die Schmerzdauer berücksichtigt werden. Ist sie geringer als 6 h, zeigte sich in einer Untersuchung an Infarktpatienten eine bessere Sensitivität der CK-MB- bzw. Myoglobinteststreifen gegenüber Troponin (72% Sensitivität versus 33%, $p<0{,}05$). Bestanden die Symptome bei Eintreffen länger als 12 h, erwies sich das Toponin als sensitiver [30].

Grundsätzlich sollte die Entscheidung, ob ein Patient stationär behandelt werden muss, nicht vom Ergebnis eines Teststreifens abhängig gemacht werden. Stellt doch die einmalige Blutuntersuchung immer nur eine Momentaufnahme dar.

Fazit

Enzym-/Markerbestimmungen (auch mit Teststreifen, die nur qualitative oder semiquantitative Ergebnisse liefern) bei akutem Koronarsyndrom stellen einen Baustein in der Diagnostik dar. Am wichtigsten bleibt jedoch insbesondere im prähospitalen Bereich die klinische Einschätzung, da negative Testergebnisse eine schwere Erkrankung nicht ausschließen. Myoglobin als unspezifischer Marker ist früh (innerhalb von zwei Stunden nach Schmerzereignis) bei mehr als 90 % der Patienten mit Myokardinfarkt (und bis zu 39 % der Patienten mit instabiler Angina pectoris) positiv. Troponin zeichnet sich durch seine Herzspezifität aus und ist hilfreich bei der Risikostratifizierung von Patienten mit akutem Koronarsyndrom.

Literatur

1. Antman EM und Braunwald E (1997) Acute myocardial infarction, in heart disease. In: Braunwald E (ed) A textbook of cardiovascuar medicine, 5th edn. Saunders, Philadelphia London Toronto Montreal Sydney Tokyo, pp 1184–1288
2. Arntz HR, Tebbe U, Schuster HP, Sauer G, Meyer J (2000) Leitlinien zur Diagnostik und Therapie des akuten Herzinfarktes in der Prähospitalphase. Mitteilungen der Deutschen Gesellschaft für Kardiologie - Herz und Kreislaufforschung. Z Kardiol 89:364–372
3. Bakker AJ, Koelemay MJW, Gorgels JPMC, van Vlies B, Smits R, Tijssen JGP, Haagen FDM (1994) Troponin T and myoglobin at admission: value of early diagnosis of acute myocardial infarction. Eur Heart J 15:45–53
4. Bhayana V, Cohoe S, Pellar TH, Jablonsky G, Henderson AR (1994) Combination (multiple) testing for myocardial infarction using myoglobin, creatine kinase-2 (mass) and troponin T. Clin Biochem 27:395–406
5. Braunwald E, Jones RH, Mark DB et al. (1994) Diagnosing and managing unstable angina. Circulation 90/1:613–622
6. Brogan GX Jr (2000) Managing chest pain in the emergency room. Eur Heart J 2 [Suppl C]:C15-C21
7. Califf RM (1999) Glycoprotein Iib/IIIa blockade and thrombolytics: early lessons from the SPEED and GUSTO IV trials. Am Heart J 138:12–15
8. Cannon CP (2000) Bridging the gab with new strategies in acute ST elevation myocardial infarction: bolus thrombolysis, glycoprotein IIb/IIIa inhibitors, combination therapy, percutaneous coronary intervention, and „facilitated" PCI. J Thromb Thrombolysis 9/3:235–241
9. Frey N, Müller-Bardorff M, Katus HA (1998) Wertigkeit von Laborparametern bei der Risikostratifizierung von Patienten mit koronarer Herzkrankheit und chronischer Myokardischämie. Z Kardiol 87 [Suppl 2]:100–105
10. Hamm CW (1996) Die Troponine – neue Marker zum Nachweis einer Myokardzellschädigung. Fortschr Med 32:47–50
11. Hamm CW, Goldmann BU, Heeschen C et al. (1997) Emergency room triage of patients with acute chest pain by means of rapid testing for cardiac troponin T or troponin I. N Engl J Med 337:1648–1653
12. Hamm CW, Heeschen C, Goldmann B et al. (1999) For the c7E3 FAB antiplatelet therapy in unstable refactory angina (CAPTURE) study investigators. Benefit of Abciximab in patients with refractory unstable angina in relation to serum troponin T levels. N Engl J Med 340:1623–1629
13. Hornykewycz S, Gabriel H, Hber K (1994) Biochemical markers of myocardial necrosis in acute myocardial infarction and thrombolysis. Ann Hematol 69 [Suppl II]:59–63
14. Lauer B, Niederau C, Kühl U, Schannwell M, Pauschinger M, Struer BE, Schultheiss HP (1998) Kardiales Troponin T zur Diagnostik und Verlaufsbeurteilung bei klinischem Verdacht auf Myokarditis. Dtsch Med Wochenschr 123:409–417
15. Lee TH, Rouan GW, Weisberg MC, Brand DA, Cook EF, Acampora D, Goldman L (1987) Sensitivity of routine clinical criteria for diagnosing myocardial infarction within 24 hours of hospitalization. Ann Intern Med 106:181–186
16. Lincoff AM (2000) GUSTO IV: Expanding therapeutic options in acute coronary syndromes. Am Heart J 140/6:103–114

17. Lindahl B, Venge P, Wallentin L (1997) for the fragmin in unstable coronary artery disease (FRISC) study group Troponin T identifies patients with unstable coronary artery disease who benefit from long-term antithrombotic protection. J Am Coll Cardiol 29:43–48
18. Löwel H, Trentinaglia I, Heier M, Hörmann A (2000) Der prähospitale Herzstillstand aus epidemiologischer Sicht - eine Herausforderung an die Notfallmedizin. Ergebnisse aus dem bevölkerungsbasierten Augsburger Herzinfarktregister. Springer, Berlin Heidelberg new York Tokio
19. Mair J, Puschendorf B (1994) Neue Laborparameter zur Diagnose und Überwachung akuter Myokardschäden. Dtsch Ges Klein Chem Mitteilungen 25:1–16
20. Newman J, Aulick N, Cheng T et al. (1999) Prehospital identification of acute coronary ischemia using a troponin T rapid assay. Prehosp Emerg Care 3/2:97–101
21. Ohman EM, Armstrong PW, Christenson RH et al. for the GUSTO-IIa Investigators. Cardiac Troponin T levels for risk stratification in acute myocardial ischemia. N Engl J Med 335:1333–1341
22. Prellwitz DW (1994) Die klinische Bedeutung der Konzentrationsbestimmung der Troponine. Dtsch Med Wochenschr 119:1013–1015
23. Puschendorf B, Mair J (1998) Kardiale Diagnostik. In: Thomas L (Hrsg) Labor und Diagnose, 5. Aufl. 1998, S 103 122
24. Ravkilde J, Nissen H, Hørder M, Thygesen K (1995) Independent Prognostik value of serum creatine kinase isoenzyme MB mass, cardiac troponin T and myosin light chain levels in suspected acute myocardial infarction. Analysis of 28 months of follow-up in 196 patients. J Am Coll Cardiol 25:574–581
25. Roberts R, Fromm RE (1998) Management of acute coronary syndromes based on risk stratification by biochemical markers An idea whose time has come. Circulation 98:1831–1833
26. Rouan GW, Lee TH, Cook EF et al. (1998) Clinical characteristics and outcome of acute myocardial infarction in patients with initially normal or nonspecific electrocardiograms (a report from the multicenter chest pain study). Am J Cardiol 64:1087–1092
27. Rozenman Y, Gotsman MS (1994) The earliest diagnosis of acute myocardial infarction. Ann Rev Med 45:31–44
28. Schuchert A, Hamm C, Scholz J, Klimmeck S, Goldmann B, Meinertz T (1999) Prehospital testing for troponin T in patients with suspectet acute myocardial infarction. Am Heart J 138:45–48
29. Störk T, Möckel M für die NOWIS Studiengruppe (1998) Diagnostik und Risikostratifikation bei akuten Koronarsyndromen. Intensivmedizin 35:42–49
30. Sylven C, Lindahl S, Hellkvist K, Nyquist O, Rasmanis G (1998) Excellent reliability of nurse-based bedside diagnosis of acute myocardial infarction by rapid dry-strip creatine kinase MB, myoglobin, and troponin T. Am Heart J 135/4:677–683
31. Tebbe U, Sauer G, Kreuzner H et al. (1986) Akut-Koronarangiographie bei therapierefraktärer Angina pectoris. Dtsch Med Wochenschr 14:539–543
32. Walter S, Carlsson J, Tebbe U (1999) Troponin und Myoglobin - Stellenwert in der Diagnostik akuter koronarer Syndrome Notfall Rettungsmed 2:236–266
33. Walter S, Carlsson J, Sorges E, Tebbe (1999) Enzymatische Marker der Reperfusion bei akutem Myokardinfarkt mit Daten aus der I. S. A. M-Studie. Herz 24:353–62
34. Walter S, Carlsson J, Cuneo A, Tebbe U (2001) Leitsymtom Thoraxschmerz in der Notfaufnahme. Nutzen kardialer Marker bei der Risikostratifizierung Dtsch. Med. Wschr. 126:771–778
35. De Winter RJ, Koster RW, Sturk A, Sanders GT (1995) Value of Myoglobin, Troponin T, CK-Mbmass in ruling out an acute myocardial infarction in the emergency room. Circulation 93:3401–3407
36. Zimmerman J, Fromm R, Meyer D et al. (1999) Diagnostic marker cooperative study for the diagnosis of myocardial infarction. Circulation 99:1671–1677

3.4 Differentialdiagnose des Thoraxschmerzes

ECKHARD SORGES · ULRICH TEBBE

Der akute Thoraxschmerz zählt mit zu den am häufigsten auftretenden Ursachen für einen Notfalleinsatz. Hinter dem Begriff akuter Thoraxschmerz verbergen sich die unterschiedlichsten Erkrankungen wie z. B. der akute Myokardinfarkt, mit einer Mortalität in der 1. Stunde nach Schmerzbeginn von ca. 20–30%, eine instabile oder stabile Angina-pectoris-Symptomatik, aber auch z. B. ein psychogenes Beschwerdebild oder ein degeneratives Wirbelsäulensyndrom. Des Weiteren bestehen häufig neben den thorakalen Beschwerden weitere Symptomenkomplexe wie z. B. die der akuten Dyspnoe, der Synkope oder des Schocks, die eine sofortige Erkennung und Differenzierung des Krankheitsbildes insbesondere hinsichtlich eines kardialen oder extrakardialen Geschehens erschweren können.

Somit stellt die notfallmedizinische Betreuung von Patienten mit thorakalen Schmerzen eine große Herausvorderung für den erstbehandelnden Arzt dar, überschreiten doch die möglichen Differentialdiagnosen der Symptome das rein kardiologisch-intensivmedizinische Wissen deutlich und gehen in andere Fachbereich wie z. B. die der Gastroenterologie, Chirurgie oder Psychiatrie/Neurologie fließend über, sodass der hinzugezogene erstbehandelnde Arzt über eine breit gefächerte internistisch/allgemeinmedizinische und intensivmedizinische Ausbildung verfügen sollte. Des Weiteren ist die schnelle Erkennung der Akuterkrankung und ihre Objektivierung mittels diagnostischer Hilfsmittel in vielen Fällen bestimmend für die weitere Prognose des Patienten.

Die wesentliche Aufgabe des erstbehandelnden Arztes besteht somit in:

- der sofortigen diagnostischen Abgrenzung der verschiedenen Ursachen des thorakalen Schmerzes,
- der prähospitalen Einleitung der sofort notwendigen symptomatischen und ggf. spezifischen Therapie,
- der prähospitalen Bahnung der weitergehenden möglichen stationären Diagnostik und Therapie durch Auswahl eines spezialisierten Krankenhauses,
- dem sicheren und schnellen Transport des Patienten in die weiterbehandelnde Klinik.

Akuter Thoraxschmerz

Bei einem anamnestischen Hinweis auf einen akuten Thoraxschmerz muss aufgrund der nur geringen myokardialen Ischämietoleranz eine schnellstmögliche, insbesondere kardiale Diagnostik erfolgen. Liegt z. B. ein akuter transmuraler Myokardinfarkt vor – Ursache in über 90% der Fälle ist eine Plaqueruptur mit kompletter, okkluriedender Koronarthrombose – wird das von der entsprechenden Koronararterie versorgte Myokardareal in Abhängigkeit vom ggf. vorhandenen Kollateralkreislauf innerhalb weniger Stunden von subendokardial bis subepikardial hin nekrotisch [1, 2]. Erste irreversibel Nekrosen setzten schon nach nur 30 min in den subendokardialen Schichten ein. Die sofortige Erkennung und Einleitung einer spezifischen Therapie, z. B. bei einem akuten Myokardinfarkt, hat somit weitreichende Konsequenzen für den weiteren präklinischen wie klinischen Verlauf der Akuterkrankung als auch für die Langzeitprognose des Patienten.

Übersicht 3.4-1.

Differentialdiagnose des akuten Thoraxschmerzes
Angina pectoris – akutes Koronarsyndrom – akuter Myokardinfarkt
Perimyokarditis
Akute Aortendissektion
Funktionelle Herzbeschwerden – psychovegetative Dystonie
Palpitationen bei Herzrhythmusstörungen
Lungenembolie
Pneumothorax
Pleuritis/Pleuropneumonie
Interkostalneuralgie
Refluxoesophagitis, akute Gastritis, Ulkus ventrikuli/duodeni,
Akute Cholezystitis, Pankreatitis, Nierenkolik
Vertebragener Schmerz
Thoraxtrauma

In Übersicht 3.4-1 ist eine Auswahl an möglichen Differentialdiagnosen des akuten Thoraxschmerzes aufgeführt. Eine objektive Differenzierung lässt sich in vielen Fällen präklinisch jedoch nicht sicher durchführen!

Mit einer präzisen Anamnese als auch einer gezielten körperlichen Untersuchung kann meist schon eine Verdachtsdiagnose gestellt werden, sodass weitergehende differentialdiagnostische Schritte zur Objektivierung in der Klinik gebahnt werden können und somit eine Zeitverzögerung unterbleibt [3]. Die zusätzlich durchzuführende Apparatediagnostik, insbesondere die Durchführung einer 12-Kanal-EKG-Registrierung oder einer Labordiagnostik (Tabelle 3.4-1), sichert ggf. auch schon präklinisch z. B. die Diagnose eines akuten transmuralen Myokardinfarktes oder eines möglichen akuten Koronarsyndroms.

Ergänzend sei darauf hingewiesen, dass der akute Thoraxschmerz nicht als einziges Leitsymptom für den akuten Myokardinfarkt oder für das akute Koronasyndrom angesehen werden darf. Vielmehr sollte man bei Nachweis einer akuten Dyspnoe, einer unklaren Synkope oder eines unklaren Schockzustandes immer auch an die Folgen einer akuten kardiovaskulären Erkrankung denken und dies insbe-

Tabelle 3.4-1. Differentialdiagnose des Thoraxschmerz

	Diagnostische Nachweis- und/oder Ausschlussmöglichkeit
Präklinisch	Anamnese und körperliche Untersuchung Elektrokardiographie (12-Kanal-EKG) Labordiagnostik (bettseitiger Troponin-Test) Monitoring (EKG, Blutdruck, Pulsoxymetrie)
Klinisch	Weitere Laboruntersuchungen Elektrokardiographie im Verlauf Farbdopplerecho- und transösophageale Echokardiographie Radiologische Diagnostik (CT, MRT, Lungenszintigraphie) Rechtsherzkatheter und Pulmonalisangiographie Linksherzkatheter und Aortographie Abdomensonographie Gastroskopie

sondere bei Patienten mit erhöhtem kardiovaskulärem Risikoprofil weiter abklären.

Die Erstversorgung eines Patienten mit akutem Thoraxschmerz mit Sichtung des Patienten, Durchführung von evtl. nötigen lebensrettenden Sofortmaßnahmen und Erstellung einer orientierenden körperlichen Basisuntersuchung zielt immer auf den Erhalt der Vitalfunktionen ab.

Erst nach Stabilisierung des Patienten erfolgt dann die problemorientierte, weitergehende präklinisch einzuleitende und klinisch weiterzuführende Stufendiagnostik zur Sicherung der Diagnose. In Abb. 3.4-1 wird das präklinische Vorgehen in Zusammenhang mit den weiteren klinischen diagnostischen und therapeutischen Maßnahmen in einem Algorithmus zusammenfgefasst, wobei zu erkennen ist, dass die akut erhobenen Befunde bahnend sind für das weitere Vorgehen.

Für den erstversorgenden Arzt ist die Kentniss der weiterführenden diagnostischen und therapeutischen Möglichkeiten in der Klinik für seine Entscheidung von besonderer Bedeutung (s. Tabelle 3.4-1). Besteht z. B. bei Nachweis eines akuten transmuralen Myokardinfarktes im 12-Kanal-EKG eine Kontraindikation für eine Thrombolysetherapie, so ist umgehend die Frage der Indikation zur Akut-Koronarangiographie in PTCA-Bereitschaft abzuklären und ggf. dann die entsprechend ausgestattete Zielklinik zwecks Sicherstellung der Aufnahme und sofortiger Versorgung zu informieren.

In der präklinischen Versorgung von Patienten mit akutem Thoraxschmerz kommt nach wie vor der Anamnese, dem körperlichen Untersuchungsbefund und dem Elektrokardiogramm die größte Bedeutung zu. Die Enzymdiagnostik kann präklinisch in den ersten 3–5 h nur bedingt, dann aber im weiteren zeitlichen Verlauf der Erkrankung zur Differenzierung des thorakalen Schmerzes eingesetzt werden.

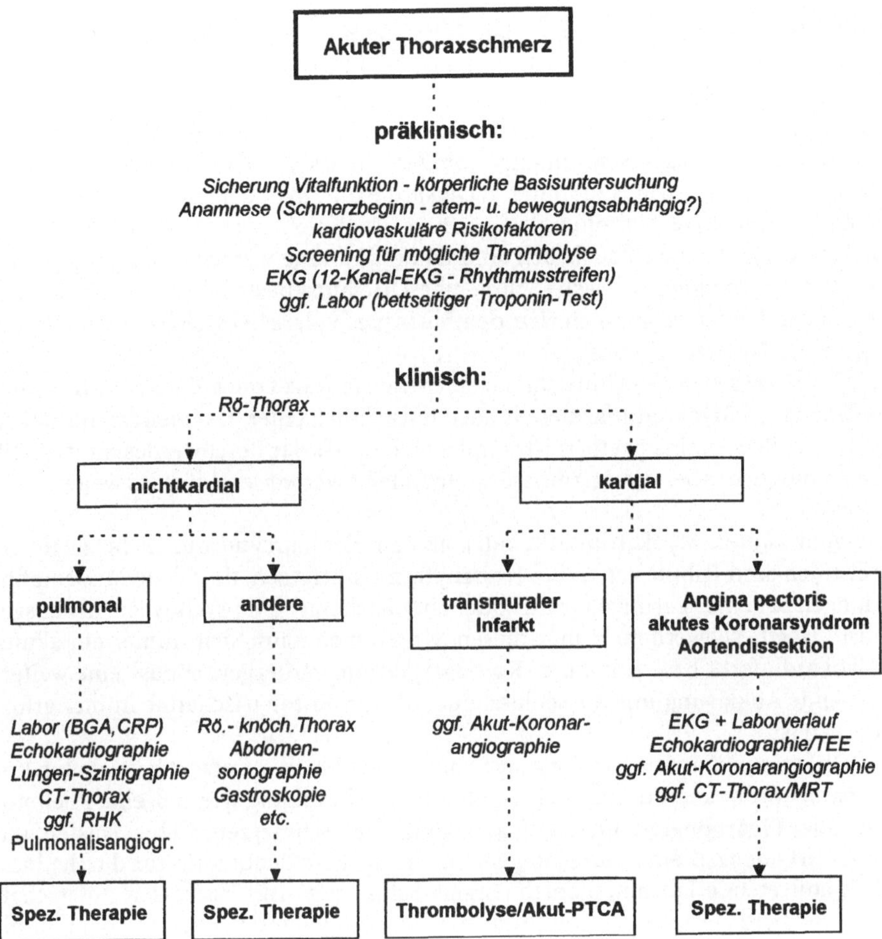

Abb. 3.4-1. Algorithmus „Akuter Thoraxschmerz": Zusammenhang zwischen präklinischem diagnostischem Vorgehen und klinischen diagnostischen und therapeutischen Maßnahmen. (Mod. nach Sorges et al. [4])

Anamnese und körperliche Untersuchung

Die präklinische Diagnose des akuten Myokardinfarktes oder des akuten Koronarsyndroms beruht oftmals ausschließlich auf der klinischen Symptomatik, da bei ca. 30–40% der Fälle im Erst-EKG Veränderungen fehlen. Die Ausprägung hinsichtlich Art, Intensität und Abhängigkeit von Symptomen deutet auf einen akuten Myokardinfarkt ebenso wie auf eine instabile Angina pectoris hin, kann jedoch in gleicher Weise auch bei einer stabilen Angina pectoris auftreten.

Die klassischen Symtome des akuten Myokardinfarktes sind der akute, meist nitrorefräktäre über 20–30 min anhaltende retrosternale Schmerz (70%), weniger häufig der rein linksthorakale (40%) oder epigastrische (20–30%) Schmerz jeweils mit oder ohne Ausstrahlung in den linken Arm (30%), die linke Schulter (20%) oder in den Rücken, Hals oder Unterkiefer (je 10%). Ca. 50% aller Patienten erleiden Luftnot infolge einer Linksherzinsuffizienz. 30% der Patienten haben gastrointestinale Symptome wie Übelkeit und Erbrechen. Bei ausgeprägter linksventrikulärer Funktionseinschränkung (großer Infarkt, Re-Infarkt etc.) können Schocksymptome wie Hypotonie, Tachykardie und Blässe hinzukommen. Unspezifische vegetative Symptome wie innere Unruhe, Angstzustände, allgemeine Schwäche und Schweißausbruch sind häufig [5]. Eine weniger ausgeprägte oder gar nicht vorhandene typische Schmerzbeschreibung besteht bei meist älteren Patienten mit einer autonomen Neuropathie insbesondere bei gleichzeitigem Vorliegen eines Diabetes mellitus.

Eine Differenzierung hinsichtlich eines transmuralen oder eines nichttransmuralen akuten Myokardinfarktes als auch hinsichtlich einer bestehenden instabilen oder stabilen Angina pectoris ist somit allein mittels der Beschwerdesymptomatik nicht möglich. Aber die Anamnese ist und bleibt wegweisend für das weitere Vorgehen.

Vom akuten Myokardinfarkt oder akuten Koronarsyndrom nicht zu unterscheiden sind Palpitationen bei Herzrhythmusstörungen, thorakale Missempfindungen bei einer Perimyokarditis oder aber auch nur rein psychovegetativ ausgelöste Herzbeschwerden. Hinter diesen Symptomen kann sich immer ein akuter Myokardinfarkt bzw. ein akutes Koronarsyndrom verbergen, sodass eine weitergehende Abklärung mit Ausschluss einer akuten Koronarischämie immer erforderlich ist.

Differentialdiagnostisch lässt sich vom akuten Myokardinfarkt bzw. akuten Koronarsyndrom anamnestisch eine pulmonale Erkrankung wie z. B. eine Pneumonie oder Pleuropneumonie durch atemabhängige Schmerzen, Fieber, Husten und Auswurf oder z. B. eine akute Lungenembolie oder ein Pneumothorax durch plötzlich auftretende Luftnot, atemabhängige Schmerzen und Herzrasen unterscheiden. Bei bettlägerigen oder multimorbiden Patienten und bei Patienten mit klinischem Verdacht auf Vorliegen einer Phlebothrombose liegt die Verdachtsdiagnose Lungenembolie nahe.

Eine Erkrankung des Bewegungsapparates wie z. B. ein vertebragener Schmerz oder eine Rippenfraktur kann durch bewegungsabhängige Schmerzen, die teilweise radikulär ausstrahlen, sowie durch eine Klopf- und Druckschmerzhaftigkeit im Thorax- und Wirbelsäulenbereich unterschieden werden. Häufig besteht anamnestisch bei diesen Patienten schon eine längere Vorgeschichte, was einerseits für eine Erkrankung des Bewegungsapparates spricht, aber andererseits die Differenzierung hinsichtlich einer möglichen akuten kardiovaskulären Erkrankung nicht einfacher macht.

Schwieriger ist die Unterscheidung von einer gastrointestinalen Erkrankung, da insbesondere der Hinterwandinfarkt mit seiner Schmerzausstrahlung in den Ober- und Mittelbauch sowie ggf. auch in die Rückengegend und den Unterkiefer häufig ähnliche Beschwerden auslösen kann wie z. B. bei einer Refluxösophagitis, einer Gastritis, einem Ulcus ventriculi oder duodeni, einer Cholezystitis, einer atypisch verlaufenden Appendizitis oder ggf. sogar einer Pankreatitis, einer Nierenkolik oder einer alleinigen Zahnschmerzsymptomatik. Hierbei helfen auch nicht die häufig beim akuten Myokardinfarkt anzutreffenden und als vegetativ anzusehenden Symptome Übelkeit und Erbrechen.

Nur durch die klinisch weiterzuführende Diagnostik mittels z. B. der Abdomensonographie, der Gastroskopie und einer weitergehenden Labordiagnostik (Entzündungszeichen, Cholestaseparameter, Lipase, Urinstatus, etc.) kann die Differentialdiagnose sicher erfolgen und die Erkrankung erkannt werden.

Ein starker, stechender mehr im BWS-Bereich als thorakal aufgetretener Schmerz mit nachfolgend fast schmerzfreiem Intervall oder einer wieder erneut auftretenden Schmerzsymptomatik („Zweizeitigkeit") bei einem Patienten mit bekanntem langjährigem arteriellem Hypertonus deutet z. B. auf eine akute thorakale Aortendissektion hin [3].

Neben der anamnestisch zu erhebenden meist schon wegweisenden Verdachtsdiagnose zeigt die körperliche Untersuchung bei Patienten mit einem akuten Thoraxschmerz in vielen Fällen einen völligen Normalbefund.

Bei Vorliegen eines akuten Myokardinfarktes bzw. eines akuten Koronarsyndroms kann es in Abhängigkeit vom Ausmaß der akuten Myokardischämie oder einer schon vorbestehenden Einschränkung der linksventrikulären Funktion zu einer akuten Linksherzinsuffizienz mit entsprechenden klinischen Symptomen und Auskultationsphänomenen über der Lunge kommen. Nur selten kommt es in der Akut- oder Prähospitalphase eines frischen Myokardinfarktes zu typischen Auskultationsphänomen über dem Herzen wie z. B. dem bandförmigen Holosystolikum bei einem akuten Papillarmuskelabriss nach Hinterwandinfarkt mit Entwicklung einer akuten Mitralklappeninsuffizienz oder wie z. B. bei einem Ventrikelseptumdefekt mit typischem lautem systolischem Pressstrahlgeräusch. Diese seltenen Auskultationsphänome treten erst im weiteren Verlauf des Myokardinfarktes auf, meist nach ca. 3–5 Tagen.

Die körperliche Untersuchung dient vor allem der Abgrenzung des akuten Myokardinfarktes bzw. des akuten Koronarsyndroms gegenüber anderen relevanten Ursachen des akuten, nichttraumatischen Thoraxschmerzes (s. Übersicht 3.4-1). Zum Beispiel muss bei Nachweis eines systolischen oder systolisch-diastolischen „schabenden" Reibegeräusches sternalnah am ehesten an eine Perimyokarditis gedacht werden. Atemabhängiges, pleurales Reiben spricht für eine Pleuritis bzw. Pleuropneumonie. Ein aufgehobenes Atemgeräusch und eine Tachypnoe deuten auf einen Komplettkollaps der Lunge im Sinne eines Pneumothorax, ggf. sogar auf die Entwicklung eines Spannungspneumothorax hin. Der Nachweis eines Muskelhartspanns oder einer Kyphoskoliose spricht für Beschwerden vom Bewegungsapparat, ein epigastrischer Druckschmerz eher für eine Gastritis, ein Druckschmerz im rechten Oberbauch mit Ausstrahlung in die rechte Schluter eher für eine akute Cholezystitis etc.

Schwierig ist die Differenzierung bei vegetativ überlagerten Patienten mit einem akuten Thoraxschmerz. Neben unspezifischen Symptomen wie Schweißausbruch, Hyperventilation und Tachykardie finden sich objektiv bei der körperlichen Untersuchung meist keine eindeutigen Befunde, sodass eine weitere Abklärung nach Beruhigung des Patienten durch persönliche Zusprache oder Gabe von Sedativa erforderlich ist. Selbst bei Nachweis der typischen Symptomatik einer Hyperventilationstetanie mit Kribbelparästhesien perioral und in den Fingern und Ausbildung einer Pfötchenstellung sollte bei primär aufgetretendem Thoraxschmerz immer ein akuter Myokardinfarkt bzw. ein akutes Koronarsyndrom bei entsprechendem kardiovaskulärem Risikoprofil nachfolgend ausgeschlossen werden. Gleichzeitig sei darauf hingewiesen, dass durch eine Hyperventilation ein Koronarspasmus ausgelöst werden kann.

Elektrokardiographie

Prinzipiell empfiehlt es sich, bei jedem Patienten mit einem akuten Thoraxschmerz eine kardiale Ursache mittels einer 12-Kanal-EKG-Registrierung (Einthoven-, Goldberger- und Wilson-Ableitung) auszuschließen (s. auch Kap. 3.2). Nicht nur zum Nachweis oder Ausschluss eines akuten Myokardinfarktes oder eines akuten Koronaryndromes, sondern auch zur weitergehenden Abklärung der möglichen Differentialdiagnosen z. B. einer akuten Lungenembolie oder einer Perimyokarditis als auch zur Dokumentation und Beurteilung von bradykarden und tachykarden Herzrhythmusstörungen stellt das 12-Kanal-EKG in der Akutphase die wichtigste technische Untersuchung dar.

Ein EKG-Rhythmusstreifen (meist 1-Kanal-Ableitung) allein reicht weder zur Erkennung eines akuten Myokardinfarktes bzw. eines akuten Koronasyndroms noch zur exakten Interpretation z. B. einer tachykarden Herzrhythmusstörung aus. Ebenso lassen sich die möglichen oben aufgeführten Differentialdiagnosen (s. Übersicht 3.4-1) hiermit nicht ausschließen. Lediglich zur intermittierenden Dokumentation des Grundrhythmus oder einer akut auftretenden, kurz anhaltenden Herzrhythmusstörung eignet sich diese EKG-Dokumentation, die i. Allg. im Rahmen der kontinuierlichen EKG-Monitorisierung des Patienten aufgezeichnet wird.

Bei fast jedem dritten Patienten mit einem akuten Myokardinfarkt ist das Aufnahme-EKG nicht infarkttypisch verändert oder völlig normal. Die Sensitivität steigt auf ca. 80% im weiteren Verlauf [6]. Das heißt, ein normales EKG schließt einen akuten Myokardinfarkt nicht aus! Ursachen hierfür können vorbestehende EKG-Veränderungen wie z. B. ein kompletter Linksschenkelblock, ein durchgehender Schrittmacherrhythmus, persistierende Veränderungen bei einem vorbestehenden Infarkt oder eine ausgeprägte Linksherzhypertrophie sein. Insbesondere der akute Lateralwandinfarkt kann im EKG nicht oder nur schwer erkennbar sein. Nur selten gelingt es im frühen Stadium eines transmuralen Myokardinfarktes, die gelegentlich nachzuweisenden überhöhten T-Wellen („Erstickungs-T") zu dokumentieren. Klassische EKG-Befunde wie in Kap. 3.2 beschrieben sind ST-Strecken-Elevationen von über 0,1 mV in 2 Extremitätenableitungen oder von über 0,2 mV in 2 benachbarten Wilson-Ableitungen. Dennoch kann der rein posteriore, transmurale Myokardinfarkt im 12-Kanal-EKG mit den üblichen Brustwandableitungen oftmals nur durch das indirekte Zeichen der spiegelbildlichen ST-Strecken-Senkung in den präkordialen Ableitungen V_1–V_3 gesehen werden. Durch eine ergänzende Erweiterung der Wilson-Ableitung nach lateral und dorsal (V_7–V_9) kann die ST-Elevation ggf. besser nachgewiesen werden.

Bei elektrokardiographischem Verdacht auf einen Hinterwandinfarkt können im Intervall später in der Klinik zusätzlich die Ableitungen nach Nehb oder aber noch besser die rechtsventrikulären Wilson-Ableitungen (rV_1–rV_6) zur Beurteilung einer möglichen rechtsventrikulären Mitbeteiligung durchgeführt werden. Bei Nachweis einer rechtsventrikulären Beteiligung mit signifikanter ST-Elevation in rV_4 (rechtsventrikuläre Ableitung Wilson V_4) kann am ehesten von einem Befall der proximalen rechten Koronararterie (RCA) ausgegangen werden [7]. Therapeutisch wäre hier bei einem Hinterwandinfarkt mit rechtsventrikulärer Beteiligung eine frühzeitige Wiedereröffnung des Gefäßes von besonders großem klinischem Nutzen, sodass z. B. nach frustraner Thrombolysetherapie eine Akut-PTCA angezeigt sein könnte.

Bei der instabilen Angina pectoris bzw. dem akuten Koronarsyndrom finden sich nur bei ca. einem Drittel der Patienten unspezifische ST-Strecken-Veränderungen bis hin zu präterminalen oder teminalen T-Inversionen. Oftmals sind die Veränderungen nur während oder kurz nach dem Anfall vorhanden oder fehlen völlig. Die EKG-Registrierung während des Anfalles hat aber prognostische und therapeutische Konsequenzen. Einerseits dokumentiert das EKG aus dem akuten Anfall die Lokalisation der Ischämie und kann somit beispielsweise bei einer Mehrgefäßerkrankung die ischämieführende Stenose identifizieren, andererseits ist das Risiko innerhalb der nächsten Monate einen Myokardinfarkt zu erleiden bei Patienten mit ST-Streckensenkung deutlich höher als bei Patienten ohne Endteilveränderungen im akuten Anfalls-EKG [5].

Insgesamt ist das EKG in der prähospitalen Diagnostik somit unverzichtbar und dient nicht nur zur Differentialdiagnose des akuten Thoraxschmerzes, sondern auch zur weitergehenden Planung und Durchführung einer spezifischen weiterführenden kardiologischen Therapie (s. auch Kap. 3.2).

Labor bzw. Serummarker

Durch die Framingham-Studie konnte gezeigt werden, dass ca. 25% aller Myokardinfarkte erst retrospektiv erkannt werden. Des Weiteren ist bekannt, dass bei fast jedem zweiten Patienten mit einem akuten Myokardinfarkt oder einem akuten Koronarsyndrom das Aufnahme-EKG nicht wegweisend ist [8]. Dies bedeutet, dass ein weiteres diagnostisches Instrument, wie z. B. ein Serummarker, zur Erkennung eines Hochrisikopatienten bei Vedacht auf Vorliegen eines akuten Myokardinfarktes bzw. akuten Koronarsyndroms in der präklinischen und klinischen Versorgung unerlässlich ist.

Die bei kardialen Notfällen standardisiert durchgeführten Bestimmungen der Kreatininphosphokinase (CK) sowie deren Isoenzym, der herzmuskelspezifischen CK-MB (infarktspezifisch ist ein CK-Anstieg ab 4–10 h nach Symptombeginn, CK-MB-Anteil >6%), der LDH und der GOT kommen aufgrund des Zeitfensters keine notfallmedizinische oder präklinische Bedeutung zu. Praktisch von Bedeutung für die Akutphase als auch für die weitergehende Differenzierung hinsichtlich eines möglichen akuten Koronarsyndroms bzw. eines akuten Myokardinfarktes kann aber das Troponin T oder I und ggf. noch das Myoglobin sein (s. hierzu Kap. 3.3).

Bei einer instabilen Angina pectoris bzw. einem akuten Koronarsyndrom können Mikronekrosen des Myokards auftreten, die zu einem Anstieg des Troponin, nicht aber der CK bzw. CK-MB führen. Erhöhtes Tropinin wird bei etwa 30–40% der Patienten mit akutem Koronarsyndrom nachgewiesen und findet sich zu über 95% bei Ausbildung eines transmuralen Myokardinfarktes nach 5–8 h. Es konnte gezeigt werden, dass erhöhte Troponinwerte zum Aufnahmezeitpunkt mit einer signifikant höheren 30-Tage-Mortalität einhergehen [9, 10]. Patienten mit dem klinischen Bild einer instabilen Angina pectoris und einem negativen Troponintest bei Aufnahme und bis zu 6 h nach Schmerzbeginn haben dagegen ein deutlich geringeres Risiko innerhalb der nächsten 4 Wochen ein myokardiales Ereignis zu erleiden als Patienten mit einem positiven Troponintest (2% versus 30%) [11, 12].

Somit stellt die Troponinbestimmung eine zusätzliche labormedizinische Ergänzung zur diagnostischen Abklärung eines akuten Myokardinfarktes bzw. eines akuten Koronarsyndroms bei Patienten mit atypischen thorakalen Beschwerden und bei Patienten mit nicht aussagekräftigem EKG dar [13, 14]. Aber aufgrund des Zeitfensters eignet sich der Tropinintest zur prähospitalen Diagnostik eines akuten Myokardinfarktes bzw. eines akuten Kornarsydromes nur bedingt, da die meisten Patienten in einem Zeitrahmen prähospital gesehen werden, in dem die entsprechenden Werte noch nicht angestiegen sind (<3 h). Des Weiteren ist hervorzuheben, dass, trotz bettseitig und schnell durchzuführendem Troponintest (12–15 min), bei eindeutiger Klinik eines akuten Koronarsyndroms oder eines akuten Myokardinfarktes der negative Labortest allein eine Koronarischämie nicht sicher ausschließen kann und die nötige kardiale Weiterbehandlung und Diagnostik durch diesen Test nicht verzögert werden darf, insbesondere dann nicht, wenn die Zeit vom Schmerzbeginn bis zum Labortest weniger als 3–5 h beträgt!

Fazit

Aufgrund der nur geringen Ischämietoleranz des Myokards sowie der hohen Sterblichkeit bei akutem Myokardinfarkt in den ersten Stunden kommt der schnellen Differenzierung eines möglicherweise bestehenden akuten Koronarsyndroms bzw. eines akuten Myokardinfarktes von anderen thorakalen Schmerzen größte Bedeutung zu. Neben der Anamnese und dem klinischen Befund ist insbesondere das 12-Kanal-EKG unentbehrlich für die Differenzierung der Diagnose. Von den Serumparametern in der prähospitalen Akutphase hilft nur bedingt der bettseitig durchzuführende Tropinintest weiter, der zwar hoch spezifisch ist, aber erst 3–5 h nach Okklusion der Koronararterie positiv ausfällt.

Literatur

1. De Wood MA, Spores J, Motske R et al. (1980) Prevalence of total coronary occlusion during the early hours of transmural myocardial infarction. N Engl J Med 303:897–902
2. Scharper W (1990) Der aktuelle Stand der experimentellen Herzinfarktforschung. Z Kardiol 79:811–818
3. Sorges E, Götz J, Carlsson J, Tebbe U (1998) Rationelle Diagnostik bei kardialen Notfällen. Intensiv Notfallbehandl 23:2–12

4. Sorges E, Carlsson J, Miketic S, Kirchner A, Tebbe U (1999) Serie: Die Notfalltherapie bei akutem Myokardinfarkt - Sofortdiagnose und Soforttherapie durch den zuerst eintreffenden Arzt. Intensivmed 36:727–736
5. Hausmann D, Drexler H (1998) Das akute Koronarsyndrom. Internist 39:133–141
6. Roun GW, Lee TH, Cook EF et al. (1989) Clinical characteristics and outcome of acute myocardial infarction in patients with initially normal or nonspecific elektrocardiogram (a report from a Multicenter Chest Pain Study). Am J Cardiol 64:1087–1092
7. Wellens H,HW, Conover MB (1992) The ECG in emergency decision making. Saunders, Philadelphia
8. Rozeman Y, Gotsman MS (1994) The earliest diagnosis of acute myocardial infarction. Ann Rev Med 45:31–44
9. Katus HA, Remppis A, Looser S et al. (1989) Enzyme linked immunoassay of cardiac troponin T for detection of acute myocardial infarction in patients. J Mol Cell Cardiol 21:1349–1353
10. Ohman EM, Armstrong PW, Christensen RH et al. for the GUSTO-IIa Investigators (1996) Cardiac Troponin T level for risk stratification in acute myocardial ischemia. N Engl J Med 335:1333–1341
11. Hamm CW, Goldmann BU, Heeschen C, Kreymann G, Berger J, Meinertz T (1997) Emergency Room Triage of Patients with Acute Chest Pain by means of rapid testing for cardiac Troponin T or I. N Engl J Med 337:1648–1653
12. Hamm CW, Rankilde J, Gerhardt W et al. (1992) The prognostic value of serum Troponin T in unstable angina. N Engl J Med 342:145–150
13. Störk T, Möckel M (1998) Beitrag des Labors zur Diagnostik und Risikostratifikation bei akuten Koronarsyndromen in der klinischen Routine (NOWIS). Intensivmed 35:42–49
14. De Winter RJ, Koster RW, Sturk A, Sanders GT (1995) Value of Myoglobin, Troponin T and CK-MB-mass in ruling out an acute myocardial infarction in the emergency room. Circulation 92:3401–3407

Kapitel 4

Therapie der instabilen Angina

Wolfgang Lankes · Dietrich C. Gulba

Instabile Angina, akutes Koronarsyndrom und Myokardinfarkt

Begriffe und Definitionen

In den letzten Jahren findet der Begriff akutes Koronarsyndrom zunehmende Verwendung. Er umfasst das Spektrum der Erkrankungen von der instabilen Angina pectoris über den Non-Q-wave- (nicht transmuralen) Infarkt zum Q-wave- (transmuralen) Infarkt.

Der Grund für die Einführung eines gemeinsamen Oberbegriffs liegt in der Erkenntnis dass der instabilen Angina, dem Non-Q-wave-Infarkt und dem Q-wave-Infarkt ein gemeinsamer Pathomechanismus zugrunde liegt. Daraus leitet sich eine vergleichbare diagnostische wie auch therapeutische Strategie für die früher isoliert betrachteten Erkrankungen ab. Die Übergänge zwischen den Krankheitsbildern sind fließend und mit zunehmenden diagnostischen Möglichkeiten zur Erkennung einer Herzmuskelzellschädigung wie auch mit verbesserten therapeutischen Strategien verwischen die Grenzen zwischen den Entitäten. Eine klare Unterscheidung zwischen instabiler Angina und einem entstehenden Myokardinfarkt ist in der Praxis oft unmöglich [1]. Dies führte nicht nur im klinischen Alltag zu oft schwierigen und willkürlichen Zuordnungen, sondern es erschwerte auch die Interpretation klinischer Studien in diesem Feld. Sinnvoll ist in diesem Zusammenhang auch der neu eingeführte Begriff des Myokardinfarktes ohne ST-Hebungen (abgekürzt als NSTMI), der gerade in der Akutphase hilfreich zur Beschreibung derjenigen Patienten ist, die zwar einen Myokardschaden erleiden, jedoch keine typischen EKG-Kriterien aufweisen.

Thoraxschmerz führte nach Angaben des National Center for Health Statistics 1996 in den USA zu etwa 8 Mio. Vorstellungen von Patienten in Notaufnahmen und Rettungsstellen. Eine Million dieser Patienten erlitten einen akuten Myokardinfarkt, bei 1,5 Mio. lag eine instabile Angina oder ein Myokardinfarkt ohne ST-Hebungen (NSTMI) vor. Das akute Koronarsyndrom ist damit eine der führenden Diagnosen für medizinische Notfälle weltweit.

Pathomechanismen

Unter den Manifestationen der koronaren Herzkrankheit ist das akute Koronarsyndrom von der stabilen Angina pectoris abzugrenzen. Der stabilen Angina liegt ein grundsätzlich anderes Substrat zugrunde, nämlich die Flussminderung durch eine sklerotische, endothelialisierte Lumenreduktion der Koronararterie. Bei Belastung kommt es dadurch zu einer Minderversorgung des Herzmuskels und zur Angina pectoris.

Dagegen findet sich beim akuten Koronarsyndrom nur in weniger als 3% aller Fälle eine mehr als 70%ige Lumenreduktion des Gefäßes [2]. Vielmehr bilden bei 75% der Patienten rupturierte atherosklerotische Plaques die Basis von partiell oder komplett verschließenden Thromben der Koronararterie [3]. Die restlichen Fälle von akutem Koronarsyndrom beruhen auf dynamischen Stenosen (Vasospasmen, Prinzmetal-Angina oder mikrozirkulatorische Angina) oder selten auf progressiver Stenose ohne Thromben. Rar sind auch sekundäre Ursachen wie Fieber, Thyrotoxikose oder Hypotension [4].

Diese Unterscheidungen zwischen thrombotischer Lumenobstruktion und stabiler Diameterreduktion sowie die Erforschung der molekularen und zellulären Vorgänge waren wegweisend für die Entwicklung und den klinischen Erfolg neuer diagnostischer und therapeutischer Strategien. Da deren Ansätze und Wirkungen wiederum nur über ein Verständnis des Pathomechanismus nachvollziehbar sind, soll dieser im Folgenden kurz dargelegt werden.

Die fortgeschrittene atherosklerotische Plaque besteht aus einem lipidreichen Kern mit Lipidinseln und Infiltration von Schaumzellen. Dieser Kern wird zum Gefäßlumen von einer endothelialisierten fibrösen Schicht aus Proteinen der extrazellulären Matrix bedeckt. Die Ruptur der Plaque erfolgt meist an Stellen mit starker mechanischer Belastung, besonders dort, wo die Plaque an die normale Gefäßintima angrenzt. Vermutlich spielt für die Ruptur der enzymatische Abbau der fibrösen Deckschicht durch Proteinasen aus Makrophagen eine Rolle. Bei Aufbrechen der Plaque werden thrombogene Lipide, aber auch die subendothelialen Matrixkomponenten Kollagen, Fibrin und Fibrinogen sowie oberflächengebundener Von-Willebrand-Faktor exponiert. „Tissue factor" aus dem oft nekrotischen Kern der Plaque, von glatten Muskelzellen und Schaumzellen exprimiert, aktiviert über Faktor VIIa die Koagulationskaskade und führt zur Bildung von Thrombin. Dieses konvertiert Fibrinogen zu Fibrin und stabilisiert über die Aktivierung von Faktor XIII das Fibringerinnsel, stimuliert aber auch seine eigene Neubildung mittels der Faktoren V und VIII. Zudem ist Thrombin ein potenter Aktivator der Thrombozyten. Die Synthese von Thomboxan A2 und die Freisetzung von Adenosindiphosphat bedingen die Rekrutierung weiterer Blutplättchen. Auf aktivierten Thrombozyten kommt es zur Oberflächenexposition und Konformationsänderung des Glykoprotein-IIb/IIIa-Rezeptors, welcher an Fibrinogen bindet und dadurch Blutplättchen miteinander vernetzt.

Thrombin, Leukotriene, Serotonin und Thromboxan A2 bewirken Vasospasmen, die den Blutfluss zusätzlich einschränken und letztendlich das Gefäß komplett okkludieren können. Es kommt dann durch Ischämie sowie durch freigesetzte Mediatoren und Thrombembolien im Gefäßgebiet distal der rupturierten Plaque zur hypoxischen und entzündlich-toxischen Zellschädigung und schließlich zum Untergang von Herzmuskelgewebe.

Der Thrombus an der rupturierten Plaque führt zu einer variablen Flussbehinderung, da sein Wachstum durch die körpereigene thrombolytische Gegenregulation beeinflusst wird. Endogene thrombolytische Mechanismen führen wahrscheinlich in vielen Fällen einer Plaqueruptur zur Reparatur und Reendothelialisierung, ohne dass es zu einem klinischen Ereignis kommt. Vergleichbare Vorgänge spielen auch bei der Ballondilatation von Koronarstenosen, welche einer artifiziellen Plaqueruptur vergleichbar ist, eine Rolle.

Die systematische und lokale Aktivierung thrombolytischer Mechanismen vermag daher den Verlauf der Erkrankung entscheidend zu beeinflussen. Während bei der fibrinolytischen Therapie des akuten transmuralen Myokardinfarkts die Auflösung des Fibrinthrombus durch das exogen zugeführte Fibrinolytikum angestrebt wird, besteht die therapeutische Strategie bei instabiler Angina und Myokardinfarkt ohne ST-Hebungen in der Inhibition prothrombogener Mechanismen und der damit einhergehenden Verschiebung des Equilibriums zugunsten der endogenen thrombolytischen Aktivität.

Nach überzeugenden Ergebnissen in klinischen Studien haben diese Therapiestrategien zur Beeinflussung der Thrombusbildung nunmehr einen gesicherten Stellenwert in der Behandlung des akuten Koronarsyndroms. Dies spiegelt sich in den internationalen Richtlinien wider [5], deren Empfehlungen im folgenden Berücksichtigung finden. Auch die Fortschritte in der Diagnostik haben dort ihren Niederschlag gefunden und sollten heute die Grundlage eines rationalen klinischen Handelns bei instabiler Angina und bei Myokardinfarkt ohne ST-Hebungen bilden.

Diagnostik und Risikostrafizierung als Basis einer rationalen Therapie

Die Patienten mit akutem Koronarsyndrom bilden eine heterogene Gruppe, welche Fälle von progredienter oder akzelerierter Angina ebenso einschließt wie Hochrisikopatienten mit neu aufgetretener Ruheangina und dynamischen EKG-Veränderungen. Grundlage einer rationalen Therapie des akuten Koronarsyndroms muss daher die Risikostratifizierung mittels einer gezielten Diagnostik sein. Es steht bislang noch kein singulärer Parameter als Indikator des Risikos zur Verfügung. Die Risikostratifizierung beinhaltet daher die Integration klinischer Variablen wie Alter, Geschlecht, Begleiterkrankungen und Schweregrad der Symptome. Zusätzlich sind die durch nichtinvasive Diagnostik gewonnenen Erkenntnisse über Ventrikelfunktion, Laborparameter und EKG-Dynamik sowie der mittels Koronarangiographie dargestellte Grad der Koronarstenosen, der Fluss distal der Stenose und die Morphologie der Läsion bedeutsam für die Risikoabschätzung [6].

Anamnese und Befund

Patienten mit Symptomen, die mit einem akuten Koronarsyndrom vereinbar sein könnten, dürfen auf keinen Fall lediglich telefonisch evaluiert werden. Eine umgehende persönliche ärztliche Konsultation ist immer indiziert.

Der meist retrosternale Thoraxschmerz mit Ausstrahlung in die linke Schulter und den linken Arm dauert typischerweise 5–20 min, kann aber auch über Stunden persistieren. Manche Patienten berichten über eine in Intensität oder Dauer progrediente lastabhängige Angina pectoris, die oft bei immer geringerem Belastungsgrad eintritt (akzelerierte Angina). Temporäre oder inkomplette Besserung wird oft kurzfristig durch Nitrate erreicht. Patienten, deren Schmerzen oder Symptome (hämodynamische Instabilität, Synkope oder „Präsynkope", Luftnot) länger als 20 min persistieren, sollten umgehend in einer Notfallambulanz vorgestellt werden.

Weist die Anamnese und das Vorhandensein der Risikofaktoren auf eine koronare Ursache der Symptomatik hin, so kann der körperliche Untersuchungsbefund zwar kaum eine positive Bestätigung der Verdachtsdiagnose liefern, er vermag jedoch für die Differenzialdiagnostik des nicht koronaren Thoraxschmerzes wesentliche Kriterien zu liefern und auf sekundäre Ursachen einer Angina pectoris hinzuweisen. Auch zur Evaluierung drohender oder bereits manifester Komplikationen (Herzinsuffizienz, Rhythmusstörungen, Klappenvitien) ist die körperliche Untersuchung unerlässlich. Dabei ist auf Zeichen der linksventrikulären Insuffizienz (Lungenoedem), neu aufgetretene oder progrediente Mitralinsuffizienz, dritten Herzton sowie Hypotension, Bradykardie, Tachykardie oder andere Herzrhythmusstörungen zu achten. Insbesondere Patienten in höherem Lebensalter sind mit einem besonderem Risiko behaftet.

Braunwald-Klassifikation

Auf klinischen Kriterien basierend, hat sich die Klassifizierung der instabilen Angina nach Braunwald bewährt [7]. In dieser Einteilung wird unterschieden nach Dauer der Symptomatik und nach ihrer Ursache:

- *Klasse I*: neu aufgetretene starke, progrediente Angina pectoris oder erstmalig auftretende Belastungsangina (öfter als dreimal täglich) oder chronische Belastungsangina mit plötzlicher Verschlimmerung, jedoch ohne Ruheschmerz; in den vorausgegangenen 2 Monaten aufgetreten.
- *Klasse II*: subakute Ruheangina, Patienten mit einer oder mehreren Episoden pro Tag während der vorausgegangenen 2 Monate, jedoch nicht während der letzten 48 h.
- *Klasse III*: akute Ruheangina, Patienten mit mehreren täglichen Episoden während der letzten 48 h.
- *Klasse A*: sekundäre instabile Angina pectoris, hervorgerufen durch extrakoronare Ursachen wie Anämie, Tachyarrhythmie, Bluthochdruck, Hypotonie, Hypoxie etc.
- *Klasse B*: primäre instabile Angina pectoris ohne extrakoronare Ursache.
- *Klasse C*: Postinfarktangina innerhalb der ersten 2 Wochen nach dokumentiertem Myokardinfarkt.

Für die Braunwald-Klassifikation konnte in mehreren Studien eine Korrelation zur Stenosemorphologie nachgewiesen werden. Insbesondere Patienten, die den Klassen III (Ruheangina in den letzen 48 h) und C (Postinfarktangina) zugeordnet wurden, wiesen signifikant häufiger eine irreguläre Plaque oder einen sichtbaren Koronarthrombus in der Stenose auf [8]. Eine Korrelation zum angiographischen Grad der Stenose bestand nicht. Auch prospektiv konnte das Braunwald-System validiert werden [9] und es wurde eine signikante Korrelation der Braunwald-Klasse III zum Risiko von Letalität und koronarer Morbidität im weiteren Verlauf gefunden.

Während ein positiver Troponinwert bei Patienten mit Braunwald-Klasse C (Postinfarktangina) nicht unerwartet ist, ist auch eine Assoziation von positivem Troponin und Braunwald Klasse III B nachgewiesen.

Serumparameter

Zwar können die instabile Angina und der Myokardinfarkt primär auf der Basis der klinische Befunde und der Anamnese diagnostiziert werden, eine Differenzierung ohne EKG und Serumparameter ist jedoch allein auf Basis der klinischen Symptomatik insbesondere in der Frühphase nicht sicher möglich. Für alle Parameter gilt: Je schneller das Ergebnis der Laboruntersuchungen verfügbar ist, desto sinnvoller können sie in der Risikostratifizierung eingesetzt werden. Daher sollten Laborergebnisse für die Standard-Ischämiemarker innerhalb von 60 min, besser noch nach einer halben Stunde verfügbar sein. Bedside-Tests sind diesbezüglich vorteilhaft, da sie auch schon ambulant in der Prähospitalphase eingesetzt werden können. Ihre Nachteile liegen in höheren Kosten, dem Fehlen stringenter Qualitätskontrollen und dem oft inadäquaten Training des Rettungspersonals in der Handhabung der Assays. Sie sind sinnvoll vor allem bei nicht eindeutigen Kasuistiken und wenn bereits eine entsprechende Latenzzeit (s. unten), die ein positives Testergebnis ermöglicht, seit dem ersten Auftreten der Symptomatik vorliegt.

CK und CK-MB

Die Bestimmung der Gesamt-Kreatinphosphokinase (CK) und des herzmuskelspezifischen Isoenzyms (CK-MB) stellt gegenwärtig noch den Standard zur Diagnose einer irreversiblen Herzmuskelzellnekrose dar. Der Immunoassay für die kardiale CK-MB (CK-MB-Masse-Assay) ist der enzymatischen Quantifizierung überlegen [10]. Erhöhte Werte für CK und CK-MB finden sich typischerweise etwa 4–6 h nach Beginn der ischämischen Symptome. Daher sollte eine Kontrolle von initial negativen Werten bei Patienten mit akutem Koronarsyndrom und persistierendem Verdacht auf eine Myokardischämie während der ersten 24 h 6- bis 8-stündlich erfolgen. CK und CK-MB erlauben die Diagnose eines Myokardinfarktes auch bei Abwesenheit von EKG-Veränderungen.

In ihrer Sensitivität zur Detektion minimaler Myokardschädigungen und eines Non-Q-wave-Infarkts sind sie dem kardialen Troponin T und Troponin I unterlegen [10]. Beim akuten Koronarsyndrom wird daher die Troponinbestimmung als Grundlage therapeutischer Entscheidungen bevorzugt.

Troponin

Bei allen Patienten mit Verdacht auf ein akutes Koronarsyndrom ist die Bestimmung des Troponins sinnvoll. Der Troponinbestimmung kommt heute unter den Risikoprädiktoren die größte individuelle Bedeutung zu. Sie ist den EKG-Kriterien und klinischen Indikatoren überlegen [11].

Finden sich bei einem Patienten mit akutem Koronarsyndrom entweder Troponin I, Troponin T oder die MB-Isoenzyme der Kreatinphosphokinase (CK) über den Referenzbereich erhöht, so ist eine Myokardnekrose als gesichert anzusehen und die Diagnose eines Myokardinfarkts zu stellen. Eine isolierte Erhöhung des Troponinwertes ohne CK-MB wird als Mikroinfarkt oder „minor myocardial damage" bezeichnet. Näheres hierzu sowie zu anderen Serummarkern des akuten Koronarsyndroms findet sich im Kapitel von Walter und Tebbe (siehe dort).

Jeder Patient mit einem erhöhten Troponinwert sollte, auch bei Fehlen anderer Kriterien, als Hochrisikopatient eingestuft werden. Auch ein Troponinwert im Referenzbereich geht bei Angina pectoris mit einem zwar niedrigen, aber immer noch detektierbaren koronaren Risiko einher. Hier besteht die Notwendigkeit sowohl einer adäquaten klinischen Evaluation als auch einer ggf. weiterführenden Diagnostik. Dazu gehört bei typischer Symptomatik und negativem Troponin-T-Wert die Evaluation des EKG-Verlaufs und, wenn sich dort keine richtungsweisenden Veränderungen ergeben, die Durchführung einer ergometrischen Belastungsuntersuchung (s. unten).

EKG

Ein EKG ist besonders aussagekräftig, wenn es während des Auftretens der Symptomatik aufgezeichnet wird, darin dokumentierte Veränderungen der ST-Strecke (>0,05 mV) im Vergleich zu einem EKG während einer beschwerdefreien Episode sind oft richtungsweisend für die Diagnose eines akuten Koronarsyndroms.

Bei der instabilen Angina tritt eine Senkung (Depression) des ST-Segments bei etwa 30% auf, die T-Wellen-Inversion hat eine Häufigkeit von 20% und die ST-Strecken-Hebung von 2–5%. Veränderungen des ST-Segments weisen auf eine ungünstige Prognose hin. Im TIMI-III-Register waren Auslenkungen des ST-Segments von mehr als 0,05 mV mit einer erhöhten Inzidenz (15,8% gegenüber 8,2% bei Patienten ohne EKG-Veränderungen) von Tod oder Myokardinfarkt innerhalb des darauffolgenden Jahres assoziiert. Als weitere Risikogruppe konnten Patienten mit Linksschenkelblock identifiziert werden [22]. Den reversiblen ST-Strecken-Senkungen kommt eine wesentliche Bedeutung zu, denn sie gehen mit einer 3- bis 6fachen Erhöhung der Wahrscheinlichkeit von Tod, Myokardinfarkt, Ruheischämie oder provozierbarer Ischämie im Belastungstest einher [23]. Dagegen ist die isolierte T-Wellen-Inversion kein positiver Risikoprädiktor [24]. In der prospektiven RISC-Studie [25] war für Patienten mit instabiler Angina das Risiko im Verlauf eines Jahres einen Myokardinfarkt oder den Tod zu erleiden 8% bei normalem Aufnahme-EKG, 14% bei isolierten negativen T-Wellen (p=0,05), 16% bei ST-Elevation (p=0,05), 18% bei ST-Senkungen (p=0,01) und 26% bei ST-Hebungen kombiniert mit ST-Senkungen (p=0,001) [25].

In der akuten Behandlungsphase ist die Risikostratifizierung laufend zu überprüfen. Das heißt, dass die Entwicklung der Symptomatik ebenso Berücksichtigung finden sollte wie EKG-Dynamik und Serumparameter.

Patienten mit klinisch hoher Wahrscheinlichkeit eines akuten Koronarsyndroms, jedoch ohne initiale EKG-Veränderungen in Ruhe und ohne Serummarker der Myokardnekrose sollte nach 6 und 12 h reevaluiert werden. Dazu soll neben dem EKG auch die Bestimmung der Serummarker erfolgen. Ist einer dieser Tests positiv für kardiale Ischämie, sollte die Einweisung zur stationären Behandlung erfolgen.

Finden sich keine EKG-Veränderungen in Ruhe und sind die konsekutiven Kontrollen der Laborparameter ohne Hinweis auf myokardiale Ischämie, so kann ein in Ruhe asymptomatischer Patient bei Fehlen von anderen Risikoindikatoren der funktionellen Ischämiediagnostik, ggf. auch ambulant (s. unten), zugeführt werden. Diese sollte jedoch nicht zu früh, vorzugsweise 48–72 h nach der akuten Phase, durchgeführt werden. Ergometrische oder pharmakologische Belastung geben dann weitere Informationen zum Risiko, wobei durch Anwendung szintigraphischer Verfahren die Sensitivität und Spezifität der Untersuchung erhöht werden kann [26].

Therapieentscheidungen

Basierend auf den oben aufgeführten Kriterien sollte eine Risikostratifizierung für jeden individuellen Patienten getroffen werden. Patienten können generell in 3 Risikogruppen eingeteilt werden (Tabelle 4-1). Für Patienten mit niedrigem oder intermediärem Risiko genügt die Behandlung mit Aspirin und eine anschließende weitere Evaluation. Wenn bereits innerhalb von 24 h eine Symptomfreiheit erreicht wird, so kann diese Diagnostik auch ambulant erfolgen, vorausgesetzt sie kann innerhalb von 72 h nach Entlassung durchgeführt werden [27]. Ältere Patienten, Patienten mit Ruheangina, Postinfarktangina sowie Patienten mit persistierender Angina und Veränderungen der ST-Strecken oder hämodynamischer Instabilität müssen stationär diagnostiziert und behandelt werden. Auch Patienten mit erhöhtem Troponin-T-Wert sollten der Hochrisikogruppe zugeordnet werden und mit erweiterter Therapie behandelt werden (s. unten). Dazu gehören Thrombozytenaggregationshemmer, antithrombotische Medikamente (wie Heparin oder Hirudin), Betablocker, Nitrate und Kalziumantagonisten. Insbesondere ist aber bei diesen Patienten auch die invasive Diagnostik und Therapie früh in die Überlegungen mit einzubeziehen.

Thrombozytenaggregationshemmer: Azetylsalizylsäure, Ticlopidin und Clopidogrel

Azetylsalizylsäure (Aspirin)

Azetylsalizylsäure (ASS) inhibiert durch Azetylierung irreversibel die Zyklooxygenase der Thrombozyten und verhindert dadurch die Bildung des prothrombogenen Thromboxan A2.

Die Wirksamkeit und Sicherheit von Azetylsalizylsäure kann als ausreichend belegt angesehen werden [28]. In der Veterans Administration Cooperative Study wurden 1266 Männer mit neu aufgetretener Ruheangina und klinischem Hinweis auf das Vorliegen einer KHK oder pathologischem Koronarangiogramm einge-

Tabelle 4-1. Kurzzeitrisiko für Tod oder Myokardinfarkt bei Patienten mit instabiler Angina. (Nach Braunwald et al. [107])

Kriterium	Hochrisiko (mindestens eines der Kriterien trifft zu)	Mittleres Risiko (kein Hochrisikokriterium, aber mindestens eines der folgenden)	Niedrigrisiko (Kein Kriterium für Hochrisiko oder der Mittleres Risiko, aber eines der folgenden)
Anamnese	Zunehmende Häufigkeit der Angina in den vorangehenden 48 h	Früherer Myokardinfarkt, pAVK oder zerebrale Durchblutungsstörung, Zustand nach Bypassoperation, ASS-Therapie	
Schmerzcharakter	Anhaltender (>20 min) Ruheschmerz	Anhaltender (>20 min) Ruheschmerz, aktuell gebessert, mit mittlerer oder hoher KHK-Wahrscheinlichkeit Ruheangina (<20 min oder nach Nitraten gebessert)	Neu aufgetretene Angina pectoris der CCS-Klasse III oder IV in den letzten 2 Wochen mit mittlerer oder hoher KHK-Wahrscheinlichkeit
Befund	Lungenödem, höchstwahrscheinlich ischämiebedingt Neu aufgetretenes Mitralinsuffizienzgeräusch 3. Herzton oder Rasselgeräusche Hypotension, Bradykardie, oder Tachykardie Alter >75 Jahre	Alter >70 Jahre	
EKG	Ruheangina mit passageren ST-Streckenveränderungen >0,05mV Schenkelblock, neu oder wahrscheinlich neu Anhaltende ventrikuläre Tachykardie	T-Wellen-Inversion >0,2 mV Pathologische Q-Wellen	Normales oder unverändertes EKG während der Symptomatik
Labor	Signifikant erhöht (z. B. TnT >O, lng/ml)	Gering erhöht (z. B. TnT >0,01, aber <0,1 ng/n-d)	Normal

schlossen und für 12 Wochen in randomisierter Weise mit 324 mg Aspirin oder Placebo behandelt. Die Aspiringruppe hatte eine 51% niedrigere Inzidenz des kombinierten Endpunktes Tod und Myokardinfarkt (5% versus 10%, $p<0{,}0005$), und auch die isolierten Endpunkte Tod (3,4% versus 6,9%, $p=0{,}005$) und nicht tödlicher Myokardinfarkt (1,6% versus 3,35%, $p=0{,}054$) wurden durch Aspirin reduziert. Dieser Vorteil blieb während der einjährigen Nachbeobachtungsphase bestehen. Während des relativ kurzen Behandlungsintervalls konnten keine signifikanten Unterschiede im Auftreten gastrointestinaler Symptome oder einer gastrointestinalen Blutung nachgewiesen werden.

Im Canadian Multicenter Trial [29] wurden 555 Patienten mit instabiler Angina über einen mittleren Zeitraum von 16 Monaten mit 4-mal 324 mg Azetylsalizylsäure täglich im Vergleich zu Sulfinpyrazon 4-mal 200 mg, einer Kombination von beiden oder keiner Therapie behandelt und nachbeobachtet. Auch dort ergab sich eine Risikoreduktion von 51% für den kombinierten Endpunkt von Tod und Myokardinfarkt (8,6% versus 17,0%, $p=0{,}008$) durch ASS. Die Gesamtmortalität der Aspiringruppe war sogar um 71% erniedrigt.

In der Montreal Heart Study wurde die Behandlung der instabilen Angina mit Aspirin, Heparin oder beiden Medikamenten untersucht [30]. Unter Behandlung mit 2-mal 325 mg Aspirin täglich war die Inzidenz von Myokardinfarkten innerhalb einer durchschnittlich 6-tägigen Behandlungsdauer von 12% (Placebo) auf 3% reduziert ($p=0{,}01$), ebenso kam es unter Heparin (0,8%; $p<0{,}001$) und der Kombination von Heparin und ASS (1,6%; $p=0{,}003$) zu einer Reduktion des Endpunkts.

Überzeugende Nachweise der Wirksamkeit konnten für ASS beim akuten Myokardinfarkt mit und ohne Lysetherapie in den Studien ISIS 2 und ISIS 3 erbracht werden [31, 32]. Allein durch ASS sank die Zahl der Todesfälle gegenüber Placebo um 23% ($p<0{,}00001$). Zwar senkte Streptokinase allein die Letalität um 25%, der damit verbundene Anstieg der Reinfarkte um 30% konnte jedoch nur durch gleichzeitige Gabe von ASS verhindert werden.

Nach Datenlage ist auch bei niedrig dosierter Azetylsalizylsäure eine vergleichbare Wirksamkeit zu erwarten [28, 33, 34], als niedrigste Tagesdosis wurde in der schwedischen RISC-Studie 75 mg ASS untersucht. Nach 3 Monaten war die Inzidenz von Herzinfarkt und Tod in der Verumgruppe 6,5% gegenüber 17,1% in der Placebogruppe [35].

Vorteile sind für die oft angewendete Initialdosis von 500 mg intravenös nicht belegt, die orale Dosis sollte initial mindestens 160 mg betragen, die Erhaltungsdosis sollte laut Empfehlungen der American Heart Association bei 75–375 mg liegen und lebenslang eingenommen werden [27]. Niedrigere Dosen sollten bevorzugt werden, da die ASS-Therapie mit dem Risiko gastrointestinaler Blutungen behaftet ist. Leider konnte hier trotz spezieller galenischer Zubereitungen der Azetylsalizylsäure keine weitere signifikante Verminderung der Nebenwirkungen erzielt werden. Auch die Rate schwerwiegender intrazerebraler Blutungen unter ASS-Dauertherapie ist mit ≤0,5% nicht zu vernachlässigen.

Kontraindikationen gegen ASS sind neben Intoleranz und Allergie (meist mit asthmatischen Symptomen) eine aktive Blutung (Magengeschwür oder sonstige gastrointestinale Blutung, Retinablutung), Hämophilie und ein schwerer unbehandelter Bluthochdruck.

Ein weiterer Nachteil von ASS besteht darin, dass etwa ein Drittel aller Patienten auf die übliche ASS-Dosierung nicht anspricht („Aspirin non-responder" oder „Aspirinversager") [36]. Diese Patienten können durch Analyse der kollagen- oder arachidonsäureinduzierten Thrombozytenaggregation unter ASS-Einnahme identifiziert werden. Bei ihnen ist eine Umstellung auf andere antithrombozytäre Wirkstoffe wahrscheinlich vorteilhaft.

Eine wichtige Beobachtung wurde in der PURSUIT-Studie (s. unten) gemacht [37]. Unter den 9461 eingeschlossenen Patienten mit akutem Koronarsyndrom hatten diejenigen mit einer ASS-Dauertherapie vor Eintritt des akuten Ereignisses signifikant höhere Raten von Tod oder Myokardinfarkt nach 30 Tagen und 6 Monaten, auch wenn Myokardinfarkte (gegenüber instabiler Angina) als Indexereignis bei Einschluss seltener waren. Auch nach Korrektur für andere Variablen blieb die vorausgehende Therapie mit ASS bei Patienten mit akutem Koronarsyndrom ein unabhängiger Risikoprädiktor für einen späteren Myokardinfarkt innerhalb von 30 Tagen. Bei diesen Patienten ist ein ASS Therapieversagen anzunehmen. Sie stellen somit eine Subgruppe dar, die bei akutem Koronarsyndrom ob ihres erhöhten Risikos frühzeitig für eine Therapie mit einem Glykoprotein-IIb/IIIa-Rezeptor-Antagonisten in Erwägung gezogen werden sollte. Langfristig sollten in dieser Subgruppe wahrscheinlich Thienopyridine eingesetzt werden.

Clopidogrel (Plavix, Iscover) und Ticlopidin (Tiklyd)

Die Thienopyridine stellen eine wirksame Ergänzung und für bestimmte Indikationen auch eine Alternative zur Therapie mit ASS dar. Ticlopidin wie Clopidogrel inhibieren die Thrombozytenaktivierung und die ADP-vermittelte Thrombozytenaggregation. Die Vollwirkung setzt bei Clopidogrel etwa 2 Tage, bei Ticlopidin 3–4 Tage nach Beginn der Einnahme ein. Eine Initialdosis von 300 mg Clopidogrel bewirkt Aggregationshemmung in Höhe von etwa 80% der Vollwirkung schon 2 h nach Einnahme [38] und wird daher häufig eingesetzt. Da die kollageninduzierte Plättchenaktivierung sowohl über Thromboxan A2 als auch über ADP geschieht, bietet die Kombination von Aspirin und Thienopyridin einen theoretischen Vorteil, der sich insbesondere nach koronarer Stentimplantation auch gegenüber der Kombination von ASS und Phenprocoumon klinisch bewährt hat [39]. Die Therapie von Thienopyridin (über 2 Wochen) und ASS (Dauertherapie) stellt heute das Standardregime nach Stentimplantation dar.

Ticlopidin wurde an 652 Patienten mit instabiler Angina in einer Dosis von 2-mal 250 mg zusätzlich zu der konventionellen Therapie (einschließlich Aspirin) im Vergleich zu Placebo über 6 Monate angewendet und konnte den kombinierten Endpunkt tödlicher und nicht tödlicher Myokardinfarkte von 13,6% auf 7,3% senken ($p=0{,}009$) [40]. Ein direkter Vergleich zu ASS bei Patienten mit akutem Koronarsyndrom steht hingegen aus, weshalb Ticlopidin nicht als Aggregationshemmer der 1. Wahl empfohlen werden kann. Die Anwendung von Ticlopidin ist mit einer erhöhten Inzidenz von Exanthemen, gastrointestinalen Symptomen, aber insbesondere auch mit thrombotisch-thrombozytopenischer Purpura sowie Granulozyto- und Thrombopenien assoziiert [41]. Regelmäßige Blutbildkontrollen unter Ticlopidintherapie werden daher empfohlen. Neutropenien bilden sich meist nach 1–3 Woche zurück und enden selten letal.

Auch für das neuere Thienopyridin Clopidogrel liegen inzwischen Berichte über Fälle von thrombotisch-thrombozytopenischer Purpura vor [42]. Allgemein scheint Clopidogrel jedoch weniger Nebenwirkungen als Ticlopidin zu haben, insbesondere wurden nicht mehr Neutropenien als unter ASS beobachtet [43]. Die CAPRIE-Studie randomisierte 19.185 Patienten mit Schlaganfall, Herzinfarkt oder peripherer arterieller Verschlusskrankheit für eine Behandlung mit 325 mg Aspirin oder 75 mg Clopidogrel Tagesdosis [44]. Nach einer mittleren Nachbeobachtung von 1,9 Jahren waren die Ereignisraten für Schlaganfall, Myokardinfarkt oder vaskulären Tod in der ASS-Gruppe mit 5,8% statistisch signifikant höher als in der Clopidogrel-Gruppe mit 5,3%. Die Risikoreduktion war jedoch gerade bei der Subgruppe der Patienten, die mit einem Myokardinfarkt eingeschlossen wurden, tendenziell unter ASS besser (4,8% versus 5,0%; p=0,66).

Neuere Daten aus der noch unveröffentlichten CURE Studie, welche prospektiv randomisiert bei weltweit 12.562 Patienten mit akutem Koronarsyndrom durchgeführt wurde, zeigen einen deutlichen Vorteil der Kombinationstherapie mit ASS und Clopidogrel gegenüber der alleinigen Gabe von ASS. Die Inzidenz des kombinierten Endpunkts aus kardiovaskulärem Tod, Myokardinfarkt und Schlaganfall konnte statistisch signifikant von 11.47% auf 9,28% gesenkt werden. Diese 20 prozentige Risikoreduktion ging jedoch mit einem Anstieg leichter Blutungen von 1,0% auf 1,6% und schwerer Blutungen von 2,7% auf 3,6% einher, wobei lebensbedrohliche Blutungen nicht häufiger waren. Die Vorteile der Kombinationsbehandlung persistierten über 9 Monate. Die Kombination von ASS und Clopidogrel könnte somit nach Veröffentlichung der CURE Daten zu einem Standardregime in der Behandlung des akuten Koronarsyndroms werden, wobei die optimale Dauer der Therapie noch nicht gesichert ist.

Zusammenfassend sollte Clopidogrel somit aufgrund seiner größeren Sicherheit dem Ticlopidin als Reservesubstanz bei Unverträglichkeit und Versagen von ASS vorgezogen werden, es stellt jedoch bislang keine gleichwertige oder überlegene Alternative zur Behandlung des akuten Koronarsyndrom mit ASS dar. In Addition zu ASS ist jedoch ein günstiges Behandlungsresultat zu erwarten

Glykoprotein-IIb/IIIa-Rezeptorantagonisten

Im Gegensatz zu den Thrombozytenaggregationshemmern, welche nur jeweils einen der vielen möglichen Aktivierungspfade beeinflussen, inhibieren die Glykoprotein-IIb/IIIa-Antagonisten den Fibrinogenrezeptor. Dieser ist die gemeinsame Endstrecke der Plättchenaktivierung, auf der Oberfläche von aktivierten Thrombozyten führt er über Fibrinogenbindung zu deren Vernetzung [45]. Derzeit stehen 3 Substanzen als Glykoprotein-IIb/IIIa-Antagonisten zur klinischen Anwendung zur Verfügung. Zum einem ist dies das gentechnisch rekombinant hergestellte Antikörperfragment Abciximab, welches als nicht kompetitiver Inhibitor nahezu irreversibel an Glykoprotein IIb/IIIa bindet. Zum anderen sind es die niedermolekularen Rezeptorantagonisten Tirofiban und Eptifibatid. Diese wurden als kompetitive Inhibitoren aus natürlich vorkommenden Schlangengiften, den Disintegrinen, entwickelt. Sie binden spezifisch an den Rezeptor und hemmen dessen Bindung an Fibrinogen oder Von-Willebrand-Faktor reversibel [46].

Da sich die Wirkung der Substanzen auf Thrombozyten beschränkt und keine Beeinflussung der Koagulationskaskade erfolgt, ist eine Kombinationstherapie von Glykoprotein-IIb/IIIa-Antagonisten mit den Thrombininhibitoren sinnvoll. Für das Patientenkollektiv mit akutem Koronarsyndrom liegen 4 Studien mit Glykoprotein-IIb/IIIa-Rezeptor-Antagonisten vor.

Abciximab (ReoPro)

Die aus einem monoklonalen Mausantikörper gentechnisch hergestellte Substanz Abciximab oder c7E3 stellt ein humanisiertes F(ab)-Fragment dar, welches ausser an den Glykoprotein-IIb/IIIa-Rezeptor auch an ähnliche Integrine wie den Vitronectinrezeptor (αv/β3) und den Makrophagenrezeptor Mac-1 (αM/β2) bindet [47]. Abciximab wurde bislang im Rahmen akuter Koronarsyndrome nur für Patienten eingesetzt, bei denen eine perkutane Koronarintervention erfolgte oder geplant war. Dies sind die EPIC-, EPILOG- und CAPTURE-Studien, eine Untersuchung zu einer alleinigen medikamentösen Behandlung des akuten Koronarsyndroms liegt derzeit nicht vor.

Die CAPTURE-Studie (c7E3 Fab Antiplatelet Therapy in Unstable Refractory Angina) randomisierte 1265 Patienten mit therapierefraktärer instabiler Angina pectoris für Abciximab (0,75 mg/kg als Bolus +10 µg/kg/min als Erhaltungsdosis) oder Placebo, beginnend 18–24 h vor PTCA bis 1 h nach dem Eingriff [48]. Alle Patienten erhielten Aspirin und Heparin. Den primären kombinierten Endpunkt von Tod, Myokardinfarkt oder Notwendigkeit einer Reintervention in 30 Tagen erreichten 11,3% der mit Abciximab behandelten gegenüber 15,9% der mit Placebo behandelten Patienten (p=0,01). Ebenso zeigte sich unter Abciximab eine signifikant gesteigerte Auflösung angiographisch darstellbarer koronarer Thromben [49] und eine Verminderung von Ischämien mit EKG-Dynamik. Signifikant war ebenfalls, dass schon vor der geplanten Intervention eine signifikant niedrigere Ereignisrate in der Abciximab-Gruppe vorlag. Nach 18–24 h war die Inzidenz akuter Myokardinfarkte gegenüber Placebo um 70% reduziert (p=0,029). Eine Thrombozytopenie mit weniger als 100.000 Plättchen/µl trat bei 5,5% der mit Abciximab behandelten und bei 1,3% der placebobehandelten Patienten auf. Auch größere Blutungen waren unter Abciximab signifikant häufiger. Diese lassen sich aber, wie in EPILOG gezeigt, durch niedrigere Dosierung von Heparin (70 U/kg) ohne eine ungünstige Beeinflussung des Interventionsergebnisses vermeiden [50]. Insbesondere führt die frühe Entfernung der arteriellen Schleusen zu einer weiteren Senkung der Blutungskomplikationen bei dieser Gruppe [51]. Nach 6 Monaten waren etwas mehr Patienten in der Abciximab-Gruppe verstorben (2,8% versus 2,2%), Myokardinfarkte waren unter Abciximab seltener (6,6% versus 9,3%).

Eine retrospektive Analyse der CAPTURE-Studie zeigte, dass unter den gegebenen Bedingungen insbesondere Patienten mit einem positiven Troponin-T-Wert von der Abciximab-Therapie profitieren [52].

Die EPIC-Studie konnte zeigen, dass die positiven Effekte von Abciximab auch noch nach Jahren persistieren. Von den Patienten mit refraktärer instabiler Angina oder drohendem Myokardinfarkte verstarben 5,1% der mit Abciximab-Bolus und Infusion, 9,2% der mit Abciximab-Bolus und 12,7% der mit Placebo behandelten innerhalb von 3 Jahren (p=0,01 für Abciximab-Bolus und Infusion versus Placebo) [53]. Erklärt werden kann dieser lang anhaltende klinische Effekt möglicherweise mit der „Passivierung“ der Plaque. Diese verringert in der Frühphase die durch Thrombozyten induzierte Vasokonstriktion und in der Langzeitwirkung die PDGF-Freisetzung und damit die Gewebeproliferation. Die Mechanismen dieses Effekts sind allerdings unzureichend untersucht.

Tirofiban (Aggrastat)

Tirofiban wurde in der PRISM-PLUS-Studie (Platelet Receptor Inhibition for Ischemic Syndrome Management in Patients Limited by Unstable Signs and Symptoms) bei 1915 Patienten mit instabiler Angina und ST-T-Strecken-Veränderungen (= 0,1 mV Hebung oder Senkung, = 0,3 mV-T-Wellen-Negativierung) oder CK- bzw. CK-MB-Erhöhung mit und ohne Heparin im Vergleich zur alleinigen Heparintherapie geprüft [54]. Die alleinige Therapie mit Tirofiban zeigte eine exzessive Letalität von 4,6% gegenüber der alleinigen Heparintherapie (Letalität 1,1%). Dieser Studienarm wurde daher vorzeitig eingestellt. Es wurden 2 Dosierungen (0,6 µg/kg/min über 30 min, dann 0,15 µg/kg/min oder 0,4 µg/kg/min über 30 min, dann 0,10 µg/kg/min) im Vergleich zu Placebo geprüft. In der Verum- und Placebogruppe wurde unfraktioniertes Heparin als Bolus von 5000 IE und anschließend als Infusion mit 1000 IE/h gegeben. Die Gruppe mit Tirofiban plus Heparin hatte nach 7 Tagen eine Reduktion auf 12,9% gegenüber 17,9% für Placebo plus Heparin (RR 0,68, p=0,004) bezüglich des kombinierten Endpunktes von Tod, Myokardinfarkt oder refraktärer Ischämie aufzuweisen. Dieser Vorteil blieb nach 30 Tagen und 6 Monaten erhalten. Größere Blutungen waren in beiden Gruppen etwa gleich häufig.

Eptifibatid (Integrilin)

In der PURSUIT-Studie (Platelet IIb/IIIa in Unstable Angina: Receptor Suppression Using Integrilin Therapy) wurde Eptifibatid bei instabiler Angina oder Non-Q-Infarkt an 4722 Patienten gegenüber 4739 Patienten mit Placebo untersucht [55]. Die Behandlung erfolgte zusätzlich zur Standardtherapie. Als Bolus von 180 µg/kg mit nachfolgender Infusion von 2 µg/kg/min über 72 h (oder bis zur Entlassung) gegeben, bewirkte Eptifibatid nach 30 Tagen eine Reduktion des primären Endpunktes (Tod oder Myokardinfarkt) von 15,7 auf 14,2% ($p<0,04$). Da bei der Studie die Gabe von Heparin oder Aspirin im Ermessen des behandelnden Arztes lag, zeigte erst eine retrospektive Analyse der Daten, dass nur die gleichzeitig mit Heparin behandelten Patienten von Eptifibatid profitierten [56]. Leichte und schwere Blutungen waren unter Eptifibatid erhöht, das Risiko für einen Schlaganfall war allerdings gleich.

Glykoproteinrezeptorantagonisten: Zusammenfassung

Sowohl für Tirofiban wie für Eptifibatid zeigte sich eine günstige Wirkung für nur medikamentös wie auch für invasiv behandelte Patienten. Im Gegensatz dazu konnte die GUSTO-IV-ACS-Studie trotz des Einschlusses von Patienten mit akutem Koronarsyndrom und hohem Risiko keinen Vorteil für die Behandlung mit Abciximab nachweisen [108]. Ein großer Anteil der Patienten in PRISM-PLUS und PURSUIT wurde mittels perkutaner Katheterinvervention behandelt, und gerade diese Patienten hatten den größten Nutzen von der Therapie mit Glykoprotein-IIb/IIIa-Antagonisten [57, 58]. Die Wirksamkeit der Glykoprotein-IIb/IIIa-Rezeptor-Antagonisten bei Koronarinterventionen wurde für Eptifibatid in den Studien IMPACT II [59, 60] und ESPRIT (noch unveröffentlicht) sowie für Tirofiban in der RESTORE-Studie [61] belegt. In allen diesen Studien wurde gleichzeitig während und nach der Intervention unfraktioniertes Heparin verabreicht. Es resultiert daraus die derzeitige Empfehlung, bei Patienten mit akutem Koronarsyndrom, bei denen eine Katheterintervention erwogen wird, die Therapie mit einem Glykoprotein-IIb/IIIa-Antagonisten und unfraktioniertem Heparin einzuleiten.

Kontraindikationen gegen die Behandlung mit Glykoprotein-IIb/IIIa-Antagonisten bestehen bei aktiver Blutung, Operation oder Trauma in den letzten 3 Monaten, Schlaganfall in den letzten 6 Monaten sowie bei therapierefraktärer arterieller Hypertonie mit Werten über 180 mmHg systolisch oder 110 mmHg diastolisch.

Sollte sich die Indikation für eine chirurgische Revaskularisation ergeben, können Eptifibatid und Tirofiban abgesetzt werden und es liegt 4 h später eine mehr als 50%ige Aktivierbarkeit der Plättchen vor, sodass eine Operation ohne zusätzliches Blutungsrisiko möglich ist [62]. Während bei Abciximab derzeit noch Plättchentransfusionen präoperativ empfohlen werden, gibt es Hinweise dafür, dass selbst ohne eine Thrombozytensubstitution das Operationsrisiko nicht erhöht ist (Vahl, persönliche Mitteilung).

Antithrombine

Unfraktioniertes Heparin

Unfraktioniertes Heparin stellt eine heterogene Glyksoaminoglykansulfatmischung mit Molekulargewichten zwischen 3000 und 30.000 Dalton dar. Die sulfatierten Polysaccharidketten binden an Antithrombin (früher Antithrombin III genannt) und bewirken über eine Konformationsänderung desselben eine beschleunigte Hemmung von Thrombin (Faktor IIa) und Faktor Xa.

In einer Metaanalyse von 6 Studien zeigte Heparin (in einer Dosis von 60–70 IE/kg Bolus und dann als Infusion mit 12–15 IE/kg/h mit dem Ziel einer 1,5- bis 2fach gegenüber dem Ausgangswert erhöhten aPTT) in Kombination mit Aspirin eine deutliche Tendenz zur Reduktion von Reinfarkten und rezidivierender

Ischämie gegenüber Aspirin alleine [63]. Dies ist verbunden mit einer nicht signifikanten Zunahme der Häufigkeit an Blutungen. Während die alleinige Therapie mit Heparin ohne ASS in der Montreal Heart Study die Infarkthäufigkeit deutlich senkte [30], konnte dieser Effekt in der schwedischen RISC-Studie [34] nicht bestätigt werden. Die Empfehlung lautet, Heparin nur bis zu 48 h intravenös zu verabreichen, da bei Fehlen von Symptomen eine längere Therapiedauer in höheren Infarkt- und Todesraten resultieren könnte [64]. Nach Beendigung der Heparintherapie tritt ein Rebound-Effekt ein, wobei die behandelten Patienten ein erhöhtes Risiko für das Wiederauftreten von instabiler Angina und für einen Myokardinfarkt aufweisen [65]. ASS wirkt dieser Gefahr partiell entgegen. Heparin kann Thrombozyten aktivieren und dadurch eine Thrombusformation beschleunigen [66]. Ein weiterer Nachteil des unfraktionierten Heparins ist die interindividuell unterschiedliche Wirksamkeit mit der Notwendigkeit zu häufigen Kontrollen des aPTT-Wertes. Die schlechte Steuerbarkeit der Substanz wird hervorgerufen durch Bindung nicht nur an Antithrombin, sondern auch an andere Plasmaproteine und Endothelzellproteine. An Blutgerinnsel gebundenes Thrombin wird von unfraktioniertem Heparin praktisch nicht erreicht und auch die Sensitivität gegenüber Plättchenfaktor 4 vermindert die Wirksamkeit der Substanz. Besonders bedenklich ist jedoch die Häufigkeit von unvorhersehbaren Nebenwirkungen, insbesondere der mit potentiell lebensbedrohlichen arteriellen Thrombosen einhergehenden heparinassoziierten Thrombozytopenie Typ II [67].

Niedermolekulare Heparine

Von den kommerziell erhältlichen niedermolekularen Heparinen sind Enoxaparin [68, 105], Dalteparin [70, 71] und Nadroparin [103] auf ihren Nutzen beim akuten Koronarsyndrom bzw. Non-Q-Infarkt getestet worden. Diese Wirkstoffe werden durch chemische oder enzymatische Spaltung des unfraktionierten Heparins hergestellt und stellen wie die Ausgangssubstanz ein Gemisch unterschiedlich sulfatierter Polysaccharidketten variabler Länge, jedoch weniger als 18 Sacchariden, dar. Das damit auf 4000–6000 Dalton verminderte mittlere Molekulargewicht der Substanzen bietet mehrere Vorteile. Es erhöht die Bioverfügbarkeit nach subkutaner Anwendung, es verlängert die Plasmahalbwertzeit und erhöht die Resistenz gegenüber Plättchenfaktor 4. Der antikoagulatorische Effekt wird dadurch vorhersehbarer und Routinelaborkontrollen der Wirkung sind nicht erforderlich.

Ebenso wie unfraktioniertes Heparin wird niedermolekulares Heparin renal elimiert. Deshalb sollte bei niereninsuffizienten Patienten eine Dosisanpassung erfolgen und ggf. die Anti-Xa-Aktivität im Plasma bestimmt werden..

Eine heparininduzierte Thrombozytopenie (HIT-II-Syndrom) tritt unter niedermolekularem deutlich seltener als unter unfraktioniertem Heparin auf [104]. Auch die Plättchenaktivierung scheint unter niedermolekularem Heparin gegenüber unfraktioniertem Heparin deutlich reduziert zu sein.

Ein weiterer Unterschied zu unfraktioniertem Heparin ist die relative Erhöhung der Anti-Faktor-Xa- gegenüber der Anti-Faktor-IIa-Aktivität. In diesem Punkt unterscheiden sich die gegenwärtig kommerziell erhältlichen niedermolekularen Heparine und sollten daher, wie auch von der Weltgesundheitsorganisation und der amerikanischen FDA gefordert, individuell in ihrer Wirksamkeit für definierte Indikationen betrachtet werden. Präparate mit niedrigem Faktor-Xa- zu Faktor-IIa-Verhältnis sind ähnlich dem unfraktionierten Heparin, während solche mit einem hohen Verhältnis bessere Resultate zeitigen. Unter diesem Aspekt erscheint eine kürzlich erfolgte Metaanalyse [69] der niedermolekularen Heparine, die keine Überlegenheit der Substanzen gegenüber unfraktioniertem Heparin fand, nicht geeignet zur Überprüfung ihrer Wirksamkeit zu sein.

Enoxaparin (Clexane)

Enoxaparin hat ein Faktor-Xa/Faktor-IIa-Verhältnis von 3,8 und wurde in der ESSENCE-Studie und der TIMI-11b-Studie mit unfraktioniertem Heparin zur Behandlung von instabiler Angina und Non-Q-wave-Infarkt verglichen [68, 105]. 3170 Patienten, welche die Substanzen randomisiert in Verbindung mit ASS erhielten, wurden über im Mittel 3,1 Tage behandelt. Nach 14 Tagen, 30 Tagen und nach 1 Jahr war der kombinierte Endpunkt von Tod, Myokardinfarkt und rezidivierender Angina pectoris in der mit Enoxaparin behandelten Gruppe signifikant vermindert.

Die positiven ESSENCE-Ergebnisse wurden in der TIMI 11b-Studie mit 3910 Patienten bestätigt. Allerdings konnte kein zusätzlicher Behandlungsvorteil durch eine verlängerte Behandlung mit Enoxaparin über 43 Tage erzielt werden.

Sowohl ESSENCE als auch TIMI 11b erbrachten keinen signifikanten Vorteil bezüglich der Letalität als isoliertem Endpunkt.

Dalteparin (Fragmin)

Für Dalteparin (Faktor-Xa/Faktor-IIa-Verhältnis von 2,7) zeigte die FRIC-Studie eine Gleichwertigkeit gegenüber unfraktioniertem Heparin bei der Behandlung von 1482 Patienten mit Angina pectoris und EKG-Veränderungen [70]. Auch hier konnte eine Verlängerung der Behandlungsphase auf 45 Tage keine zusätzlichen Vorteile erbringen.

Die FRISC- [71] und FRISC-II-Studien [100] verglichen bei 1506 bzw. 2267 Patienten die Behandlung mit Dalteparin im Vergleich zu Placebo. In FRISC war nach 6 Tagen die Häufigkeit von Tod und Myokardinfarkt um 63% niedriger unter Dalteparin, dieser Vorteil war jedoch nach 40 Tagen nicht mehr signifikant. Ebenso war die in FRISC II nach 30 Tagen erzielte Reduktion von Tod und Myokardinfarkt von 5,9% auf 3,1% nach 3 Monaten der Behandlung mit Dalteparin nicht mehr signifikant.

Nadroparin (Fraxiparin)

In die FRAXIS-Studie wurden 3468 Patienten mit instabiler Angina und Non-Q-Infarkt eingeschlossen. Es wurde für Nadroparin lediglich die Gleichwertigkeit zu unfraktioniertem Heparin bewiesen. Nach 14 Tagen betrug die Inzidenz des primären Endpunktes (kardiovaskulärer Tod, MI oder refraktäre bzw. rezidivierende Angina pectoris, Revaskularisationen) 18,1% für unfraktioniertes Heparin und 17,8% unter 6-tägiger Nadroparintherapie und 20,0% bei 14 Tage dauernder Nadroparinbehandlung. Eine Anwendungsdauer von 14 Tagen bedingte eine Erhöhung des Blutungsrisikos gegenüber den Vergleichsgruppen.

Direkte Thrombininhibitoren

In dieser Substanzgruppe sind z. Z. Hirudin und seine Derivate Hirulog, Argatroban, Efegatran und Inogatran verfügbar [72]. Im Gegensatz zu den Heparinen, welche an die Faktoren IIa und Xa binden, inhibieren die direkten Antithrombine die Thrombinbildung unabhängig von der Antithrombin-III-Aktivität. Dadurch sollten sie eine bessere Hemmung von thrombusgebundenem Thrombin bewirken können.

Die OASIS-2-Studie zeigte bei Patienten mit akuter Myokardischämie ohne ST-Hebung eine Überlegenheit von rekombinatem Hirudin gegenüber unfraktioniertem Heparin bezüglich der Verhinderung von Todesfällen, Myokardinfarkten und refraktärer Angina pectoris nach 72 h und 7 Tagen (5,6 gegenüber 6,7%, p=0,01), obwohl schwere Blutungen häufiger waren (1,2 gegenüber 0,7%, p=0,01) [73].

Als direkter Thrombininhibitor wurde Hirudin in der GUSTO-IIb-Studie bei Patienten mit akutem Koronarsyndrom und EKG-Veränderungen eingesetzt [74]. Nach 30 Tagen ergab sich eine nicht signifikante 11%ige Reduktion von Tod und Myokardinfarkt gegenüber Heparin, wobei das Risiko für mittelschwere, aber nicht schwere, Blutungen unter Hirudin erhöht war [75]. In der TIMI-7-Studie wurde Hirulog in Kombination mit Aspirin verwendet und führte in einer Dosis von 1,0 mg/kg/h zu weniger Toden und nicht tödlichen Myokardinfarkten bis zur Entlassung [76].

Nachteile von Hirudin sind die intravenöse Anwendung und die Notwendigkeit einer Therapiekontrolle, die mittels der Ecarinzeit erfolgen sollte [77].

Zusammenfassend zeigen die Studien für die Behandlung mit Hirudin und Hirudinanaloga eine Tendenz zu weniger Infarkten und Todesfällen, jedoch häufigeren Blutungen. Die nach aktueller Datenlage gegebene Wirksamkeit und Sicherheit dieser Substanzen hat bislang nicht zu einer allgemeinen Akzeptanz und einem verbreiteten Einsatz bei Patienten mit akutem Koronarsyndrom geführt. Einen festen Platz hat Hirudin inzwischen bei der Behandlung des HIT-Syndroms des Typs II [78].

Fibrinolytika

Bei Patienten mit akutem Koronarsyndrom und ST-Elevation ist der Nutzen der Fibrinolytika derzeit unbestritten (s. Kap. 5.2). Daher sollte bei fehlenden Kontraindikationen und nicht umgehend verfügbaren invasiven Therapiemöglichkeiten die Fibrinolyse stets eingesetzt werden. Sie stellt für die meisten Patienten die optimale Möglichkeit zur frühen Erreichung eines TIMI-3-Flusses in der betroffenen Koronararterie.

Obwohl initiale Studien mit kleinen Patientenzahlen einen günstigen Effekt der Fibrinolyse auch bei Patienten mit instabiler Angina und NSTMI nachweisen konnten, hat die TIMI-IIIb-Studie einen Anstieg der Häufigkeit von Tod, Myokardinfarkt und Blutungen bei Patienten mit instabiler Angina und Non-Q-wave-Infarkt [106] gezeigt. Der fehlende Nutzen bei Patienten ohne ST-Elevation wurde in anderen Studien bestätigt. Auch in Kombination mit der PTCA ist kein Nutzen der Fibrinolyse dokumentiert.

Fibrinolytika sollten daher bei Patienten mit akutem Koronarsyndrom ohne ST-Elevation nicht eingesetzt werden.

Konventionelle antianginöse Therapie

Bettruhe ist indiziert für symptomatische Patienten, beschwerdefreie Patienten können teilmobilisiert werden (Bettkante, Sessel). Zyanose, Atemnot oder andere Hochrisikokriterien machen die Anwendung von Sauerstoff erforderlich. Die adäquate Oxygenierung kann bei Patienten, deren Hypoxierisiko hoch ist, über die Pulsoxymetrie oder Blutgasanalyse kontrolliert werden.

Nitrate

Nitrate sind wohl die am weitesten verbreitete Medikamentengruppe zur Behandlung der akuten Angina pectoris. Obwohl überzeugende Daten fehlen, die zeigen, dass Nitrate die Letalität reduzieren oder eine Infarkt verhindern können, ist ihre antiischämische und antianginöse Wirkung sowohl empirisch als auch theoretisch belegt [79, 80]. Sie reduzieren Vor- und Nachlast des Ventrikels und senken dadurch den myokardialen Sauerstoffverbrauch. Zudem bewirken sie eine arterielle Vasodilatation, können Koronarspasmen beheben und inhibieren möglicherweise auch die Thrombozytenaggregation [81].

Die intravenöse Gabe stellt neben der sublingualen Applikation die bevorzugte Anwendungsweise beim akuten Koronarsyndrom dar. Wenn die 3-malige Applikation von 2 Sprühstößen oder 1 Kapsel Nitroglyzerin keine Besserung der Symptomatik bewirkt, sollte auf intravenöse Therapie umgestellt werden. Sie bietet den Vorteil einer leichten Titrierbarkeit (Dosen von 10 μg/min, Steigerung je nach Symptomatik alle 3–5 min, bis 200 μg/min), wobei neben der Schmerzsymptomatik der Blutdruck als Leitwert dienen kann. Er sollte, wenn es die Ausgangswerte und die Hämodynamik des Patienten erlauben, um etwa 20% gesenkt werden. Eine Nitrattoleranz ist nach 24 h kontinuierlicher Anwendung zu erwarten, die zugrunde liegenden Mechanismen sind nach wie vor unklar [82]. Mit niedrigen oder intermittierenden Nitratdosen kann dem Entstehen einer Toleranz entgegengewirkt, mit einer Dosiserhöhung oder einem nitratfreien Intervall der schon bestehenden Tachyphylaxie begegnet werden [27].

Als Kontraindikation gegen die Anwendung von Nitraten ist insbesondere die Einnahme von Sildenafil während der letzten 24 h zu erwähnen.

Betablocker

Betablocker gehören heute zur Standardtherapie der Angina pectoris und ihr Nutzen ist besonders für Infarktpatienten und in der Postinfarktphase belegt. Ihre positive Wirkung ist insbesondere durch die Senkung des myokardialen Sauerstoffverbrauchs bedingt. Die Daten zur Anwendung von Betablockern bei akutem Koronarsyndrom ohne ST-Hebung sind jedoch limitiert [83, 84]. Eine Metaanalyse von 4700 Patienten mit instabiler Angina weist auf eine Reduktion der Letalität von 13% ($p<0{,}04$) durch Behandlung mit Betablockern hin [85]. Der pathophysiologische Zusammenhang von instabiler Angina und Myokardinfarkt hat zur allgemeinen Empfehlung von Betablockern als Medikament der 1. Wahl geführt [27]. Unter Beachtung der üblichen Kontraindikationen, bei akutem Koronarsyndrom insbesondere der Berücksichtigung bradykarder Rhythmusstörungen und Zeichen der Herzinsuffizienz, sind die intravenöse und orale Anwendung wahrscheinlich gleichwertig. Der intravenösen Anwendung von kurz wirksamen Substanzen sollte wegen besserer Steuerbarkeit in der Initialphase der Vorzug gegeben werden [5, 27], insbesondere sollte sie jedoch bei Hochrisikopatienten Anwendung finden. Patienten mit mittlerem bis niedrigem Risiko bei akutem Koronarsyndrom können oral anbehandelt werden. Bewährt hat sich Metoprolol, intravenös 5 mg alle 5 min bis zu einer Gesamtdosis von 15 mg und 15 min nach der letzten intravenösen Gabe oral 25–50 mg, alle 6 h über 48 h. Danach beträgt die Erhaltungsdosis 100 mg 2-mal täglich.

Zu beachten unter Betablockergabe sind Herzfrequenz und Blutdruck, EKG (Leitungsblock) sowie regelmäßige Auskultation auf pulmonale Stauungszeichen und Bronchospasmen.

Kalziumantagonisten

Sowohl die Dihydropyridine wie Nifedipin als auch die Nicht-Dihydropyridine wie Diltiazem und Verapamil bewirken koronare Vasodilatation und Blutdrucksenkung [86, 87, 88]. Dabei haben die Dihydropyridine eine vergleichsweise stärkere vasodilatatorische und geringere negativ-inotrope und negativ-chronotrope Wirkung.

Calciumantagonisten sind effektiv zur Behandlung der Symptomatik, aber die randomisierten Studien zeigen keine Reduktion von Letalität oder Infarktraten [85].

Diltiazem ist für Patienten mit akutem Koronarsyndrom sinnvoll, wenn keine Zeichen der Lungenstauung und der linksventrikulären Dysfunktion vorliegen. Mortalität und Reinfarkte konnten durch Diltiazem nach einer mittleren Nachbeobachtungszeit von 25 Monaten gegenüber Placebo um 30% verringert werden [88, 89].

Negativ wirkt sich bei Patienten mit akutem Koronarsyndrom wahrscheinlich die durch Kalziumantagonisten bedingte Erhöhung der Herzfrequenz aus. Daher stellt in dieser Situation die Gabe von Kalziumantagonisten zusätzlich zu einem Betablocker eine ideale Kombinationstherapie dar. Der Nutzen dieser Kombination beim akuten Koronarsyndrom wurde bislang noch nicht klinisch geprüft. Allerdings ist die Gabe eines kurz wirksamen Dihydropyridins auch in Kombination wahrscheinlich nicht sinnvoll und ohne gleichzeitige Gabe eines Betablockers sicher kontraindiziert.

Empfohlen werden kann der Einsatz von Kalziumantagonisten derzeit nur bei Patienten, die zusätzlich zu Betablocker und Nitrat eine weitere antianginöse Therapie benötigen oder bei denen sich Betablocker und Nitrat als unwirksam erwiesen haben. Bei schwerer linksventrikulärer Dysfunktion und manifestem Lungenödem sollten Kalziumantagonisten vermieden werden.

Andere Substanzen

Unbestritten, jedoch kaum prospektiv randomisiert untersucht, ist der Nutzen von Analgetika, Opiaten und Sedativa. Sie gehören zur Basistherapie von Patienten mit akutem Koronarsyndrom und sollten zur symptomatischen Therapie wie auch zur Reduktion der zentral-sympathischen Stimulation Anwendung finden. Sie sollten vor allem bei Patienten, die nicht auf Nitrate ansprechen, eingesetzt werden. Die empfohlene Dosis ist 1–5 mg Morphin langsam i. v.

In Zukunft könnten sich weitere Substanzen als sinnvoll für die Therapie des akuten Koronarsyndroms zeigen. Untersucht wird derzeit der Einsatz von Statinen in der MIRACL-Studie (Myocardial Ischemia Reduction with Aggressive Cholesterol Lowering) [90]. Möglicherweise werden die Statine auch in der Akuttherapie einen gesicherten Platz finden, da ihnen eine antiinflammtorische und plaquestabilisierende Wirkung zugeschrieben wird. Der Einsatz von Statinen in der Sekundärprophylaxe ist inzwischen sehr gut belegt. Diese Medikametengruppe sollte keinem Patienten in der Postakutphase vorenthalten werden, sofern sich abzeichnet, dass der LDL-Cholesterinspiegel durch alleinige diätetische Maßnahmen nicht unter 100 mg/dl zu senken ist [91]. Laut Empfehlung der American Heart Association sollten bei Patienten mit koronarer Herzkrankheit bei LDL-Spiegeln über 130 mg/dl Statine eingesetzt werden [92].

Die Angiotensin-converting-enzyme-(ACE-)Hemmer reduzieren die Letalität von Patienten mit Myokardinfarkt und von Patienten mit linksventrikulärer Dysfunktion nach Myokardinfarkt oder bei Diabetikern. Daher sollten ACE-Hemmer bei diesen Patienten als auch bei Patienten mit akutem Koronarsyndrom eingesetzt werden, insbesondere, wenn der Blutdruck unter Nitraten und Betablockern alleine nicht ausreichend gesenkt werden kann.

Interventionelles Vorgehen

Wie die Wahl der Medikamente, so wird auch die grundsätzliche Entscheidung für ein früh-konservatives oder früh-interventionelles Vorgehen sowie der Einsatz von Angiographie und ggf. der perkutanen Koronarangioplastie im Einzelfall maßgeblich von den Präferenzen und zur Verfügung stehenden technischen Möglichkeiten des behandelnden Arztes mitbestimmt.

Die Erfolgsraten bei koronaren Eingriffen konnte insbesondere durch den Einsatz von Glykoprotein-IIb/IIIa-Antagonisten (s. oben) und Stents in den letzten

Jahren deutlich verbessert werden. Die alleinige PTCA hat bei der instabilen Angina erhebliche Risiken, und die Inzidenz der Komplikationen liegt weitaus höher als bei elektiven Eingriffen. So wird eine periprozedurale Mortalität von bis zu 5,4%, Myokardinfarkte bei bis zu 9%, Notfall-Bypassoperationen bei bis zu 12% und letztlich eine Restenoserate von 42% berichtet [93, 94]. Der Einsatz von Stents brachte jedoch erhebliche Verbesserungen mit sich. Initiale Erfolgsraten der Eingriffe liegen damit bei 96% gegenüber 90% ohne Stent ($p=0{,}01$), die Restenoserate nach 6 Monaten sinkt von 31% auf 16% ($p>0{,}001$) und das ereignisfreie Überleben steigt von 79% auf 89% über die ersten 6 Monate [95]. Dabei ist das Risiko für eine Akutokklusion, einen Myokardinfarkt oder eine Notfall-Bypassoperation heute niedriger als 2% [96].

Es bleibt dennoch weiterhin umstritten, welcher Behandlungstrategie unter welchen Umständen bei welchen Patienten der Vorzug zu geben ist. Daher werden derzeit, beispielsweise vom International Cardiology Forum, keine Empfehlungen diesbezüglich abgegeben [5].

Mit der Koronarangiographie kann der Gefäßstatus früh evaluiert und darauf basierend eine Therapiestrategie festgelegt werden. Bei Patienten mit akutem Koronarsyndrom zeigt sich bei etwa 40% eine koronare Dreigefäßerkrankung, bei 20% eine Zweigefäßerkrankung, bei ebenfalls 20% eine Hauptstammstenose und bei 10% eine Eingefäßerkrankung, während 10% keine kritischen Koronarstenosen aufweisen.

Die TIMI-IIIB-Studie [97, 98] verglich eine früh-invasive (innerhalb von 48 h) mit einer konservativen Therapie und zeigte, dass eine frühe Koronarangiographie zwar nicht die Häufigkeit von größeren kardialen Ereignissen, wohl aber die Rate der Wiederaufnahme zur stationären Behandlung zu senken vermochte. Der Endpunkt von Tod, nichttödlichem Myokardinfarkt und Unfähigkeit zur Durchführung einer Ergometrie war 6 Wochen nach Aufnahme in die Studie mit 16,2% (invasiv) gegenüber 18,1% (konservativ) statistisch nicht signifikant unterschiedlich. Konservativ behandelte Patienten waren allerdings länger hospitalisiert und benötigten höhere Dosen antianginöser Medikamente.

Auch die VANQWISH-Studie (Veterans Affairs Non-Q-Wave Infarction Strategies in Hospital) zeigte, dass Mittel- bis Hochrisikopatienten mit akutem Koronarsyndrom keinen Vorteil von einer frühen invasiven Strategie haben [99]. Sie wiesen vielmehr einen Trend zu erhöhter Letalität auf. Auch in der Subgrup- penanalyse konnte kein Subgruppe identifiziert werden, die von einem invasiven Vorgehen profitierte. Bemerkenswert ist die hohe Letalität (12%) der bypassoperierten Patienten in dieser Untersuchung.

Demgegenüber war in der FRISC-II-Studie [100, 101] (s. auch oben) bei 2457 Patienten mit instabiler Angina und Non-Q-Infarkt die Häufigkeit von Myokardinfarkten und Todesfällen mit 9,4% bei einem invasiven Vorgehen deutlich niedriger als unter konservativer Therapie (12,1%, $p=0{,}031$). Die Patienten waren zuvor über 5 Tage mit 2-mal 120 IU/kg Dalteparin s. c. und konservativer Standardtherapie vorbehandelt worden und danach randomisiert invasiv oder konservativ behandelt worden. Bei einer Revaskularisierungsrate von 78% innerhalb von 4–7 Tagen in der invasiven Gruppe und 38% in der konservativen Gruppe (im Mittel nach 16–28 Tagen durchgeführt) war der kumulative Endpunkt aus Tod und

Myokardinfakt mit 9,4% in der invasiven Gruppe signifikant niedriger als mit 12,1% in der konservativen Behandlungsgruppe. In der Subgruppenanalyse beschränkte sich dieser Vorteil auf Patienten männlichen Geschlechts. Erneute Angina und wiederholte Krankenhauseinweisungen waren nach der invasiven Strategie um 50% reduziert.

Registerdaten aus dem multinationalen OASIS-Register zeigen keine signifikanten Unterschiede im kombinierten Endpunkt von Myokardinfarkt und Tod bei interventionellem oder konservativem Vorgehen [102]. Refraktäre Angina und Rehospitalisierung waren seltener in Ländern mit invasivem Therapieansatz, dies jedoch auf Kosten einer erhöhten Häufigkeit an Schlaganfällen und großen Blutungen.

Die Wahl zwischen invasiver und konservativer Therapie wird auch in den nächsten Jahren kontrovers bleiben. Es ist wahrscheinlich wenig sinnvoll, beide als diametrale Gegensätze zu sehen, vielmehr sollten sie einander ergänzende Therapieprinzipien bilden. Ist ein Patient unter kombinierter medikamentöser Therapie nicht zu stabilisieren, dann stellt das invasive Vorgehen die Therapie der Wahl dar.

Risikoindikatoren, die für ein früh-invasives Vorgehen sprechen sind eine therapierefraktäre Ruheangina, Zeichen der Herzinsuffizienz, eingeschränkte linksventrikuläre Pumpfunktion, hämodynamische Instabilität, anhaltende ventrikuläre Tachykardien, Koronarintervention in den letzten 6 Monaten, ein Zustand nach Bypassoperation oder Hinweise auf hohes Risiko in nichtinvasiven Belastungsuntersuchungen. Die Entscheidung zur invasiven Diagnostik und Therapie ist stets auch abhängig von den zur Verfügung stehenden technischen Möglichkeiten zu treffen. Die FRISC-Studie weist darauf hin, dass eine initial medikamentöse Stabilisierung über einige Tage mit anschließender früh-invasiver Diagnostik sinnvoll ist. Der koronarmorphologische Befund kann dann entscheidende Hinweise dafür geben, ob der Patient konservativ weiterbehandelt werden kann, eine Koronarangioplastie erhalten soll oder von einer Bypassoperation profitieren wird. Die Beantwortung dieser Fragen bleibt weiteren Studien in der Zukunft überlassen.

Eine Zusammenfassung der Empfehlungen zur Behandlung von Patienten mit akutem Koronarsyndrom gibt Abb. 4-1.

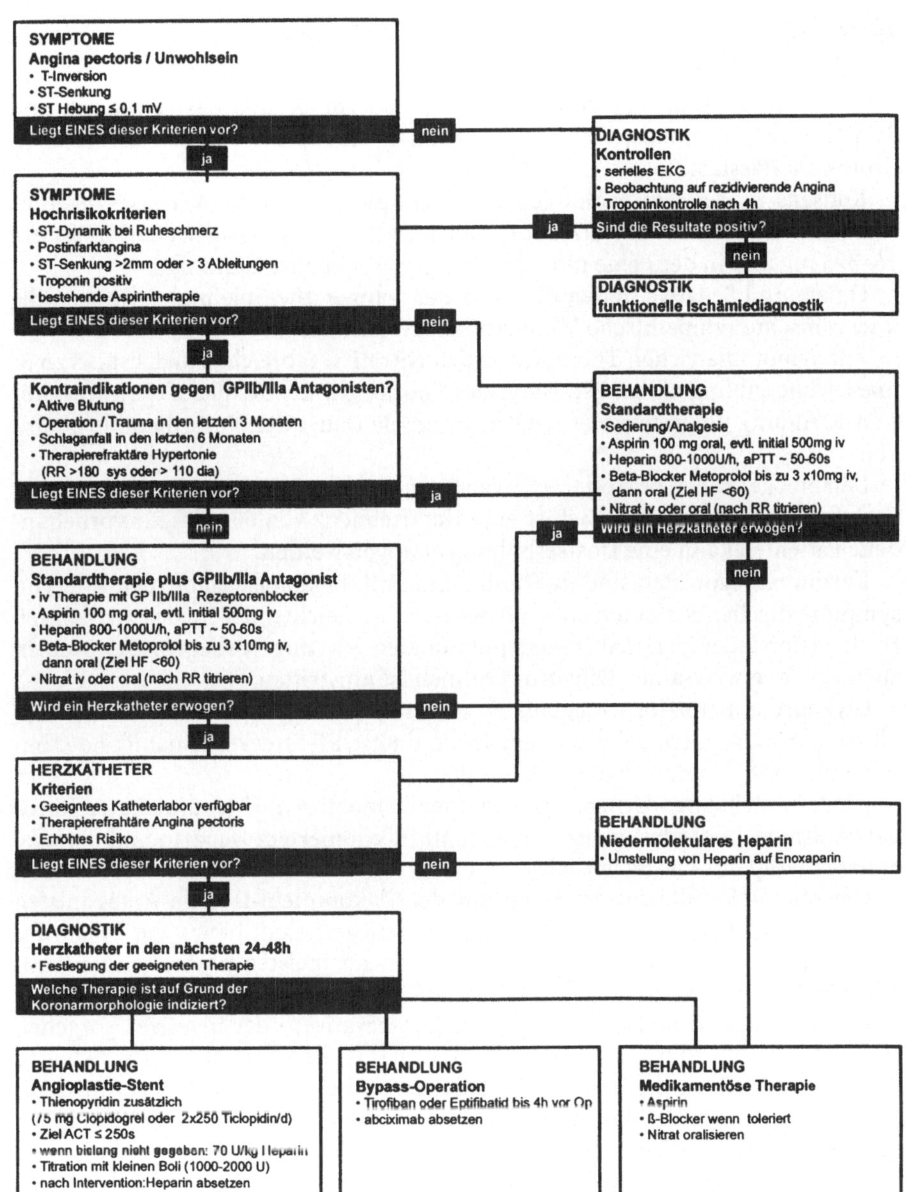

Abb. 4-1. Empfehlungen zur Behandlung von Patienten mit akutem Koronarsyndroms

Fazit

Eine Risikostratifizierung mittels Gesamtschau von Klinik, EKG-Dynamik und Troponin als Serummarker ist für eine rationale Therapie des akuten Koronarsyndroms unerlässlich.

Konsens in den Empfehlungen zur Therapie des akuten Koronarsyndroms herrscht bezüglich des Einsatzes von Aspirin, welches frühzeitig in einer Dosis von 16–325 mg und in der Folge mit 60–125 mg/d gegeben werden sollte.

Opiate und Sedativa bilden die Basis der Schmerztherapie und vermögen die unerwünschte sympathische Stimulation zu verringern.

Zur symptomatischen Therapie werden Nitrate verabreicht, zunächst bis zu 3-mal 2 Hübe sublingual, bei Persistenz des Thoraxschmerzes soll auf die intravenöse Anwendung umgestellt werden. Die optimale Dauer der Nitrattherapie ist unklar.

Betablocker sollen oral oder intravenös, zunächst möglichst in kurz wirksamer Form, verabreicht werden. Ziel ist eine Herzfrequenz von 60/min, für vorbehandelte Patienten kann eine Dosiserhöhung erwogen werden.

Kalziumantagonisten sind in Kombination mit Betablockern bei persistierend symptomatischen Patienten sinnvoll, wenn keine Zeichen der linksventrikulären Dysfunktion oder der manifesten pulmonalen Stauung vorliegen. Der Nutzen auch von lang wirksamen Dihydropyridinen ist umstritten.

Glykoprotein-IIb/IIIa-Antagonisten sollten bei allen Patienten ohne Kontraindikation insbesondere bei positivem Troponintest, ST-Streckendynamik oder bestehender ASS-Therapie eingesetzt werden.

Niedermolekulares Heparin ist zur medikamentösen Therapie akuter Koronarsyndrome zumindest gleichwertig zu unfraktioniertem Heparin und hat eine höhere therapeutische Sicherheit.

Obwohl mit Einführung der Stents und der Glykoprotein-IIb/IIIa-Antagonisten die Erfolgsraten der Koronarintervention gestiegen sind, bleibt die Frage des günstigsten Interventionszeitpunktes und der am meisten profitierenden Subgruppen kontrovers.

Eine grundsätzliche Entscheidung für konservatives oder invasives Vorgehen ist nicht gerechtfertigt. Vielmehr sollte in Abhängigkeit sowohl von der Schwere der Symptomatik, drohender Komplikationen und des Ansprechens auf Medikamente als auch der Verfügbarkeit eines Herzkatheterlabors mit Möglichkeit zur Intervention eine individuelle Entscheidung getroffen werden.

Zwar liegen Hinweise dafür vor, dass invasiv diagnostizierte und behandelte Patienten langfristig profitieren, ein abschließendes Urteil diesbezüglich ist aber noch nicht möglich.

Literatur

1. Lubsen J (1990) Medical management of unstable angina. What have we learned from the randomized trials? Circulation 82:II82–87
2. Little WC, Constantinescu M, Applegate RJ, Kutcher MA, Burrows MT, Kahl FR, Santamore WP (1988) Can coronary angiography predict the site of a subsequent myocardial infarction in patients with mild-to-moderate coronary artery disease? Circulation 78:1157–1166
3. Falk E, Shah PK, Fuster V (1995) Coronary plaque disruption. Circulation 92:657–671
4. Braunwald E (1998) Unstable angina: an etiologic approach to management. Circulation 98:2219–2222
5. Antman EM, Fox KM (2000) Guidelines for the diagnosis and management of unstable angina and non- Q-wave myocardial infarction: proposed revisions. International Cardiology Forum. Am Heart J 139:461–475
6. Bugiardini R, Conti CR (1998) Unstable angina: prognosis of the individual patient. Clin Cardiol 21:706–710
7. Braunwald E (1989) Unstable angina. A classification. Circulation 80:410–414
8. Dangas G, Mehran R, Wallenstein S, Courcoutsakis NA, Kakarala V, Hollywood J, Ambrose JA (1997) Correlation of angiographic morphology and clinical presentation in unstable angina. J Am Coll Cardiol 29:519–525
9. Calvin JE, Klein LW, VenBerg BJ et al. (1995) Risk stratification in unstable angina. Prospective validation of the Braunwald classification. Jama 273:136–141
10. de Winter RJ, Koster RW, Schotveld JH, Sturk A, van Straalen JP, Sanders GT (1996) Prognostic value of troponin T, myoglobin, and CK-MB mass in patients presenting with chest pain without acute myocardial infarction. Heart 75:235–239
11. Hamm CW (1999) Risk stratifying acute coronary syndromes: gradient of risk and benefit. Am Heart J 138:S6–11
12. Antman EM, Sacks DB, Rifai N, McCabe CH, Cannon CP, Braunwald E (1998) Time to positivity of a rapid bedside assay for cardiac-specific troponin T predicts prognosis in acute coronary syndromes: a Thrombolysis in Myocardial Infarction (TIMI) 11 A substudy. J Am Coll Cardiol 31:326–330
13. Martin GS, Becker BN, Schulman G (1998) Cardiac troponin-I accurately predicts myocardial injury in renal failure. Nephrol Dial Transplant 13:1709–1172
14. Pettijohn TL, Doyle T, Spiekerman AM, Watson LE, Riggs MW, Lawrence ME (1997) Usefulness of positive troponin-T and negative creatine kinase levels in identifying high-risk patients with unstable angina pectoris. Am J Cardiol 80:510–511
15. Antman EM, Tanasijevic MJ, Thompson B et al. (1996) Cardiac-specific troponin I levels to predict the risk of mortality in patients with acute coronary syndromes. N Engl J Med 335:1342–1349
16. Ohman EM, Armstrong PW, Christenson RH et al. (1996) Cardiac troponin T levels for risk stratification in acute myocardial ischemia. GUSTO IIA Investigators. N Engl J Med 335:1333–1341
17. Stubbs P, Collinson P, Moseley D, Greenwood T, Noble M (1996) Prognostic significance of admission troponin T concentrations in patients with myocardial infarction. Circulation 94:1291–127
18. Lindahl B, Venge P, Wallentin L (1996) Relation between troponin T and the risk of subsequent cardiac events in unstable coronary artery disease. The FRISC study group. Circulation 93:1651–1657
19. Biasucci LM, Liuzzo G, Grillo RL, Caligiuri G et al. (1999) Elevated Levels of C-Reactive Protein at Discharge in Patients With Unstable Angina Predict Recurrent Instability. Circulation 99:855–860
20. Morrow DA, Rifai N, Antman EM, Weiner DL, McCabe CH, Cannon CP, Braunwald E (1998) C-reactive protein is a potent predictor of mortality independently of and in

combination with troponin T in acute coronary syndromes: a TIMI 11 A substudy. Thrombolysis in Myocardial Infarction. J Am Coll Cardiol 31:1460–1465
21. Ferreiros ER, Boissonnet CP, Pizarro R, Merletti PF, Corrado G, Cagide A, Bazzino OO (1999) Independent prognostic value of elevated C-reactive protein in unstable angina. Circulation 100:1958–1963
22. Cannon CP, McCabe CH, Stone PH et al. (1997) The electrocardiogram predicts one-year outcome of patients with unstable angina and non-Q wave myocardial infarction: results of the TIMI III Registry ECG Ancillary Study. Thrombolysis in Myocardial Ischemia. J Am Coll Cardiol 30:133–140
23. Stone PH, Thompson B, Zaret BL et al. (1999) Factors associated with failure of medical therapy in patients with unstable angina and non-Q wave myocardial infarction. A TIMI-IIIB database study. Eur Heart J 20:1084–1093
24. Haines DE, Raabe DS, Gundel WD, Wackers FJ (1983) Anatomic and prognostic significance of new T-wave inversion in unstable angina. Am J Cardiol 52:14–18
25. Nyman I, Areskog M, Areskog NH, Swahn E, Wallentin L (1993) Very early risk stratification by electrocardiogram at rest in men with suspected unstable coronary heart disease. The RISC Study Group. J Intern Med 234:293–301
26. Stratmann HG, Tamesis BR, Younis LT, Wittry MD, Amato M, Miller DD (1995) Prognostic value of predischarge dipyridamole technetium 99 m sestamibi myocardial tomography in medically treated patients with unstable angina. Am Heart J 130:734–740
27. Braunwald E, Jones RH, Mark DB et al. (1994) Diagnosing and managing unstable angina. Agency for Health Care Policy and Research. Circulation 90:613–622
28. Antiplatelet Trialists' Collaboration (1994) Collaborative overview of randomised trials of antiplatelet therapy–I: Prevention of death, myocardial infarction, and stroke by prolonged antiplatelet therapy in various categories of patients. B M J 308:81–106
29. Cairns JA, Gent M, Singer J et al. (1985) Aspirin, sulfinpyrazone, or both in unstable angina. Results of a Canadian multicenter trial. N Engl J Med 313:1369–1375
30. Theroux P, Ouimet H, McCans J et al. (1988) Aspirin, heparin, or both to treat acute unstable angina. N Engl J Med 319:1105–1111
31. ISIS-2 (Second International Study of Infarct Survival) Collaborative Group (1988) Randomized trial of intravenous streptokinase, oral aspirin, both, or neither among 17,187 cases of suspected acute myocardial infarction: ISIS-2. J Am Coll Cardiol 12:3A-13A
32. ISIS-3 (Third International Study of Infarct Survival) Collaborative Group (1992) ISIS-3: a randomised comparison of streptokinase vs tissue plasminogen activator vs anistreplase and of aspirin plus heparin vs aspirin alone among 41,299 cases of suspected acute myocardial infarction. Lancet 339:753–770
33. Eisenberg MJ, Topal EJ (1996) Prehospital administration of aspirin in patients with unstable angina and acute myocardial infarction. Arch Intern Med 156:1506–1510
34. The RISC Group (1990) Risk of myocardial infarction and death during treatment with low dose aspirin and intravenous heparin in men with unstable coronary artery disease. Lancet 336:827–830
35. Wallentin LC (1991) Aspirin (75 mg/day) after an episode of unstable coronary artery disease: long-term effects on the risk for myocardial infarction, occurrence of severe angina and the need for revascularization. Research Group on Instability in Coronary Artery Disease in Southeast Sweden. J Am Coll Cardiol 18:1587–1593
36. Grotemeyer KH, Scharafinski HW, Husstedt IW (1993) Two-year follow-up of aspirin responder and aspirin non responder. A pilot-study including 180 post-stroke patients. Thromb Res 71:397–403
37. Alexander JH, Harrington RA, Tuttle RH et al. (1999) Prior aspirin use predicts worse outcomes in patients with non-ST- elevation acute coronary syndromes. PURSUIT In-

vestigators. Platelet IIb/IIIa in Unstable angina: Receptor Suppression Using Integrilin Therapy. Am J Cardiol 83:1147–1151
38. Savcic M, Hauert J, Bachmann F, Wyld PJ, Geudelin B, Cariou R (1999) Clopidogrel loading dose regimens: kinetic profile of pharmacodynamic response in healthy subjects. Semin Thromb Hemost 25:15–19
39. Schomig A, Neumann FJ, Kastrati A et al. (1996) A randomized comparison of antiplatelet and anticoagulant therapy after the placement of coronary-artery stents. N Engl J Med 334:1084–1089
40. Balsano F, Rizzon P, Violi F et al. (1990) Antiplatelet treatment with ticlopidine in unstable angina. A controlled multicenter clinical trial. The Studio della Ticlopidina nell'Angina Instabile Group. Circulation 82:17–26
41. Love BB, Biller J, Gent M (1998) Adverse haematological effects of ticlopidine. Prevention, recognition and management. Drug Saf 19:89–98
42. Wood AJ (2000) Thrombotic thrombocytopenic purpura and clopidogrel–a need for new approaches to drug safety. N Engl J Med 342:1824–1826
43. Harker LA, Boissel JP, Pilgrim AJ, Gent M (1999) Comparative safety and tolerability of clopidogrel and aspirin: results from CAPRIE. CAPRIE Steering Committee and Investigators. Clopidogrel versus aspirin in patients at risk of ischaemic events. Drug Saf 21:325–335
44. CAPRIE Steering Committee (1996) A randomised, blinded, trial of clopidogrel versus aspirin in patients at risk of ischaemic events (CAPRIE). Lancet 348:1329–1339
45. Lefkovits J, Plow EF, Topol EJ (1995) Platelet glycoprotein IIb/IIIa receptors in cardiovascular medicine. N Engl J Med 332:1553–1559
46. Madan M, Berkowitz SD, Tcheng JE (1998) Glycoprotein IIb/IIIa integrin blockade. Circulation 98:2629–2635
47. Neumann FJ, Zohlnhofer D, Fakhoury L, Ott I, Gawaz M, Schomig A (1999) Effect of glycoprotein IIb/IIIa receptor blockade on platelet-leukocyte interaction and surface expression of the leukocyte integrin Mac-1 in acute myocardial infarction. J Am Coll Cardiol 34:1420–1426
48. (1997) Randomised placebo-controlled trial of abciximab before and during coronary intervention in refractory unstable angina: the CAPTURE Study. Lancet 349:1429–1435
49. Radke PW, Janssens U, Schwarz ER, vom Dahl J (1999) Therapeutic Dissolution of an Intracoronary Thrombus by Prolonged Intravenous Platelet Glycoprotein IIb/IIIa Antagonism. J Invasive Cardiol 11:679–681
50. The EPILOG Investigators (1997) Platelet glycoprotein IIb/IIIa receptor blockade and low-dose heparin during percutaneous coronary revascularization. N Engl J Med 336:1689–1696
51. Blankenship JC, Hellkamp AS, Aguirre FV, Demko SL, Topol EJ, Califf RM (1998)Vascular access site complications after percutaneous coronary intervention with abciximab in the Evaluation of c7E3 for the Prevention of Ischemic Complications (EPIC) trial. Am J Cardiol 81:36–40
52. Hamm CW, Heeschen C, Goldmann B et al. (1999) Benefit of abciximab in patients with refractory unstable angina in relation to serum troponin T levels. c7E3 Fab Antiplatelet Therapy in Unstable Refractory Angina (CAPTURE) Study Investigators. N Engl J Med 340:1623–1629
53. Topol EJ, Ferguson JJ, Weisman HF et al. (1997) Long-term protection from myocardial ischemic events in a randomized trial of brief integrin beta3 blockade with percutaneous coronary intervention. EPIC Investigator Group. Evaluation of Platelet IIb/IIIa Inhibition for Prevention of Ischemic Complication. JAMA 278:479–484
54. Platelet Receptor Inhibition in Ischemic Syndrome Management in Patients Limited by Unstable Signs and Symptoms (PRISM-PLUS) Study Investigators (1998) Inhibiti-

on of the platelet glycoprotein IIb/IIIa receptor with tirofiban in unstable angina and non-Q-wave myocardial infarction. N Engl J Med 338:1488–1497

55. The PURSUIT Trial Investigators (1998) Inhibition of platelet glycoprotein IIb/IIIa with eptifibatide in patients with acute coronary syndromes. Platelet Glycoprotein IIb/IIIa in Unstable Angina: Receptor Suppression Using Integrilin Therapy. N Engl J Med 339:436–443
56. Peterson JG, Lauer MA, Sapp SK, Topol EJ (1998) Heparin use is required for clinical benefit of GPIIb/IIIa inhibitor eptifibatide in acute coronary syndromes: insights from the PURSUIT trial. Circulation 98:I-360
57. Boersma E, Akkerhuis KM, Theroux P, Califf RM, Topol EJ, Simoons ML (1999) Platelet glycoprotein IIb/IIIa receptor inhibition in non-ST-elevation acute coronary syndromes: early benefit during medical treatment only, with additional protection during percutaneous coronary intervention. Circulation 100:2045–2048
58. Kleiman NS, Lincoff AM, Flaker GC et al. (2000) Early percutaneous coronary intervention, platelet inhibition with eptifibatide, and clinical outcomes in patients with acute coronary syndromes. PURSUIT Investigators. Circulation 101:751–757
59. Tcheng JE, Harrington RA, Kottke-Marchant K et al.(1995) Multicenter, randomized, double-blind, placebo-controlled trial of the platelet integrin glycoprotein IIb/IIIa blocker Integrelin in elective coronary intervention. IMPACT Investigators. Circulation 91:2151–2157
60. The Impact-II Investigators (1997) Randomised placebo-controlled trial of effect of eptifibatide on complications of percutaneous coronary intervention: IMPACT-II. Integrilin to Minimise Platelet Aggregation and Coronary Thrombosis-II. Lancet 349:1422–1428
61. The RESTORE Investigators (1997) Effects of platelet glycoprotein IIb/IIIa blockade with tirofiban on adverse cardiac events in patients with unstable angina or acute myocardial infarction undergoing coronary angioplasty. Randomized Efficacy Study of Tirofiban for Outcomes and REstenosis. Circulation 96:1445–1453
62. Dyke CM (1999) Safety of glycoprotein IIb-IIIa inhibitors: A heart surgeon's perspective. Am Heart J 138:307–316
63. Oler A, Whooley MA, Oler J, Grady D (1996)Adding heparin to aspirin reduces the incidence of myocardial infarction and death in patients with unstable angina. A meta-analysis. Jama 276:811–815
64. Klein LW, Wahid F, VandenBerg BJ, Parrillo JE, Calvin JE (1997) Comparison of heparin therapy for 48 hours in unstable angina pectoris. Am J Cardiol 79:259–263
65. Theroux P, Waters D, Lam J, Juneau M, McCans J (1992) Reactivation of unstable angina after the discontinuation of heparin. N Engl J Med 327:141–145
66. Barradas MA, Mikhailidis DP, Epemolu O, Jeremy JY, Fonseca V, Dandona P (1987) Comparison of the platelet pro-aggregatory effect of conventional unfractionated heparins and a low molecular weight heparin fraction (CY 222). Br J Haematol 67:451–457
67. Nand S, Wong W, Yuen B, Yetter A, Schmulbach E, Gross Fisher S (1997) Heparin-induced thrombocytopenia with thrombosis: incidence, analysis of risk factors, and clinical outcomes in 108 consecutive patients treated at a single institution. Am J Hematol 56:12–16
68. Cohen M, Demers C, Gurfinkel EP et al. (1998) Low-molecular-weight heparins in non-ST-segment elevation ischemia: the ESSENCE trial. Efficacy and Safety of Subcutaneous Enoxaparin versus intravenous unfractionated heparin, in non-Q-wave Coronary Events. Am J Cardiol 82:19L–24L
69. Eikelboom JW, Anand SS, Malmberg K, Weitz JI, Ginsberg JS, Yusuf S (2000) Unfractionated heparin and low-molecular-weight heparin in acute coronary syndrome without ST elevation: a meta-analysis. Lancet 355:1936–1942
70. Klein W, Buchwald A, Hillis SE et al. (1997) Comparison of low-molecular-weight heparin with unfractionated heparin acutely and with placebo for 6 weeks in the mana-

gement of unstable coronary artery disease. Fragmin in unstable coronary artery disease study (FRIC). Circulation 96:61–68
71. Fragmin during Instability in Coronary Artery Disease (FRISC) Study Group (1996) Low-molecular-weight heparin during instability in coronary artery disease. Lancet 347:561–568
72. Fox KA (1999) Specific antithrombins in the context of current treatment for acute coronary syndromes. Eur Heart J 20:1519–1521
73. Organisation to Assess Strategies for Ischemic Syndromes (OASIS-2) Investigators (1999) Effects of recombinant hirudin (lepirudin) compared with heparin on death, myocardial infarction, refractory angina, and revascularisation procedures in patients with acute myocardial ischaemia without ST elevation: a randomised trial. Lancet 353:429–438
74. The Global Use of Strategies to Open Occluded Coronary Arteries (GUSTO) IIb Investigators. (1996) A comparison of recombinant hirudin with heparin for the treatment of acute coronary syndromes. N Engl J Med 335:775–782
75. Topol EJ, Fuster V, Harrington RA et al. (1994) Recombinant hirudin for unstable angina pectoris. A multicenter, randomized angiographic trial. Circulation 89:1557–1566
76. Fuchs J, Cannon CP (1995) Hirulog in the treatment of unstable angina. Results of the Thrombin Inhibition in Myocardial Ischemia (TIMI) 7 trial. Circulation 92:727–733
77. Potzsch B, Hund S, Madlener K, Unkrig C, Muller-Berghaus G (1997) Monitoring of recombinant hirudin: assessment of a plasma-based ecarin clotting time assay. Thromb Res 86:373–383
78. Warkentin TE (1997) Heparin-induced thrombocytopenia. Pathogenesis, frequency, avoidance and management. Drug Saf 17:325–341
79. Corwin S, Reiffel JA (1985) Nitrate therapy for angina pectoris. Current concepts about mechanism of action and evaluation of currently available preparations. Arch Intern Med 145:538–543
80. Thadani U, Opie LH (1994) Nitrates for unstable angina. Cardiovasc Drugs Ther 8:719–726
81. Fitzgerald DJ, Roy L, Robertson RM, FitzGerald GA (1984) The effects of organic nitrates on prostacyclin biosynthesis and platelet function in humans. Circulation 70:297–302
82. Munzel T, Kurz S, Heitzer T, Harrison DG (1996) New insights into mechanisms underlying nitrate tolerance. Am J Cardiol 77:24C–30C
83. Telford AM, Wilson C (1981) Trial of heparin versus atenolol in the prevention of myocardial infarction in intermediate coronary syndromes. Lancet 1:1
84. Lubsen J, Tijssen JG (1987) Efficacy of nifedipine and metoprolol in the early treatment of unstable angina in the coronary care unit: findings from the Holland Interuniversity Nifedipine/metoprolol Trial (HINT). Am J Cardiol 60:18A–25A
85. Yusuf S, Wittes J, Friedman L (1988) Overview of results of randomized clinical trials in heart disease. II. Unstable angina, heart failure, primary prevention with aspirin, and risk factor modification. JAMA 260:2259–2263
86. Ferrari R (1996) Prognosis of patients with unstable angina or acute myocardial infarction treated with calcium antagonists. Am J Cardiol 77:22D–25D
87. Held Ph, Yusuf S, Furberg CD (1989) Calciumchannel blockers in acute myocardial infarction and unstable angina 299:1187–1192
88. Theroux P, Taeymans Y, Morisette D, Bosch X, GBP, Waters DD (1985) A randomized study comparing propanolol and diltiazem in the treatment of unstable angina. J Am Coll Cardiol 5:717–722
89. Boden WE, Krone RJ, Kleiger RE et al.(1991) Electrocardiographic subset analysis of diltiazem administration on long-term outcome after acute myocardial infarction. The Multicenter Diltiazem Post-Infarction Trial Research Group. Am J Cardiol 67:335–342

90. Schwartz GG, Oliver MF, Ezekowitz MD et al. (1998) Rationale and design of the Myocardial Ischemia Reduction with Aggressiev Cholesterol Lowering (MIRACL) study that evaluates torvastatin in unstbale angina pectoris and in non-Q-wave myocardial infarction. Am J Cardiol 81:578–581
91. (1997) Cholesterol lowering in the patient with coronary heart disease. National Cholesterol Education Program, US Departmemt of Health and Human Services, Public Health Service, National Institute of Health, National Heart, Lung, and Blood Institute, Washington DC
92. Grundy SM, Balady GJ, Criqui MH et al. (1997) When to start cholesterol lowering therapy in patients with coronary heart disease: a statment for healthcare professionals from the American Heart Association Task Force on Risk Reduction. Circulation 95:1683–1685
93. Marzocchi A, Piovaccari G, Marrozzini C (1997) Results of coronary stenting for unstable versus stable angina. Am J Cardiol 79:1314–1318
94. Bentivoglio LG, Detre K, Yeh W, Williams DO, Kelsey SF, Faxon DP (1994) Outcome of percutaneous transluminal coronary angioplasty in subtypes of unstable angina pectoris: a report on the 1985–1986 National Heart, Lung, and Blood Institute Percutaneous Transluminal Coronary Angioplasty registry. J Am Col Cardiol 24:1195–1206
95. Fischman DL, Leon MB, Baims DS et al. (1994) A randomized comparison of coronary stent placement and balloon angioplasty in the treatment of coronary artery disease. N Engl J Med 331:496–501
96. Madan M, Marquis JF, de May MR (1998) Coronary stenting in unstable angina: early and late clinical outcomes. Can J Cardiol 14:1109–1114
97. Investigators TTI (1994) Effects of tissue plasminogen activator and a comparison of early invasive and conservative strategies in unstable angia and non-Q-wave myocardial infarction: Results of the TIMI IIIB Trial. Circulation 89:1545–1556
98. Anderson HV, Gibson RS, Stone PH et al. (1997) Management of unstable angina pectoris and non-Q-wave acute myocardial infarction in the United States and Canada (the TIMI III Registry). Am J Cardiol 79:1441–1446
99. Boden WE, O'Rourke RA, Crawford MH et al. (1998) Outcomes in patients with acute Non-Q-wave myocardial infarction randomly assigned to an invasive as compared to a conservative management strategy. N Engl J Med 338:1785–1792
100. The FRISC II Investigators (1999) Long-term low-molecular-mass heparin in unstable coronary-artery disease: FRISC II prospective randomised multicentre study. Lancet 354:701–707
101. The FRISC II Investigators (1999) Invasive compared with non-invasive treatment in unstable coronary-artery disease: FRISC II prospective randomised multicentre study. Lancet 354:708–715
102. Yusuf S, Flather MP, Pogue J et al. (1998) Variations between countrie in invasive cardiac procedures and outcomes in patients with suspected unstable angina or myocardial infarction without initial ST elevation. OASIS (Organisation to Assess Strategies for Ischemic Syndromes) Registry Investigators. Lancet 352:507–514
103. The FRAXIS Study Group (1999) Comparison of two treatment durations (6 days and 14 days) of low molecular weight heparin with a 6 days treatment of unfractionated heparin in the initial management of unstable angina or non-Q-wave myocardial infarction: FRAXIS (FRAXiparin in Ischemic Syndrome). Eur Heart J 20:1553–1562
104. Warkenhei TE, Levine NN, Hirsh JI, Horsewood P, Roberts RS, Gent M, Kelton JG (1995) Heparin-induced thrombocytopenia in patients with low-molecular-weight heparin or unfractionated heparin. N Engl Med J 332:1330-1335
105. Antman EM, McCabe CH, Garfinkel EP et al. (1999) Enoxaparin prevents death and cardiac ischemic events in unstable angina/non-Q-wave myocardial infarction: results of the Thromolysis in Myocardial Infarction (TIMI) IIB trial. Circulation 100:1593–1601

106. The TIMI IIIB Investigators (1994) Effects of tissue plasminogen activator and comparison of early invasive and conservative strategies in unstable angina and non-Q-wave myocardial infarction. Results of the TIMI IIIB trial. Circulation 89:1545–1556
107. Braunwald, E et al. (2000) AHA/ACC Guidelines for unstable angina. Circulation 102:1193-1209
108. The GUSTO IV-ACS INVESTIGATORS (2001) Effect of glycoprotein IIb/IIIa receptor blocker aboximal on oukome in patients with acute coronary syndromes without early coroneary revascularization: the GUSTO IV-ACS randomised trize. Lancet 357:1915–1924

Kapitel 5

Therapie des akuten Myokardinfarkts

5.1 Erstmaßnahmen

Hans-Richard Arntz

Das Leitsymptom des Patienten mit akutem Koronarsyndrom ist der Thoraxschmerz, häufig mit Ausstrahlung. Diese kann das Abdomen, Epigastrium, Hals, Kinn, Zähne, Nacken, einen bzw. beide Arme betreffen, wobei eine extrem weite Variabilität sowohl in der Schmerzintensität als auch in der Schmerzlokalisation besteht. Gehen Symptome wie Luftnot, Schwächegefühl, Angst oder vegetative Symptomatik wie Schweißausbruch, Enuresis oder Stuhlabgang mit diesen typischen Beschwerden einher oder bestehen diese Symptome bei atypischem Beschwerdebild, ist immer differentialdiagnostisch an ein akutes Koronarsyndrom zu denken. Ältere Patienten, vor allem ältere Frauen und Diabetiker weisen relativ häufig atypische Symptomatik auf. Bei ihnen ist die Anamnese deshalb besonders sorgfältig zu erstellen.

Praktisches Vorgehen

Die praktischen Vorgehensweisen in der Prähospitalphase unterscheiden sich prinzipiell bezüglich der Erstmaßnahmen nicht von denen in der Rettungsstelle bzw. der Intensivstation des Krankenhauses. In den jüngsten Empfehlungen der Guidelines for Cardiopulmonary Resuscitation and Emergency Cardiac Care [1,2] wird das MONA-Schema (Monitoring, Oxygen, Nitro, Aspirin) für die prähospitale Behandlung des akuten Koronarsyndroms herausgestellt.

Monitoring und körperliche Untersuchung

Blutdruckmessung sowie sofortiges und kontinuierliches Rhythmusmonitoring sollten so rasch wie möglich im Rahmen der Erhebung erster anamnestischer Daten und der Erstuntersuchung erfolgen. Rhythmusstörungen sind in der Frühphase akuter Koronarsyndrome besonders häufig. Die potentiell lebensbedrohlichen tachykarden und bradykarden Rhythmusstörungen können so sofort erfasst werden. Schließlich muss daran gedacht werden, dass tachykarde Rhythmusstörungen auch bei jüngeren Patienten selbst Ursache pectanginöser Symptomatik sein können.

Zu den Grundmaßnahmen gehört neben der genauen Erfassung der Art und Dauer der Symptome die körperliche Untersuchung. An erster Stelle ist neben der Auskultation des Herzens die der Lunge zu nennen. Die Auskultation des Herzens dient vordergründig der Erkennung von Herzvitien, die häufig mit pektanginösen Beschwerden einhergehen (z. B. hypertrophe Kardiomyopathie, Aortenstenose), der Erfassung von Perikardreiben bei Perikarditis und in seltenen Fällen auch weiterer pathologischer Phänomene wie z. B. des 3. Herztons.

Die Auskultation der Lunge ist der Schlüsselschritt zur Erfassung der Linksherzinsuffizienz. In der Frühphase der beginnenden Linksherzdekompensation ist die Abgrenzung von der asthmoiden Bronchospastik häufig nur schwer oder gar nicht möglich, wenn die Akutexazerbation einer obstruktiven Lungenerkrankung differentialdiagnostisch in Frage kommt. In einem fortgeschrittenen Stadium der Linksdekompensation treten zunehmend mittel- bis grobblasige feuchte RG, zunächst in den Unterfeldern und schließlich über der gesamten Lunge, auf bis final ein anfänglich weißes, dann später hämorrhagisches, schaumiges Sekret aus der Trachea herausquillt.

Hinweise auf eine Rechtsherzinsuffizienz sind Unterschenkelödeme, Aszites, Anasarka, Pleuraerguss (Nachweis durch Perkusion der Lunge) und ein auffälliger Halsvenenstau in aufrechter Position. Letzteres Zeichen wird isoliert auch bei akuter Lungenembolie beobachtet und ist zusammen mit Tachykardie bei gleichzeitig akut aufgetretener Luftnot häufig wegweisend in der Differentialdiagnose. Die orientierende Untersuchung des Abdomens, vor allem bei Schmerzausstrahlung ins Epigastrium (Abwehrspannung?), ist von Bedeutung zur Abgrenzung akuter abdomineller Prozesse.

O_2-Gabe

Sauerstoff (4–8 l/min über eine Nasensonde, Nasenbrille oder Maske) sollte allen Patienten mit akutem Koronarsyndrom angeboten werden. Ein erhöhtes Sauerstoffangebot kann zur Ischämiebegrenzung beitragen. Unbedingt notwendig und von den Patienten auch sofort erleichternd empfunden ist Sauerstoffgabe bei Linksherzinsuffizienz. Sind die Zeichen der Linksherzinsuffizienz trotz O_2-Gabe und angemessener ergänzender Therapie (s. unten) progredient, sollte die endotracheale Intubation und die maschinelle Beatmung mit initialem FiO_2 von 1 und positiv endexpiratorischen Druck (PEEP) von 5–10 mmH_2O in Neuroleptanalgesie nicht zu lange herausgezögert werden.

EKG-Registrierung

In der weiteren Abklärung und in der Differentialdiagnostik ist die Registrierung eines kompletten EKG mit 12 Ableitungen die wichtigste Maßnahme (s. Kap. 3.2). Enzymbestimmungen sind in der Frühphase des Infarkts nicht verlässlich aussagefähig (s Kap. 3.4).

Venöser Zugang

Als nächster Schritt sollte so früh wie möglich eine peripher-venöse Verweilkanüle gelegt werden. Eine frühzeitig gelegter intravenöser Zugang garantiert eine rasch greifende, exakt gesteuerte symptomatische und kausale Therapie und erweist sich im Fall einer jederzeit möglichen plötzlich eintretenden lebensbedrohlichen Komplikation als äußerst nützlich, da er eine sofortige Behandlung ermöglicht. Grundsätzlich sollten alle notwendigen Medikamente in der Akutphase des Koronarsyndroms intravenös gegeben werden. Nur für Nitropräparate ist der primäre Weg die sublinguale Gabe. Intramuskuläre Injektionen sind wegen der in Frage kommenden Reperfusionstherapie und der dabei notwendigen Antikoagulation kontraindiziert. Orale Medikamentengaben sind im Wirkungseintritt zu langsam und finden häufig nicht ihr Ziel, da die Patienten über Übelkeit klagen bzw. häufig sogar erbrechen müssen.

Zentral-venöse Zugänge sind nur bei Fehlen jeder peripheren Zugangsmöglichkeit in der Prähospitalphase indiziert. Auf die Möglichkeit der Punktion der V. jugularis externa (u. U. in Lokalanästhesie) sei ausdrücklich verwiesen. Auch im Notfall sollten Punktionen nicht komprimierbarer Gefäße (vor allem V. subclavia und V. anonyma) unterbleiben. Dies gilt selbst für die Situation der kardiopulmonalen Reanimation, bei der ebenfalls bevorzugt periphere Venen (V. jugularis externa!) punktiert werden sollten. Fehlpunktionen beim Versuch des Zugangs nicht komprimierbarer Gefäße behindern oder gefährden evtl. notwendige therapeutische Maßnahmen, so z. B. die Thrombolyse oder auch die notwendige intensive Antikoagulation bei durchzuführender perkutaner Koronarintervention.

Nitro, Schmerzbehandlung und Anxiolyse

In zahlreichen Fällen sind die Schmerzen bei akutem Koronarsyndrom derartig ausgeprägt, dass eine Behandlung sofort auch noch vor Registrierung eines ersten EKG's notwendig wird. Darüber hinaus stimuliert Schmerz den Sympatikus mit resultierend erhöhter Herzfrequenz und Blutdruck und dementsprechend gesteigertem Sauerstoffverbrauch in dem sowieso schon ischämischen Myokard. Die Beherrschung des Schmerzes ist daher ein kausales Therapieprinzip.

Bei einem Blutdruck von über 90 mmHg systolisch ist als Erstmaßnahme die Gabe von 0,4–0,8 mg Glyzeroltrinitrat als Spray oder als Zerbeißkapsel sublingual sinnvoll. Diese Dosis kann in Abständen von wenigen Minuten bei Bedarf unter Blutdruckkontrolle wiederholt werden. Eine intravenöse Gabe von Nitropräparaten kann für Patienten mit schwerer akuter linksventrikulärer Insuffizienz und hohem arteriellen Blutdruck vorteilhaft sein. Nitro führt nicht nur zu einer Aufhebung evtl. bestehender Koronarspasmen. Über die Senkung des Preload (venöses Pooling) und begrenztem Umfang auch des Afterload (Blutdrucksenkung) wird insgesamt der linke Ventrikel entlastet und so eine bestehende Druckerhöhung im kleinen Kreislauf reduziert.

Bei systolischen Blutdruckwerten unter 90 mmHg sind Nitropräparate kontraindiziert. Besteht gleichzeitig eine Bradykardie mit höhergradigem SA- oder gar AV-Block ist die Anwendung von Nitro besonders gefährlich, da die Kompensation eines abfallenden Blutdrucks durch Frequenzsteigerung unmöglich sein kann. Besonders kritisch ist die Gabe von Nitropräparaten bei niedrigem Druck, AV-Block und rechtsventrikulärer Infarktbeteiligung, die bei Zeichen des inferioren Myokardinfarkts (ST-Hebung in II, III aVF) und gleichzeitig bestehender ST-Streckenhebung in V_4 rechts vermutet werden muss [3].

Sind die Schmerzen durch Nitropräparate nicht rasch und gänzlich zu beseitigen, sind Opiate vor allem Morphin, in wiederholten Einzeldosen von 3–5 mg i. v. in Abständen von einigen Minuten bis zur weitestgehenden Schmerzfreiheit indiziert. Darüber hinaus senken Opiate den linksventrikulären Füllungsdruck. Opiate wirken auch anxiolytisch. In seltenen Fällen kann die zusätzliche Gabe einer geringen Dosis von Sedativa, z. B. Benzodiazepinen, zur Anxiolyse sinnvoll sein. Es ist allerdings daran zu denken, dass sie in Kombination mit Opiaten zu einer deutlichen Blutdrucksenkung führen können.

Vagale Reaktion

In der Frühphase akuter Koronarsyndrome und speziell beim manifesten akuten Myokardinfarkt sind Übelkeit, Erbrechen und symptomatische Bradykardie häufige Erscheinungen. Sie sind Ausdruck eines ausgeprägten Vagotonus, können aber auch in der Folge der Injektion von Opiaten kurzfristig auftreten. Bei Übelkeit, aber auch bei morphinbedingtem Erbrechen sind Antiemetika wie z. B. Metoclopramid sinnvoll. Sinusbradykardien, vor allem wenn sie mit deutlicher Hypotension einhergehen, sind mit kleinen Dosen Atropin (z. B. 0,5 mg) meist leicht zu beherrschen. Höhere Dosen von Atropin sollten vermieden werden, da ansonsten eine Tachykardie provoziert werden kann.

Prähospitale Betablockade

Obwohl die Effizienz der Betablocker in der Prävention von Tod und Re-Infarkt nach Myokardinfarkt gut gesichert ist [4, 5, 6, 7] und zusätzlich zur Frequenzverlangsamung eine Vermeidung von Tachyarrhythmien und die Reduktion ischämischer Schmerzen erzielt werden kann, liegen keine ausreichenden Studien zur Effizienz und Sicherheit der prähospitalen Anwendung von Betablockern vor [8]. Eine grundsätzliche Empfehlung kann daher in dieser Richtung nicht ergehen. Bei weitgehend schmerzfreien Patienten, ohne Zeichen der Herzinsuffizienz und fortbestehender Tachykardie, können Betablocker auch prähospital erwogen werden (z. B. Metoprolol 5 mg i. v.). Indiziert sind Betablocker vor allem bei tachykardem Vorhofflimmern zur Frequenzbegrenzung.

Thrombozytenaggregationshemmer und Antikoagulation

Die Gabe von Azetylsalizylsäure in Dosen von 160–300 mg (vorzugsweise intravenös, s. unten) verbessert die Prognose von Patienten mit akutem Koronarsyndrom [9]. Eine eindeutige Zeitabhängigkeit des Effekts dieser Therapie ist bisher allerdings nicht belegt [10]. Dennoch sollte bei allen Patienten mit akutem Koronarsyndrom eine sofortige weitgehende Aggregationshemmung mit intravenöser Azetylsalizylgabe bereits prähospital angestrebt werden. Insbesondere bei geplanter Fibrinolyse scheint die Gabe von Azetylsalizylsäure schon vor Gabe des Fibrinolytikums sinnvoll, wie die ISIS-II-Studie gezeigt hat [10]. Für andere Thrombozytenaggregationshemmer vom Typ der Adenosinrezeptorantagonisten oder auch die prophylaktische Gabe von Glykoprotein-IIb/IIIa-Rezeptor-Blockern liegen bisher keine Daten vor, die eine routinemäßige prähospitale Anwendung bei akutem Koronarsyndrom rechtfertigen würden.

Bei akutem Myokardinfarkt verbessert Heparin in den üblichen Dosen von 60–140 IE/kg und anschließender Dauerinfusion die Prognose von Patienten nicht, führt allerdings zu einer erhöhten Blutungsrate [11]. Die gleichzeitige intravenöse Gabe von Heparin bei Thrombolyse mit Streptokinase führt zu keiner Effizienzsteigerung, jedoch ebenfalls zu einer erhöhten Blutungsrate und ist daher nicht indiziert [12, 13]. Bei geplanter Lyse mit direkten Plasminogenaktivatoren wie Urokinase, Alteplase, Reteplase oder Tenekteplase wird dagegen eine zusätzliche intravenöse Heparingabe empfohlen, mit einem initialen Bolus von 70 IE/kg.

Bei instabiler Angina pectoris ist die kombinierte Gabe von Aspirin und Heparin der Gabe der Einzelsubstanzen überlegen [14, 15]. Vor allem niedermolekulares Heparin zeigte in einigen Studien Vorteile bezüglich des Eintritts eines akuten Myokardinfarkts, erneuter Angina-pectoris-Perioden bzw. Tod [16, 17, 18] und kann daher zumindest als gleichwertig zu unfraktioniertem Heparin gesehen werden (bezüglich prähospitaler intravenöser Thrombolyse bei Infarkt s. Kap. 5.4, bezüglich weiterer Einzelheiten zum Vorgehen bei instabiler Angina pectoris s. Kap. 4).

Lagerung und Transport

Prinzipiell soll die Lagerung des Patienten so bequem wie möglich erfolgen, in der Regel mit ca. um 30° angehobenem Oberkörper. Patienten mit Linksherzinsuffizienz bevorzugen sogar eine aufrecht sitzende Position. Den Wünschen des Patienten sollte so weit wie möglich entgegenkommen werden. Auch beim Abtransport des Patienten, z. B. aus der Wohnung sollte jede belastende Situation für den Patienten vermieden werden. Vielfach ist es z. B. für den Kranken einfacher einige Treppen (unter Monitorüberwachung) zu Fuß zu gehen oder im Tragestuhl transportiert zu werden, als z. B. in einem steilen Treppenhaus unglücklich auf einer Trage liegend herunter gebracht zu werden.

Der Transport in Arztbegleitung sollte prinzipiell bei allen Patienten mit akutem Koronarsyndrom und nicht nur bei solchen mit ST-Streckenhebung ins Auge gefasst werden. Auch Patienten ohne typische Infarktzeichen sind akut gefährdet. Die Dynamik des Gefäßprozesses gerade in der frühen Phase ist in der Akutsituation schwer einzuschätzen [19, 20]. Beim Transport im Rettungswagen oder Notarztwagen sollte eine rasche, aber nicht hektische Fahrweise selbstverständlich sein. Das dauernd laufende Signalhorn kann für den Patienten sehr belastend sein und sollte daher auf das absolut notwendige Maß reduziert werden. Bei Patienten mit bereits laufender Thrombolyse ist auch das damit einhergehende erhöhte Blutungsrisiko ein Argument für eine zurückhaltende Fahrweise. Der Transport im Rettungshubschrauber ist kein Problem für die meisten Patienten mit Herzinfarkt [21]. Schwerkranke Patienten können bei Notwendigkeit so schnell und schonend in ein weiter entferntes Interventionszentrum transportiert werden. Der Hubschraubertransport wird allein durch die räumliche Enge mancher Hubschraubermuster begrenzt. Eine evtl. notwendige Defibrillation während des Fluges ist offensichtlich ohne Probleme für die Flugsicherheit [22].

Das Transportziel sollte ebenfalls mit Bedacht ausgewählt werden. Patienten mit akutem Koronarsyndrom und Zeichen einer akuten Linksherzinsuffizienz oder sogar eines beginnenden Schocks oder mit den Zeichen eines großen Vorderwandinfarkts im EKG sind als Hochrisikopatienten zu betrachten. Diese Patienten sollten, wie auch Patienten mit strenger Kontraindikation für eine Thrombolysetherapie, nach Möglichkeit in ein kardiologisches Zentrum mit Interventionsmöglichkeit gebracht werden, unabhängig von den therapeutischen Optionen die bereits vom Notarzt realisiert werden. Es empfiehlt sich darüber hinaus, diese Patienten zur Beschleunigung evtl. notwendiger intrahospitaler Abläufe (z. B. Vorbereitung des Herzkatheterraumes) per Funk im Zielkrankenhaus anzumelden.

Literatur

1. The European Resuscitation Council (2000) Guidelines 2000 for cardiopulmonary resuscitation and emergency cardiovascular care – an international consensus on science. Resuscitation 46:1–448
2. ECC (2000) Guidelines 2000 for cardiopulmonary resuscitation and emergency cardiovascular care – an international consensus on science. Circulation 102:I–291
3. Zehender M, Wolfgang K, Kauder E, Schonthaler M, Geibel A, Olschewski M, Just H (1993) Right ventricular infarction as an independent predictor of prognosis after acute inferior myocardial infarction. N Engl J Med 328:981–988
4. ISIS-I (First International Study of Infarct Survival) Collaborative Group (1986) Randomised trial of intravenous atenolol among 16027 cases of suspected acute myocardial infarction: ISIS-I. Lancet 2:57–66
5. The MIAMI Trial Research Group (1985) Metoprolol in acute myocardial infarction (MIAMI). A randomised placebo-controlled international trial. Eur Heart J 6:199–226
6. Borzak S, Gheorghiade M (1993) Early intravenous β-blocker combined with thrombolytic therapy for acute myocardial infarction: the thrombolysis in myocardial infarction (TIMI-2) trial. Prog Cardiovasc Dis 36:261–266
7. Yusuf S, Peto R, Lewis J, Collins R, Sleight P (1985) B-blockade during and after myocardial infarction: an overview of the randomized trials. Prog Cardiovasc Dis 27:335–371
8. Leizorowicz A, Teppe JP, Payen C, Haugh MC, Boissel JP (1994) Prehospital treatment of patients with suspected acute myocardial using a β-blocking agent: a double-blind feasibility study. Clin Trials Metaanalys 29:125–138
9. Antiplatelet Trialists' Collaboration (1994) Collaborative overview of randomised trials of antiplatelet therapy-I: prevention of death, myocardial infarction, and stroke by prolonged antiplatelet therapy in various categories of patients. Br Med J 308:81–86
10. ISIS-2 (Second International Study of Infarct Survival) Collaborative Group (1988) Randomised trial of intravenous streptokinase, oral aspirin, both, or neither among 17 187 cases of suspected acute myocardial infarction: ISIS-2. Lancet ii:349–360
11. Collins R, MacMahon S, Flather M et al. (1996) Clinical effects of anticoagulant therapy in suspected acute myocardial infarction: systematic overview of randomised trials. Br Med J 313:652–659
12. Gruppo Italiano per lo Studio della Sopravivenza nell'Infarto miocardico (1990) GISSI-2: a factorial randomised trial of alteplase versus streptokinase and heparin versus no heparin among 12490 patients with acute myocardial infarction. Lancet: 336:65–71
13. ISIS-3 (Third International Study of Infarct Survival) Collaborative Group (1992) ISIS-3: a randomised comparison of streptokinase vs tissue plasminogen activator vs anis-

treplase and of aspirin plus heparin vs aspirin alone among 41 299 cases of suspected acute myocardial infarction. Lancet 339:753–770

14. The RISC Group (1990) Risc of myocardial infarction and death during treatment with low dose aspirin and intravenous heparin in men with unstable coronary artery disease. Lancet 336:827–830
15. Théroux P, Ouimet H, McCans J et al. (1988) Aspirin, heparin, or both to treat acute unstable angina. N Engl J Med 319:1105–1111
16. Cohen M, Demers C, Gurfinkel EP et al. (1988) Low-molecular-weight heparins in non-ST-segment elevation ischemia: the ESSENCE trial. Efficacy and Safety of Subcutaneous Enoxaparin versus intravenous unfractionated heparin, in non-Q-wave Coronary Events. Am J Cardiol 82:19L–24L
17. Yusuf S (1999) Design, baseline characteristics, and preliminary clinical results of the Organization to Assess Strategies for Ischemic Syndromes-2 (OASIS-2) trial. Am J Cardiol 84:20M–25M
18. Wallentin L, Lagerquist B, Husted S, Kontny F, Stahle E, Swahn E (2000) Outcome at 1 year after an invasive compared with a non-invasive strategy in unstable coronary-artery disease: the FRISC II invasive randomised trial. FRISC II Investigators. Fast Revascularisation during Instability in Coronary artery disease. Lancet. 356:9–16
19. Arntz HR, Stern R, Linderer T, Schroder R (1992) Efficiency of a physician-operated mobile intensive care unit for prehospital thrombolysis in acute myocardial infarction. Am J Cardiol 70:417–420
20. Kudenchuk PJ, Maynard C, Cobb LA, Wirkus M, Martin JS, Kennedy JW, Weaver WD (1998) Utility of the prehospital electrocardiogram in diagnosing acute coronary syndromes: the Myocardial Infarction Triage and Intervention (MITI) Project. J Am Coll Cardiol 32:17–27
21. Straumann E, Yoon S, Naegeli B, Frielingsdorf J, Gerber A, Schuiki E, Bertel O (1999) Hospital transfer for primary coronary angioplasty in high risk patients with acute myocardial infarction. Heart 82:415–419
22. Dedrick DK, Darga A, Landis D, Burney RE (1989) Defibrillation safety in emergency helicopter transport. Ann Emerg Med 18:69–71

5.2 Thrombolysetherapie des akuten Herzinfarktes

Angelika Kusch · Wolfgang Lankes · Dietrich C. Gulba

Berücksichtigt man ausschließlich die Daten großer randomisierter Letalitätsstudien, so scheint der akute Myokardinfarkt dank der modernen Medizin seinen Schrecken weitgehend verloren zu haben [1–3]. Trotz tendenziellem Rückgang in den letzten 20 Jahren stellt der akute Herzinfarkt jedoch auch heute noch eine der häufigsten Todesursachen dar [4–6]. Fast die Hälfte der Betroffenen verstirbt in der Akutphase bereits vor dem Eintreffen medizinischer Hilfe am arrhythmogenen Sekundenherztod, aber auch wenn die Patienten ein Krankenhaus erreichen, liegt die Gesamtsterblichkeit weiterhin – im Gegensatz zu den Daten multizentrischer Studien – bei mehr als 15–20% [4, 6]. Da die verbleibende Myokardfunktion den primären Indikator für die Langezeitprognose der Infarktpatienten darstellt [7], sind die therapeutischen Bemühungen heute auf den Erhalt des Myokards gerichtet.

Pathophysiologie des Myokardinfarktes

Primäre Ursache für die Entstehung eines Myokardinfarktes stellen Erosionen oder Rupturen lipidhaltiger, arteriosklerotischer Plaques der koronaren Gefäßwand dar [8–11]. Durch die so entstehenden Gefäßläsionen werden die stark thrombogenen Bestandteile der Gefäßwand (Kollagen, Cholesterinkristalle etc.) dem Blut exponiert, was zu einer initialen thrombogenen Antwort führt. Die so entstehenden Thromben können wie im Falle der instabilen Angina pectoris lokal und wandständig bleiben und lediglich den Blutfluss kompromittieren, sie können aber auch abrupt oder langsam weiterwachsen und das koronare Gefäßlumen vollständig verlegen [8–12], wodurch die Sauerstoffversorgung des abhängigen Myokards abrupt unterbrochen wird.

Hält die Myokardischämie länger an, wird das Gewebe irreversibel geschädigt und es kommt zum Myokardinfarkt [13–15]. Bereits nach ca. 20-minütigem Verschluss eines Koronargefäßes kommt es zu ersten Nekrosen innerhalb des betroffenen Myokards. Die Nekrotisierung von den subintimalen zu den epikardialen Arealen – nach dem „Prinzip der letzten Wiese" – setzt sich kontinuierlich fort, bis nach ca. 4–6 h die maximale Nekroseausdehnung erreicht wird, der mit Ausnahme der Kollateralzone im Infarktrandbereich das gesamte betroffenen Myokardareal anheim fällt. In der Folge kommt es zur Ausbildung eines interstitiellen Ödems und der späteren entzündlichen Infiltration neutrophiler Leukozyten. Nach 24 h ist eine Querstreifung der Muskulatur nicht mehr zu erkennen. Infiltrierende neutrophile Granulozyten, Makrophagen, Lymphozyten und Fibroblasten resorbieren die nekrotischen Muskelfasern und ersetzen sie durch Granulationsgewebe.

Das Ausmaß des Infarktes wird im wesentlichen bestimmt
1. von der Lokalisation des Verschlusses im Stromgebiet,
2. von der Größe des Perfusionsareals des Gefäßes und
3. der Dauer des Verschlusses.

Entscheidend ist dabei, dass der Prozess der Nekrotisierung mit einer gewissen Schwankungsbreite bereits nach 6 h abgeschlossen ist [13, 15]. Die Schwankungsbreite rührt dabei unter anderem vom Maß der Kollateralversorgung her, welche beim Vorliegen einer chronisch stenosierenden Koronarerkrankung durch Konditionierung verbessert werden kann. Durch frühzeitige Wiederherstellung der Koronardurchblutung lässt sich der Prozess der Nekroseausbreitung unterbrechen und ein Teil des von der Ischämie betroffenen Myokardareals erhalten [13–15]. Um das Ausmaß eines Infarktes so weit wie möglich zu begrenzen, ist die frühest mögliche Reperfusion im Infarktgefäß erforderlich. Über die Nekrosebegrenzung hinaus scheint die Reperfusion der Infarktgefäße jedoch auch eine wesentliche Auswirkung auf die Narbenfestigkeit, die elektrische Stabilität des Herzens [16, 17] und das sog. ventrikuläre Remodeling [18, 19] zu haben. Insofern kann heute davon ausgegangen werden, dass auch durch eine spätere Reperfusion noch ein Nutzen für die Infarktprognose erreicht werden kann. Ein gut perfundiertes Infarktgefäß vermag auch insbesondere die Infarktrandzone und vom Infarktgefäß kollateral versorgte Areale vor rezidivierenden Ischämien und konsekutiven Mikronekrosen zu schützen [20].

Der thrombotischen Ursache entsprechend bietet sich vor allem die pharmakologische Reperfusionstherapie durch Fibrinolyse als Option zur Frühbehandlung des akuten Herzinfarktes an. Daneben stellt die mechanische Reperfusionstherapie dort eine technisch anspruchsvolle Alternative dar, wo sie aufgrund der örtlichen Gegebenheiten schnell durchführbar ist. Für sie gelten prinzipiell die gleichen pathophysiologischen Voraussetzungen wie für die pharamakologische Reperfusionstherapie. Da sie jedoch mit erheblich geringeren Blutungsrisiken behaftet ist, kann sie noch in einem wesentlich breiteren Zeitfenster mit Vorteil für den für die Patienten eingesetzt werden.

Indikationen und Kontraindikationen der Fibrinolysetherapie beim akuten Herzinfarkt

Eine eindeutige Lyseindikation besteht, wie oben angeführt, in den ersten 4–6 h nach Beginn der Symptomatik. Während dieser Zeit besteht der Hauptnutzen in der Rettung des von der Nekrose bedrohten Myokards. Aufgrund der Pathophysiologie der myokardialen Nekroseausbreitung entsteht darüber hinaus ein überproportional großer Nutzen für die Patienten, wenn die Therapie in den ersten 60–90 min nach Symptombeginn begonnen wird [21–23]. Einige Autoren sprechen daher von der „goldenen ersten Stunde“ nach Infarktbeginn [23]. Im Gegensatz zu Patienten mit eindeutigen Infarktzeichen und Patienten mit neu aufgetretenem Linksschenkelblock [24] scheinen Patienten mit subtotalen Verschlüssen und instabiler Angina pectoris nicht von der Fibrinolysetherapie zu profitieren [25, 26]. Interindividuelle Unterschiede in der Kollateralversorgung und in der Präkonditionierung durch präexistierende Ischämie bedingen, dass dieses Zeitfenster bei einigen Patienten deutlich erweitert wird. Im Querschnitt aller Infarktpatienten scheint der Nutzen eines thrombolytisch wiedereröffneten Infarktgefäßes und die Therapie inhärenter (Blutungs-)Risiken zumindest innerhalb der ersten 12 h nach Beginn der Infarktsymptomatik in einem vorteilhaften Verhältnis zugunsten der Lyse zu stehen [27,28]. Aber auch die späte Wiedereröffnung des Infarktgefäß kann sich durch positive Einflüsse auf den Umbau der Herzkammer und deren elektrische Stabilität günstig auf die Infarktsterblichkeit auswirken [16–18]. Die Indikation zur Thrombolysetherapie wird heute bei eindeutigen EKG Veränderungen (ST-Hebungen >0,1 mV in mindestens 2 benachbarten Ableitungen oder bei neu aufgetretenem Linksschenkelblock) bejaht. Über das 12-stündige Zeitintervall hinaus kann bei Fortbestehen der Infarktsymptomatik und Persistenz von R-Zacken in den Ableitungen mit ST-Hebungen (als Zeichen eines noch nicht nekrotischen Myokards im Versorgungsareal der Infarktarterie) mindestens noch bis 24 h nach Symptombeginn eine Indikation zur Lysetherapie bestehen [27].

Die Indikation zur Fibrinolysetherapie muss stets in Abwägung des Verhältnisses ihrer Chancen zu den therapieimmaneneten Risiken erfolgen. Da ein massiver Eingriff in das Hämostasesystem erfolgt, ist hierbei besonders auf bestehende Blutungsübel oder Risiken, welche eine Blutung begünstigen können, zu achten (Ausschlusskriterien der Fibrinolysetherapie s. Tabelle 5.2-1). Neben den absoluten Kontraindikationen existieren eine Reihe weiterer Konditionen, die in Abwägung der Risiken des Infarktes und der Verbesserung der Infarktprognose durch die Fibrinolysetherapie nur eine relative Kontraindikation bedingen (Tabelle 5.2-1). Es muss betont werden, dass die Regelblutung der Frau nicht als Kontraindikation zur Fibrinolysetherapie anzusehen ist. Hingegen bedingt die Schwangerschaft eine relative Kontraindikation, da eine Unterblutung der Plazenta in bis zu 30% der Fälle zur vorzeitigen Plazentalösung und damit zum Fruchttod führen kann.

Plötzliches Kammerflimmern macht im Stadium des akuten Herzinfarktes relativ häufig eine akute kardiopulmonale Reanimation erforderlich. Das damit verbundene Thoraxtrauma (mit der Gefahr iatrogener Rippenfrakturen) hat zu einer gewissen Zurückhaltung bei der Indikation zur Fibrinolysetherapie geführt. In mehreren Studien konnte jedoch gezeigt werden, dass auch bei länger dauernder kardiopulmonaler Reanimation nicht mit einer prinzipiellen Erhöhung des Blutungsrisikos gerechnet werden muss [29, 30]. Vielmehr konnte in einer nicht randomisierten Untersuchung gezeigt werden, dass auch nach einer frustranen kardiopulmonalen Reanimation von über 15 Minuten die Gabe von 50mg rt-PA (Actilyse) über 2 Minuten in Kombination mit einem Heparinbolus (5000 Einheiten) die Wahrscheinlichkeit eines Wiedereintretens des Spontankreislaufs von 44% auf 68% zu steigern vermag [114]. Eine während der Akutphase des Infarktes erforderliche kardiopulmonale Reanimation sollte daher in Abwägung der Risiken nicht länger als eine absolute Kontraindikation zur Fibrinolysetherapie angesehen werden.

Tabelle 5.2-1. Kontraindikationen der Fibrinolysetherapie des akuten Herzinfarktes

Absolute Kontraindikationen	Ischämischer Hirninfarkt innerhalb der letzten 2 Monate Hirnblutung, intrakranieller Tumor, zerebrale arteriovenöse Malformation und zerebrale arterielle Aneurysmen ZNS-Operation innerhalb der letzten 2 Monate oder Schädeltraumen innerhalb des letzten Monats Persistierende, unkontrollierte, therapierefraktäre Hypertonie (>180/110 mmHg) Aktive innere, gastrointestinale oder urogenitale Blutung oder Blutung aus nichtkompressiblen Gefäßen und hämorrhagische Diathese Aortendissektion Akute Endokarditis, Sepsis
Relative Kontraindikationen	Ischämischer Hirninfarkt oder TIA vor mehr als 2 Monaten Kardiopulmonale Reanimation von weniger als 10 min Dauer Aktuelle Punktion eines nichtkompressiblen Gefäßes Proliferative diabetische Retinopathie Schwangerschaft und die 1. Woche postpartal Protrahierte (>10 min) kardiopulmonale Reanimation mit Sternum- und/oder Rippenfraktur

Die Entscheidung bei Vorliegen relativer Kontraindikationen dennoch eine Fibrinolysetherapie durchzuführen erfolgt unter Einbeziehung der Akuizität, Schwere und der resultierenden geschätzten Prognose des Infarktes.
Merke: i.m.-Injektionen stellen für die Fibrinolysetherapie des Herzinfarktes heute *keine* Kontraindikation mehr dar.

Die vielerorts geübte Praxis, Patienten in fortgeschrittenem Lebensalter eine Fibrinolysetherapie vorzuenthalten erscheint nicht gerechtfertigt. Zwar zeigen die großen randomisierten Studien einen eindeutigen Zusammenhang der Blutungsinzidenz mit dem Lebensalter [31–33]. Da jedoch die Infarksterblichkeit mit höherem Alter überproportional zunimmt, besteht trotzdem ein den jüngeren Patienten mindestens vergleichbares, wenn nicht sogar ein günstigeres Nutzen-Risiko-Verhältnis für ältere Patienten [31]. Für die Altersgruppe über 75 Jahre wird aufgrund niedrigerer Blutungsraten [34] häufig Streptokinase als Medikament der Wahl empfohlen. Dieser Nutzen wird durch die geringere fibrinolytische Wirksamkeit der Streptokinase deutlich relativiert [35]. Über alle Altersklassen bedingt ein unkontrollierter Blutdruck mit Werten über 180/110 mmHg ein deutlich erhöhtes intrakranielles Blutungsrisiko [34, 36]. Demgegenüber hat eine nur initiale, therapeutisch rasch senkbare Blutdruckerhöhung keinen negativen Einfluss auf die Rate lysebedingter Nebenwirkungen [33]. In einem nur initial erhöhten Blutdruck kann daher keine Lysekontraindikation gesehen werden. Das Vorliegen eines langjährigen Diabetes mellitus wird per se nicht als Kontraindikation für die Infarktlyse angesehen. Auch konnte bei Diabetikern keine erhöhte Blutungsneigung festgestellt werden [37]. Bei Vorliegen einer fortgeschrittenen diabetischen Retinopathie muss allerdings mit einem erhöhten retinalen und intrakraniellen Blutungsrisiko gerechnet werden.

Ergebnisse der intravenösen Thrombolysetherapie des akuten Herzinfarktes

Mit der Wiedereröffnung der infarktbezogenen Koronararterie als Grundprinzip der Wirksamkeit der Therapie stellt die koronare Offenheitsrate den wichtigsten Surrogatendpunkt der Fibrinolysetherapie des akuten Herzinfarktes dar. Da die Myokardrettung darüber hinaus auch vom Zeitpunkt der Wiedereröffnung des Infarktgefäßes abhängt, wird die Effizienz der Fibrinolytika heute allgemein aufgrund der angiographischen Offenheitsrate 60 oder 90 min nach Therapiebeginn bewertet. Die koronare Offenheit wird dabei mit einer von der TIMI-Studiengruppe festgelegten Skala bewertet, die die Offenheit in 4 Grade von 0 (kein antegrader Fluss) bis III (kompletter antegrader Fluss ohne Verzögerung) einteilt [38]. Unter Zugrundelegung dieser Skala werden Gefäße mit TIMI-0- und TIMI-I-Perfusion (kein oder geringer Kontrastübertritt über die Verschlussstelle hinaus) als verschlossen und Gefäße mit TIMI-II- (vollständige, aber verzögerte Perfusion) und TIMI-III-Perfusion (vollständige Perfusion ohne Verzögerung) als offen bewertet. Die Beurteilung erfolgt im Vergleich zur Füllung und Entleerung nicht betroffener Koronargefäße. Anders als die Füllung ist der Abstrom des Kontrastmittels nicht durch die Geschwindigkeit der Injektion beeinflussbar. Die Perfusionsbeurteilung beruht daher ganz wesentlich auch auf der Bewertung der prompten oder verzögerten Entleerung des Gefäßes.

Mit einer Spontaneröffnung (TIMI-II- und TIMI-III-Perfusion) der Koronargefäße ist bei 15–20% der Fälle bereits innerhalb der ersten Stunden nach Infarktbeginn zu rechnen [39, 113]. Nach 3 Wochen stellen sich bereits mehr als die Hälfte der Infarktgefäße spontan wiedereröffnet dar. Fibrinolytische Substanzen vermögen diesen Prozess sehr stark zu beschleunigen, wobei sich die Reperfusionseffizienz (-geschwindigkeit) der unterschiedlichen Substanzen deutlich unterscheidet (s. auch Kap. 5.3). Während 60–90 min nach Beginn der Streptokinasetherapie ca. 50% der Koronargefäße angiographisch TIMI-II- oder TIMI-III-perfundiert gefunden werden, gelingt mit den neueren Substanzen (rt-PA, r-PA oder TNK-t-PA) die Wiedereröffnung der Koronargefäße innerhalb dieses Zeitraumes bei 70–80% der Fälle. Die Raten der vollständigen Perfusion (TIMI-III-Offenheit) lassen sich dabei auch mit den modernsten Varianten des Gewebeplasminogenaktivators nicht über ca. 60% hinaus steigern [1, 34, 40, 41]. Einzig eine weitere Modifikationen des Alteplaseregimes mit Verlängerung des ersten Plateau-Alteplaseplasmaspiegels auf 60 min verspricht höhere TIMI-III-Offenheitsraten [42, 43].

Während in der frühen Phase der Fibrinolysetherapie zwischen den einzelnen Fibrinolytika große Unterschiede in der Lyseeffizienz bestehen gleichen sich diese aufgrund von Spätеröffnungen und frühen Wiederverschlüssen zeitabhängig wieder aus. Nach 24 h werden mit allen Substanzen Offenheitsraten zwischen 80 und 90% gefunden [40,44].

In jüngerer Zeit konnte gezeigt werden, dass zwischen den beiden TIMI-Perfusionsgraden II und III nicht nur qualitative, sondern auch prognostische Unterschiede bestehen. Nur wenn durch die Therapie eine vollständige Perfusion (TIMI-III-Perfusion) erreicht wird, ist die Prognose der Patienten gut [45–47], eine verzögerte Perfusion ist dagegen prognostisch deutlich ungünstiger. Die TIMI-II-Perfusion scheint somit lediglich eine Minimaldurchblutung sicherzustellen, die das Überleben der Myozyten erlaubt und somit erst bei sekundärer Wiederherstellung der vollständigen Koronarperfusion eine myokardiale Erholung gewährleistet [47]. Die Letalitätsdaten dieser Patienten sind damit ähnlich ungünstig wie die der Patienten mit persistierend verschlossenen Gefäßen. Primäres Ziel der Fibrinolysetherapie ist es daher, die vollständige Offenheit (mit TIMI-III-Perfusion) der Gefäße, ggf. auch in Kombination mit einer sekundären Angioplastie, wiederherzustellen.

Unabhängig voneinander konnten die GISSI- und ISIS-Studiengruppen Mitte der 80er Jahre erstmals den Nachweis führen, dass die Fibrinolysetherapie die Infarktsterblichkeit nachhaltig zu senken vermag [32, 33, 48]. Damit wurde das Paradigma, dass die Wiederherstellung des koronaren Blutflusses und die konsekutive Rettung myokardialen Gewebes die Prognose der Patienten nach Herzinfarkt verbessert, nachhaltig bestätigt. Der Beweis, dass eine höhere Effizienz der Thrombolysetherapie sich auch in eine zusätzlichen Prognoseverbesserung umsetzen lässt, wurde später durch die GUSTO-Studiengruppe erbracht [34, 35]. In dieser Studie wurde durch Einsatz des Gewebeplasminogenaktivators in einem akzelerierten Regime im Vergleich zu Streptokinase die Infarktsterblichkeit von 7,3 auf 6,3% gesenkt. Leider konnte bisher weder durch rationales „drug design" neuer Fibrinolytika wie r-PA, n-PA, TNK-t-PA aus dem Gewebeplasminogenaktivator (s. auch Kap. 5.3) noch durch neue Fibrinolyseregime eine darüber hinaus gehende Senkung der Infarktsterblichkeit erreicht werden [2, 3].

Adjuvante Therapie

Die Fibrinolysetherapie erfolgt in einem prothrombogenen Milieu, welches auch nach erfolgreicher Reperfusion bestehen bleibt. Darüber hinaus aktiviert die Fibrinolysetherapie, durch Plasmin vermittelt, sowohl die Gerinnungskaskade [49–51] als auch die Blutplättchen [52, 53] und führt damit zu einer systemisch nachweisbaren Hyperkoagulabilität [54–57]. Diese durch die Fibrinolyse induzierte Hyperkoagulabilität ist eng mit der thrombotischen Reokklusion der Koronargefäße vergesellschaftet [58–61]. Auch gelingt es lediglich bei einer Minderheit der Patienten, den koronaren Thrombus weitgehend oder vollständig zu beseitigen [62, 63], häufig bleiben vielmehr Residualthromben von oft beträchtlichem Ausmaß zurück, welche das Gefäßlumen signifikant stenosieren. An diesen stenosierenden Thromben werden Thrombozyten aktiviert und gebundenes, gerinnungsaktives Thrombin [64, 65] durch die Fibrinolyse in aktiver Form freigesetzt wird [66], was die Gerinnung jederzeit erneut in Gang setzen kann. In der Tat sind diese Residualthromben für die thrombotische Reokklusion nach Fibrinolysetherapie auch klinisch von entscheidender Bedeutung [63, 67]. Um den prothrombogenen Aktivitäten entgegenzuwirken und die Thrombolyseeffizienz der Fibrinolytika zu steigern wird heute i. Allg. gleichzeitig eine antithrombotische Therapie durchgeführt.

In der ISIS-2-Studie wurde die Infarktsterblichkeit durch Azetylsalizylsäure in ähnlichem Ausmaß wie mit Streptokinase gesenkt [33]. Darüber hinaus verhielten sich die Wirkungen von Streptokinase und Azetylsalizylsäure additiv. Azetylsalizylsäure wird daher heute als unverzichtbarer Bestandteil jeder fibrinolytischen Therapie bei Infarktpatienten angesehen. Demgegenüber ist die Frage der begleitenden Heparintherapie differenzierter zu beantworten. Streptokinase ruft über die systemische Plasminämie und den konsekutiven Abbau von Fibrinogen, Prothrombin sowie der Faktoren V und VIII [68, 69] eine massive sekundäre Gerinnungsstörung hervor [70–73], welche die Patienten über einen begrenzten Zeitraum (24–48 h) vor sekundären Reokklusionen zu schützen vermag [74].

Im Gegensatz zur Streptokinase wird bei der Fibrinolysetherapie mit fibrinspezifischen Substanzen ganz allgemein eine gleichzeitige intravenöse Therapie mit unfraktionierten Heparinen empfohlen. Die Unterstützung der fibrinolytischen Effizienz weist dabei eine Substanzabhängigkeit auf. Während die Wirkung der Pro-Urokinase eindeutig durch die begleitende Heparintherapie unterstützt wird [75] erscheint die fibrinolytische Wirkung des Gewebeplasminogenaktivators von Heparin unabhängig zu sein [76]. Heparin kann jedoch sehr erfolgreich eingesetzt werden, um die Gefahr der frühen Rethrombose nach erfolgreicher Thrombolyse mit dem Gewebeplasminogenaktivator zu verhindern [77–79]. Die konkomitante Heparintherapie sollte dabei so dosiert sein, dass die aPTT auf über 45 s verlängert wird [80]. Erst kürzlich konnte die gleiche Arbeitsgruppe zeigen, dass mit dem fraktionierten Heparin Enoxaparin in Standarddosierung mindestens vergleichbare, tendenziell sogar bessere Ergebnisse sowohl bezüglich der Reperfusionsrate als auch bezüglich der frühen Reokklusionsrate erreicht werden (A. M. Ross: Vortrag anlässlich der Jahrestagung des American College of Cardiology 2000). Demgegenüber erscheint die Rate später Rethrombosen durch eine fortgesetzte Antikoagulationstherapie nicht beeinflussbar [81].

Anders als Hirudin und andere antithrombinunabhängige Gerinnungsinhibitoren vermag Heparin nur frei zirkulierendes Thrombin, nicht aber fibringebundenes Thrombin zu inhibieren [82]. Die antithrombotische Potenz von Hirudin ist im Zusammenhang mit der Fibrinolysetherapie in zahlreichen Studien getestet worden. Dabei zeigte sich in kleineren Studien unter Hirudin eine frühere und vollständigere Wiedereröffnung der Koronargefäße sowie geringere Reokklusionsraten. [83, 84]. In größeren randomisierten Studien traten unter dieser Kombination jedoch inakzeptabel hohe Blutungsraten, insbesondere auch intrakranielle Blutungen auf [85–87]. Nach Halbierung der Hirudindosis erwies sich die Therapie zwar als sicher, die Ergebnisse zeigten jedoch nur noch eine marginale oder keine Überlegenheit mehr gegenüber der Therapie mit Standardheparin [88, 89].

Die Erkenntnis, dass den Blutplättchen eine dominierende Rolle bei der Ausbildung von Koronarthrombosen zukommt, hat zur Entwicklung von Substanzen geführt, welche noch effizienter als Azetylsalizylsäure die Aggregation der Blutplättchen zu hemmen vermögen. Mit den Glykoprotein-IIb/IIIa-Plättchenrezeptor-Antagonisten steht eine neue Klasse von Substanzen zur Verfügung, welche die Plättchenaggregation nahezu vollständig unterdrücken kann [90–92]. Sie stehen als humanisierte Antikörper (Abciximab) aber auch als KGD-Peptide (Eptifibatid) und RGD-Peptidomimetika (Tirofiban) zur Verfügung. Insbesondere für Abciximab ist eine gewisse desaggregatorische Potenz nachgewiesen worden [93, 94]. Diese desaggregatorische Potenz scheint geeignet, die thrombolytische Effizienz von Thrombolytika zu unterstützen [95]. Dabei geht die die Gabe von Glykoprotein-IIb/IIIa-Rezeptor-Antagonisten per se nicht mit einer Erhöhung des Risikos intrakranieller Blutungen einher [90–92]. Tatsächlich wird die Kombination fibrinspezifischer Fibrinolytika und Glykoprotein-IIb/IIIa-Rezeptor-Antagonisten von ersten Studienergebnissen unterstützt [43, 95, 96]. In der IMPACT-AMI-Studie gelang es, die TIMI-III-Patency-Rate durch Kombination der vollen rt-PA-Dosis mit der vollen Integrilindosis signifikant zu verbessern [96].

In einer Dosisfindungsstudie konnten Antman et al. [43] zeigen, dass die Kombination der vollen Dosis Abciximab auch mit reduzierten Dosen des Gewebeplasminogenaktivators vergleichbare oder bessere TIMI-III-Offenheitsraten ergibt als die volle Dosis des Gewebeplasminogenaktivator alleine. Somit erschien der sequentielle Einsatz der Fibrinolyse mit anschließender Infusion von Glykoprotein-IIb/IIIa-Rezeptor-Antagonisten als attraktiver Weg, um die frühen Reokklusionen nach erfolgreicher Thrombolyse zu verhindern. Die GUSTO V Studie randomisierte daher 16588 Patienten, die bei akutem Myokardinfarkt mit ST Hebung entweder eine Standarddosis Reteplase (2 x 10 U im Abstand von 30 Minuten) oder eine halbe Dosis Reteplase (3x 5 U im Abstand von 30 Minuten) in Kombination mit einer Standarddosis Abciximab (0,25 mg/kg Bolus, gefolgt von einer Infusion mit 0,125 microgramm/kg/min (maximal 10 microgramm/min) über 12 h) erhielten. Der primäre Endpunkt, die Letalität nach 30 Tagen, unterschied sich mit 5,9 bzw. 5,6 % nicht statistisch signifikant zwischen beiden Gruppen (97). Zwar konnte, ebenfalls nicht signifikant, durch die Kombinationstherapie die Häufigkeit von Reinfarkten oder dringenden Revaskularisationen gesenkt werden, es kam jedoch zu einem Anstieg von nicht-intrakraniellen Blutungen. Da die Daten nur für zwei defindierte Dosen bestimmter Substanzen zutreffen, können sie selbstverständlich nicht verallgemeinert werden. Es ist jedoch fraglich ob in zukünftigen Studien mit den heute verfügbaren Substanzen und deren Kombinationen signifikant bessere Ergebnisse zu erzielen sind.

Im Gegensatz zur Alteplase wird die fibrinolytische Effizienz von Streptokinase durch Abciximab nur in deutlich geringerem Ausmaß verstärkt, jedoch scheinen unter dieser Kombination in unvertretbar hohem Ausmaß intrakranielle Blutungen aufzutreten [43].

Blutungskomplikationen

Die häufigste Komplikation der Fibrinolysetherapie, die Blutung, ist untrennbar mit ihrer therapeutischen Wirkung verbunden. Als Ursache hierfür wurde lange der systemische, Fibrin abbauende Effekt der Fibrinolytika angeschuldigt [71, 72]. Die entstehenden großmolekularen Fibrinogenspaltprodukte werden in sekundär entstehende Thromben [98–100] integriert und schwächen deren Stabilität. Üüber Interferenz mit der Fibrinpolymerisation hemmen sie die Gerinnbarkeit des Blutes [99, 101, 102]. Auch die Thrombozytenaggregabilität [103] wird über die Bindung der Fibrinogenspaltprodukte an den Glykoprotein-IIb/IIIa-Rezeptor herabgesetzt. Andererseits weisen die Ergebnisse der großen, randomisierten, multizentrisch durchgeführten Studien unter Verwendung von Fibrinolytika mit erhöhter Fibrinspezifität (rt-PA, r-PA, und TNK-t-PA) [2, 3, 34] darauf hin, dass der

Tabelle 5.2-2. Risikofaktoren für fibrinolyseassoziierte Blutungen

Hohes zusätzliches Blutungsrisiko	Größerer chirurgischer Eingriff oder Biopsie innerhalb der letzten 6 Wochen
	Gastrointestinale oder urogenitale Blutungen innerhalb der letzten 6 Wochen
	Aortendissektion
	Perikarditis (ggf. Entstehung eines hämorrhagischen Perikardergusses)
	Hämorrhagische Diathese
Mittleres zusätzliches Blutungsrisiko	Längere kardiopulmonale Reanimation
	Aktuelle Punktion eines nichtkompressiblen Gefäßes
	Früh postpartal
	Proliferative diabetische Retinopathie
	Nephrolithiasis
Geringes zusätzliches Blutungsrisiko	Höheres Alter
	Kurzzeitige kardiopulmonaler Reanimation
	Leber- und Niereninsuffizienz (ggf. Dosisreduktion erforderlich)

Fibrinspezifität für die Blutungsinzidenz allenfalls eine marginale Bedeutung zukommt.

Blutungen sind naturgemäß immer dort zu erwarten, wo die individuelle Situation des Patienten diesen für Blutungen besonders prädisponiert. Die Faktoren, welche das erhöhte Blutungsrisiko klinisch definieren sind in Tabelle 5.2-2 zusammengefasst. Während unter der allein intravenös durchgeführten Thrombolysetherapie lediglich bei 1 von 100 Patienten thrombolyseassoziierten Blutungen zu erwarten sind, wird diese Inzidenz allein durch die angiographische Kontrolle um den Faktor 15–20 erhöht [104]. Diese Blutungen sind in der überwiegenden Mehrzahl als große Hämatome im Bereich der arteriellen Punktionsstelle lokalisiert und konservativ beherrschbar. Daneben bestehen nach kürzlich erfolgten Traumen oder chirurgischen Eingriffen die nur kurze Zeit zurückliegen besondere Blutungsrisiken, die nur unter der individuellen Nutzen-Risiko-Abwägung eingegangen werden können.

Besonders gefürchtet sind die thrombolyseassoziierten intrakraniellen Blutungen. Mit solchen Blutungen ist bei 0,5–1% der Patienten zu rechnen [2, 3, 32–34]. In Tabelle 5.2-3 sind die Risikoindikatoren für mit der Fibrinolyse assoziierten intrakraniellen Blutungen aufgeführt. Darüber hinaus haben Simoons et al. [105] 4 unabhängige Variablen als besondere Risikoindikatoren der intrakraniellen Blutung identifizieren können: a) das Alter der Patienten, b) ein Körpergewicht von unter 75 kg, c) ein auf über 180 mmHg systolisch und über 105 mmHg diastolisch erhöhter Blutdruck bei Aufnahme sowie d) den Einsatz von Alteplase als Fibrinolytikum. Weiterhin wird heute der adjuvanten Heparintherapie zunehmend eine wesentliche Rolle für die Verursachung und Unterhaltung von fibrinolyseassoziierten Blutungen zugeschrieben [85–87].

Ziel der Therapie ist die Beseitigung pathologischer, die Gefäße verschließender Thromben. Aufgrund von geringen Traumata, kongenitalen Gefäßmissbildun-

Tabelle 5.2-3. Risikofaktoren für fibrinolyseassoziierte intrakranielle Blutungen

Hohes zusätzliches Risiko	Schädeltrauma innerhalb des letzten Monats
	Aneurysma der Hirnarterien, zerebrale, arteriovenöse Malformationen
	ZNS-Operation innerhalb der letzten 2 Monate
	Ischämischer Hirninfarkt innerhalb der letzten 2 Monate
	Intrakranieller Tumor
Mittleres zusätzliches Risiko	Unkontrollierte arterielle Hypertonie
	TIA innerhalb der letzten 2 Monate
	Ischämischer Hirninfarkt vor mehr als 2 Monaten
Niedriges zusätzliches Risiko	Hohes Alter
	Hochdruckanamnese oder auf Antihypertensiva gut ansprechender Bluthochdruck
	Zerebralsklerose

gen o. Ä. können jedoch gleichzeitig hämostatische Thromben vorliegen, die die Gefäßintegrität sichern. Diese hämostatischen Thromben, welche wie die unerwünschten koronarobliterierenden Thromben Fibrin enthalten, werden von den Fibrinolytika ebenfalls angegriffen, wodurch Blutungen ausgelöst werden können. Lediglich das Alter dieser hämostatischen Thromben und die damit verbundene relative Lyseresistenz ruft eine gewisse Selektivität der Fibrinolysetherapie für gefäßobliterierende Thromben hervor. Diese ist um so stärker ausgeprägt, je kürzer das lytische Intervall andauert. Mit fortschreitendem Lebensalter nehmen die hämostatischen Thromben an Gefäßläsionen offensichtlich an Häufigkeit zu, was die höhere Inzidenz von fibrinolyseassoziierten Blutungen unter Thrombolyse im höheren Lebensalter zu erklären vermag [31–33]. Ein weiterer altersabhängiger Effekt könnte durch die Bindung von Alteplase und seiner Derivate an β-Amyloid, welches altersassoziiert in größerer Menge im Gehirn und den Gefäßen gefunden wird, zu erklären sein. β-Amyloid vermag den Gewebeplasminogenaktivator und verwandte Substanzen in gleicher Weise wie Fibrin zu stimmulieren [106]. Dadurch geht die Selektivität der Alteplase weitgehend verloren.

Andere unerwünschte Begleitwirkungen

Streptokinase kann als Konsequenz der massiv einsetzenden systemischen Plasminämie eine Bradykininämie und in deren Folge sog. Flush-Symptome sowie eine transiente arterielle Hypotonie hervorrufen [32, 33]. Solche Hypotensionen lassen sich in der Regel durch eine kurze Unterbrechung der Streptokinaseinfusion beherrschen. Der Einsatz von Adrenergika oder anderer Medikamente ist hingegen meist nicht erforderlich. Die vielfach berichteten Fieberattacken sind mit den modernen, pyrhogenfreien Präparationen sehr selten geworden [32, 33].

Aufgrund der hohen Antigenität und der ubiquitären Verbreitung von Streptokokkeninfekten ist bei Einsatz von Streptokinase oder dem Streptokinasederivat APSAC mit allergischen Nebenwirkungen zu rechnen. Solche Reaktionen, die von

Fieber, Hypotonie und Hauterscheinungen begleitet sind, treten bei 4–6% der mit Streptokinase behandelten Patienten auf [32–34]. Dagegen sind schwere allergische Reaktionen mit periorbitalen oder angineurotischen Ödemen und immunologische Spätreaktionen mit Fieber, Gelenkschmerzen oder vaskulitischen Symptomen (z. B. Purpura Schoenlein-Henoch) einschließlich des akuten Nierenversagens selten und treten meist erst nach Mehrfachexposition auf. Mit der charakteristischen allergischen Reaktion Typ A muss immer noch bei 0,5% der Patienten gerechnet werden [33]. Die prophylaktische Gabe von Steroiden und Antihistaminika ist allerdings verzichtbar, da dadurch das Auftreten solcher der immunologischen Reaktionen nicht verhindert werden kann. Bei manifesten allergischen Reaktionen sind Kortikoide und Antihistaminika sind bei manifesten allergischen Reaktionen hingegen Medikamente der 1. Wahl.

Viele Patienten, insbesondere solche, die in den letzten Monaten vor der Fibrinolysebehandlung einen Streptokokkeninfekte durchgemacht haben, weisen präformierte Antikörper in so hohen Titern auf, dass diese unter ungünstigen Umständen die gesamte infundierte fibrinolytische Aktivität der Streptokinase neutralisieren können. Ähnlich ruft die Streptokinase als von Streptokokken stammendes Fremdeiweiß bei nahezu allen behandelten Patienten die Ausbildung von IgG- und IgM-Antikörpern hervor [107]. Der Antikörpertiter persistiert für mindestens 3 Monate und wird durch jeden neuen Streptokokkeninfekt 'geboostert'erhöht. Bei ca. 70% der Patienten ist er auch noch nach 1 Jahr in einer Konzentration nachweisbar, welche die gesamte Aktivität einer erneuten Gabe von Streptokinase zu neutralisieren vermag. Im Gegensatz dazu haben der Gewebeplasminogenaktivator und seine Deletionsmutanten (r-PA, n-PA) als rekombinante „humane" Proteine nur ein sehr geringes immunogenes Potential, welches mit zunehmenden Abweichungen der Aminosäuresequenz von der des natürlich vorkommenden Moleküls zunimmt.

Starke immunologische Reaktionen sind beim Einsatz der rekombinanten Plasminogenaktivatoren Staphylokinase oder DSPA $\alpha 1$ zu erwarten. Diese Fremdeiweiße sollen in der Zukunft zur Thrombolysetherapie eingesetzt werden. Nach einer Fibrinolysetherapie mit Staphylokinase entwickeln nahezu alle Patienten innerhalb von 10–12 Tagen hohe Staphylokinaseantikörpertiter, welche für mindestens 7 Monate nachweisbar bleiben [108]. Nach Behandlung mit DSPA $\alpha 1$ sind bislang noch keine Antikörper im Blut der 20 so behandelten Patienten nachgewiesen worden [109].

Ischämiebedingte Verletzungsströme rufen in der akuten und chronischen Infarktphase eine arrhythomogene Gefährdung der Patienten hervor. Insbesondere in der Initialphase der Fibrinolysetherapie werden gehäufte Arrhythmiephasen beobachtet [110], während die Inzidenz von Arrhythmien im weiteren Verlauf signifikant vermindert wird [32]. Die erhöhte Arrhythmieinzidenz kann dabei der zeitlich eng begrenzten Phase der Reperfusion der Koronargefäße zugeordnet werden. Nach unserer Beobachtung ist die Inzidenz der Reperfusionsarrhythmien unter dem zunehmenden Einsatz der Anwendung von fibrinspezifischen Fibrinolytika deutlich rückläufig.

Die Reperfusionsarrhythmien umfassen alle Arten der elektrischen Instabilität. Neben Kammerflimmern sind bei Vorderwandinfarkten idioventrikuläre

Rhythmen mit langsamer Frequenz (sog. „slow VT") [111] charakteristisch. Sie lassen sich mit intravenös verabreichtem Lidocain leicht beherrschen. Bei Hinterwandinfarkten treten hingegen gehäuft Bradykardien als Sinusbradykardien oder AV-Blockierungen auf [112]. Sie werden dem bradykininabhängigen Betzold-Jarisch-Reflex zugeordnet und sind in der Regel durch intravenös verabreichtes Atropin problemlos beherrschbar. Da die Reperfusionsarrhythmien im Allgemeinen nur von kurzer Dauer sind, ist die Implantation eines passageren Schrittmachersystemes selten erforderlich.

Literatur

1. den Heijer P, Vermeer F, Ambrosioni E et al. on behalf of the InTIME Investigators (1998) Evaluation of a weight-adjusted single-bolus plasminogen activator in patients with myocardial infarction. A double-blind, randomized angiographic trial of Lanoteplase versus Alteplase. Circulation 98:2117–2125
2. Assesment of the Safety and Efficacy of a New Thrombolytic (ASSENT-2) Investigators (1999) Comparison of a single-bolus Tenecteplase with accelerated infusion of Alteplase in acute myocardial infarction. The double blind, randomised ASSENT-2 study. Lancet 254:716–722
3. The Global Use of Strategies to Open Occluded Coronary Arteries (GUSTO III) Investigators (1997) A comparison of reteplase with alteplase for acute myocardial infarction. N Engl J Med 337:1118–1123
4. Tunstall-Pedoe H, Vanuzzo D, Hobbs M, Mähönen M, Cepaitis Z, Kuulasmaa K, Keil U for the WHO MONICA Project (2000) Estimation of contribution of changes in coronary care to improving survival, event rates, and coronary heart disease mortality across the WHO MONICA project populations. Lancet 355:688–700
5. Löwel H, Lewis M, Keil U, Hörmann A, Bolte H-D, Willich S, Gostomzyk J (1995) Zeitliche Trends von Herzinfarktmorbidität, -mortalität, 28-Tage-Letalität und medizinischer Versorgung – Ergebnisse des Augsburger Herzinfarktregisters von 1985 bis 1992. Z Kardiol 84:596–605
6. Löwel H, Lewis M, Keil U, Koenig W, Hörmann A, Bolte H-D, Gostomzyk J (1985) Zur Herzinfarktsituation in der süddeutschen Bevölkerung: Ergebnisse des Augsburger Herzinfarktregisters. Z Kardiol 1988 77:481–489
7. Bigger JT Jr (1985) Risk stratification after myocardial infarction. Z Kardiol 74 [Suppl 6]:147–157
8. Davies MJ, Thomas AC (1985) Plaque fissuring – The cause of acute myocardial infarction, sudden ischemic death, and crescendo angina. Br Heart J 53:363–373
9. Falk E, Shah PK, Fuster V (1995)Coronary plaque disruption. Circulation 92:657–671
10. Fuster V, Stein B, Badimon L, Badimon JJ, Ambrose JA, Chesebro JH (1990) Atherosclerotic plaque rupture and thrombosis: evolving concepts. Circulation 82 [Suppl II]:II-47–II-59
11. Farb A, Burke AP, Tang AL, Liang Y, Mannan P, Smialek J, Virmani R (1996) Coronary plaque errosion withiout rupture into a lipid core. A frequent cause of coronary thrombosis in sudden coronary death. Circulation 93:1354–1363
12. Virmani R, Kolodigie FD, Burke AP, Farb A, Schwarz SM (2000) Lessons from sudden death. A comprehensive morphological classification scheme for arteriosclerotic lesions. Arterioscler Thromb Vasc Biol 20:1262–1275
13. Reimer KA, Lowe JE, Rasmussen MM, Jennings RB (1977) The wavefront phenomenon of ischemic cell death. I. myocardial infarct size vs. duration of coronary occlusion in dogs. Circulation 56:786–794

14. Karsch KR, Hofmann M, Rentrop KP, Schaper W (1983) Thrombolysis in acute experimental myocardial infarction. JACC 1:427–435
15. Schaper J (1986) Ultrastructural aspects of ischemia and reperfusion in canine and human hearts. In: Effert S, Essen R von, Hugenholtz PG, Uebis R, Verstraete M (Hrsg) Facts and hopes in thrombolysis in acute myocardial infarction. Steinkopf, Darmstadt, S 7–18
16. Cigarroa RG, Lange RA, Hillis D (1989) Prognosis after acute myocardial infarction in patients with and without residual antegrade coronary flow. Am J Cardiol 64:155–160
17. Trappe HJ, Lichtlen PR, Klein H, Wenzlaff P, Hartwig CA (1989) Natural history of single vessel disease. Risk of sudden coronary death in relation to coronary anatomy and arrhythmia profile. Eur Heart J 10:514–524
18. Braunwald E (1989) Myocardial reperfusion, limitation of infarct size, reduction of left ventricular dysfunction, and improved survival. Should the paradigm be expanded? Circulation 79/2:441–444
19. Popovic AD, Neskovic AN, Babic R et al. (1994) Independent impact of thrombolytic therapy and vessel patency on left ventricular dilation after myocardial infarction. Circulation 90:800–807
20. Gulba DC, Westhoff-Bleck M, Reil GH (1990) Thrombolysetherapie des akuten Herzinfarktes – Ergebnisse und neue Entwicklungen. Dtsch Med Wochenschr 115:187–195
21. Boersma E, Maas A, Deckers J, Simoons M (1996) Early thrombolytic treatment in acute myocardial infarction: Reappraisal of the golden hour. Lancet 348:771–775
22. Weaver WD, Cerqueira M, Hallstorm AP, Litwin PE, Martin JS, Kudenchuk PJ, Eisenberg M, for the Myocardial Infarction Triage and Intervention Project Group (1993) Prehospital-initiated vs hospital initiated thrombolytic therapy – The myocardial infarction triage and intervention trial. J Am Med Assoc 270:1211–1216
23. Fibrinolytic therapy trialists' (FTT) Collaborative Group (1994) Indications for fibrinolytic therapy in suspected acute myocardial infarction: collaborative overview of early mortality and major morbidity results from all randomised trials of more than 1000 patients. Lancet 343:311–322
24. Grines CL, DeMaria AN (1990) Optimal utilization of thrombolytic therapy for acute myocardial infarction. Concepts and controversies. J Am Coll Cardiol 16:223–231
25. Gulba DC, Jost S, Daniel WG, Wagenbreth I, Lichtlen PR (1989) Intravenöse Kurzlyse bei Patienten mit therapierefraktärer instabiler Angina pectoris. In: Spannuth E, Pindur G, Wenzel E (Hrsg) Das thromboembolische Risiko und die Dysbalance der Hämostase. Schattauer, Stuttgart, S 2.23–2.35
26. The TIMI IIIB Investigators (1994) Effects of tissue plasminogen activator and a comparison of early invasive and conservative strategies in unstable angina and non-Q-wave myocardial infarction. Results of the TIMI IIIB trial. Circulation 89:1545–1556
27. Wilcox RG, and the LATE Trial Study Group (1992) The Late study: late assessment of thrombolytic efficacy: double-blind placebo controlled trial of Alteplase given 6–24 hours after onset of symptoms of acute myocardial infarction. (Vortrag anlässlich der XIV. Jahrestagung der European Society of Cardiology, Barcelona, 30.8. -3.9.1992)
28. Paolasso E (1991) EMERAS – Late streptokinase thrombolysis in acute myocardial infarction. (Vortrag anlässlich der 13. Jahrestagung der European Society of Cardiology, Amsterdam, 18. -22. August 1991)
29. Scholz KH, Tebbe U, Hermann C, Woijcik J, Lingen JM, Chemnitius JM (1992) Frequency of complications of cardiopulmonary resuscitation after thrombolysis during acute myocardial infarction. Am J Cardiol 69:724–728
30. Tenaglia AN, Califf RM, Candela RJ, Kereiakes DJ, Berrios E, Young SY (1991) Thrombolytic therapy in patients requiring cardiopulmonary resuscitation. Am J Cardiol 68:1015–1019
31. Gurwitz JH, Goldberg RJ, Gore JM (1991) Coronary thrombolysis for the elderly? J Am Med Assoc 265:1720–1723

32. Gruppo italiano per lo studio della streptochinasi nell'infarto miocardico (GISSI) (1986) Effectiveness of intravenous thrombolytic treatment in myocardial infarction. Lancet II:397–401
33. ISIS-2 (Second International Study of Infarct Survival) Collaboraive Group (1988) Randomised trial of intravenous streptokinase, oral aspirin, both, or neither among 17 187 cases of suspected myocardial infarction: ISIS-2. Lancet II:349–360
34. The GUSTO Investigators (1993) An international randomizid trial comparing four thrombolytic strategies for acute myocardial infarction. N Engl J Med 329:673–682
35. The GUSTO Angiographic Investigators (1993) The effects of tissue plasminogen activator, streptokinase, or both on coronary-artery patency, venticular function, and survival after acute myocardial infarction. N Engl J Med 329:1615–1622
36. Gruppo Italiano per lo Studio della Sopravivenza nell'Infarto Miocardico (1990) GISSI-2: a factorial randomised trial of alteplase versus streptokinase and heparin versus no heparin among 12 490 patients with acute myocardial infarction. Lancet 336:65–71
37. Granger CB, Califf RM, Young S, Candela R, Samaha J, Worley S (1993) Outcome of patients with diabetes mellitus in acute myocardial infarction treated with thrombolytic agents. J Am Coll Cardiol 21:920–925
38. Chesebro JH, Knatterud G, Rogerts R et al. (1987) Thrombolysis in myocardial infarction (TIMI) trial, phase I: a comparison between intravenous tissue plasminogen activator and intravenous streptokinase. Circulation 76:142–154
39. DeWood MA, Spores J, Nortske R, Mouser LT, Burroghs R, Golden MS, Lang HT (1980) Prevalence of total coronary occlusion during early hours of transmural myocardial infarction. N Engl J Med 303:897–902
40. Bode C, Smalling RW, Berg G et al. (1996) Randomized comparison of coronary thrombolysis achieved with double-bolus reteplase (recombinant plasminogen activator) and front-loaded, accelerated alteplase (recombinant tissue plasminogen activator) in patients with acute myocardial infarction. Circulation 94:891–898
41. Smalling RW, Bode C, Kalbfleisch J et al. and the RAPID Investigators (1995) More rapid, complete, and stable coronary thrombolysis with bolus administration of reteplase compared with alteplase infusion in acute myocardial infarction. Circulation 91:2725–2732
42. Gulba DC, Tanswell P, Dechend R et al. (1997) Sixty minutes alteplase protocol: a new accelerated recombinant tissue-type plasminogen activator regimen for thrombolysis in acute myocardial infarction. J Am Coll Cardiol 30:1611–1617
43. Antman EM, Giugliano RP, Gibons CM (1999) Abciximab facilitates the rate and extent of thrombolysis: Results of the thrombolysis in myocardial infarction (TIMI) 14 trial. Circulation 99:2720–2732
44. Granger CB, White HD, Bates ER, Ohman EM, Califf RM (1994) A pooled analysis of coronary artery patency and left ventricular function after intravenous thrombolysis for acute myocardial infarction. Am J Cardiol 74:1220–1228
45. Simes RJ, Topol EJ, Holmes DR et al. (1995) Link between the angiographic substudy and mortality outcomes in a large randomized trial of myocardial reperfusion. Circulation 91:1923–1928
46. Vogt A, von Essen R, Tebbe U, Feuerer W, Appel KF, Neuhaus KL (1993) Impact of early perfusion status of the infarct related artery on short-term mortality after thrombolysis for acute myocardial infarction: retrospective analysis of four German multicenter studies. J Am Coll Cardiol 21:1391–1395
47. Reiner JS, Lundergan CF, Fung A et al. for the GUSTO-1 Angiographic Investigators (1996) Evolution of early TIMI 2 flow after thrombolysis for acute myocardial infarction. Circulation 94:2441–2446
48. Gruppo italiano per lo studio della streptochinasi nell'infarto miocardico (GISSI) (1987) Long-term effects of intravenous thrombolysis in acute myocardial infarction. Final report of the GISSI Study. Lancet II:871–874

49. Lee DC, Mann KG (1987) The activation of human coagulation factor V by plasmin. Blood 70 [Suppl IV]:IV-100
50. Owen J, Friedman KD, Grossman BA, Wilkins C, Berke AD, Powers ER (1988) Thrombolytic therapy with tissue plasminogen activator or streptokinase induces transient thrombin activity. Blood 72/2:616–620
51. Ewald GA, Eisenberg PR (1995) Plasmin-mediated activation of contact system in response to pharmacological thrombolysis. Circulation 91:28–36
52. Fizgerald DJ, Catella F, Roy L, FitzGerald GA (1988) Marked platelet activation in vivo after streptokinase in patients with acute myocardial infarction. Circulation 77:142–150
53. Niewiarowski S, Senyi AF, Gillies P (1973) Plasmin induced platelet aggregation and platelet release reaction. J Clin Invest 52:1647–1651
54. Seitz R, Pelzer H, Immel A, Egbring R (1993) Prothrombin activation by thrombolytic agents. Fibrinolysis 7:109–115
55. Eisenberg PR, Sherman LA, Jaffe AS (1987) Paradoxic elevation of fibrinopeptide A after streptokinase: evidence for continued thrombosis despite intensive fibrinolysis. JACC 10:527–529
56. Eisenberg PR, Sherman L, Rich M et al. (1986) Importance of continued activation of thrombin reflected by fibrinopeptide A to the efficacy of thrombolysis. JACC 7:1255–1262
57. Rapold HJ, Kuemmerli H, Weiss M, Baur H, Haeberli A (1989) Monitoring of fibrin generation during thrombolytic therapy of acute myocardial infarction with recombinant tissue-type plasminogen activator. Circulation 79:980–989
58. Gulba DC, Barthels M, Westhoff-Bleck M et al. (1991) Increased thrombin levels during thrombolytic therapy in acute myocardial infarction. Relevance for the success of therapy. Circulation 83:937–944
59. Gulba DC, Daniel WG, Simon R et al. (1990) Role of thrombolysis and thrombin in patients with acute coronary occlusion during percutaneous transluminal coronary angioplasty. JACC 80:1–5
60. Eisenberg PR, Sherman LA, Schectman K, Perez J, Sobel BE, Jaffe AS (1985) Fibrinopeptide A: a marker of acute coronary thrombosis. Circulation 71:912–918
61. Gulba D, Barthels M, Reil G-H, Lichtlen P (1988) Thrombin-antithrombin-III-complex level as early predictor of reocclusion after successful thrombolysis. Lancet 2:97
62. Brown BG, Gallery CA, Badger RS, Kennedy JW, Mathey D, Bolson EL, Dodge HT (1986) Incomplete lysis of thrombus in the moderate underlying atherosclerotic lesion during intracoronary infusion of streptokinase for acute myocardial infarction: quantitative angiographic observations. Circulation 73/4:653–661
63. Gulba DC, Bode C, Topp J, Höpp H-W, Westhoff-Bleck M, Rafflenbeul W, Lichtlen PR (1990) Die Häufigkeit von Residualthromben nach erfolgreicher Thrombolysetherapie bei akutem Herzinfarkt und ihre Bedeutung für die Rate früher Reokklusionen. Ein Bericht der multizentrischen Dosisfindungsstudie zur Thrombolysetherapie mit Urokinase-präaktivierter natürlicher Prourokinase (TCL 598). Z Kardiol 79:279–285
64. Badimon L, Lassila R, Badimon J, Vallathajosula S, Chesebro JH, Fuster V (1988) Residual thrombus is more thrombogenic than severely damaged vessel wall. Circulation 78 [Suppl]:II-18
65. Francis CW, Markham RE, Barlow GH, Florack TM, Dobrzynski DM, Marder VJ (1983) Thrombin activity of fibrin thrombi and soluble plasmic derivatives. J Lab Clin Med 102:220–230
66. Aronson DL, Chang P, Kessler CM (1992) Platelet-dependent thrombin generation after in vitro fibrinolytic treatment. Circulation 85:1706–1712
67. Bennett MR, Evan GI, Newby AC (1994) Deregulated expression of the c-myc oncogene abolishes inhibition of proliferation of rat vascular smooth muscle cells by serum

reduction, interferon-Y, heparin, and cyclic nucleotide analogues and induces apoptosis. Circ Res 74:525–536
68. Marder VJ (1983) Pharmacology of thrombolytic agents: implications for therapy of coronary artery thrombosis. Circulation 68 [Suppl I]:I-2–I-5
69. Sharma GVRK, Cella G, Parisi AF, Sasahara AA (1982) Thrombolytic therapy. N Engl J Med 306:1268–1276
70. Marder VJ, Sherry S (1988) Thrombolytic therapy: current status (first of two parts). N Engl J Med 318:1512–1520
71. Barthels M, Gulba D, Engel MJ (1985) Systemic fibrinolysis as an effect of intracoronary thrombolysis. In: Davidson JF, Donati MB, Cocchieri S (eds): Progress in fibrinolysis VII. Churchill Livingstone, Edinburgh, pp 49–51
72. Verstraete M, Bernard R, Bory MD et al. (1985) Randomised trial of intravenous recombinant tissue-type plasminogen activator versus streptokinase in acute myocardial infarction. Lancet I:842–847
73. PRIMI Trial Study Group (1989) Randomised double-blind trial of recombinant pro-urokinase against streptokinase in acute myocardial infarction. Lancet I:863–868
74. Neuhaus KL, Tebbe U, Gottwik M et al. (1988) Intravenous recombinant tissue plasminogen activator (rt-PA) and urokinase in acute myocardial infarction: results of the German activator urokinase study (GAUS). JACC 12:581–587
75. Gulba DC, Fischer K, Barthels M et al. (1989) Potentiative effect of heparin in thrombolytic therapy of evolving myocardial infarction with natural pro-urokinase. Fibrinolysis 3:165–173
76. Topol EJ, George BS, Kereiakes DJ et al. and the TAMI Study Group (1989) A randomized controlled trial of intravenous tissue plasminogen activator and early intravenous heparin in acute myocardial infarktion. Circulation 79:281–286
77. Hsia J, Hamilton WP, Kleiman N, Roberts R, Chaitman BR, Ross AM, for the Heparin-Aspirin Reperfusion Trial (HART) Investigators (1990) A comparison between heparin and low-dose aspirin as adjunctive therapy with tissue plasminogen activator for acute myocardial infarction. N Engl J Med 323:1433–1437
78. Bleich SD, Nichols TC, Schumacher RR, Cooke DH, Tate DA, Teichman SL (1990) Effect of heparin on coronary arterial patency after thrombolysis with tissue plasminogen activator in acute myocardial infarction. Am J Cardiol 66:1412–1417
79. DeBono DP, Simoons ML, Tijsen J et al. for the European Cooperative Study Group (1992) Effect of early intravenous heparin on coronary patency, infarct size, and bleeding complications after alteplase thrombolysis: results of a randomized double blind European Cooperative Study Group trial. Br Heart J 67:122–128
80. Hsia J, Kleimann NS, Aguirre F, Chaitman BR, Roberts R, Ross AM, for the Heparin-Aspirin Reperfusion Trial (HART) Investigators (1992) Heparin-induced prolongation of partial thromboplastin time after thrombolysis: relation to coronary artery patency. J Am Coll Cardiol 20:513 519
81. Meijer A, Verheugt FW, Werter CJ, Lie KI, van der Pol JM, van Eenige MJ (1993) Aspirin versus coumadin in the prevention of reocclusion and recurrent ischemia after successful thrombolysis: a prospective placebo-controlled angiographic study: results of the APRICOT Study. Circulation 87:1524–1530
82. Weitz JI, Hudoba M, Massel D, Maraganore J, Hirsh J (1990) Clot-bound thrombin is protected from inhibition by heparin-antithrombin III but is susceptible to inactivation by abntithrombin III-independent inhibitors. J Clin Invest 86:385–391
83. Cannon CP, McCabe CH, Henry TD et al. (1994) A pilot trial of recombinant desulfato-hirudin compared with heparin in conjunction with tissue-type plasminogen activator and aspirin in acute myocardial infarction: results of the Thrombolysis in Myocardial Infarction (TIMI) 5 trial. J Am Coll Cardiol 23:993–1003
84. Lee V (1995) Initial Experience with Hirudin and Streptokinase in Acute Myocardial

Infarction: Results of the Thrombolysis in Myocardial Infarction (TIMI) 6 Trial. Am J Cardiol 75:7–13

85. Antman EM, for the TIMI 9 A Investigators (1994) Hirudin in acute myocardial infarction. Safety report from the thrombolysis and thrombin inhibition in myocardial infarction (TIMI) 9 A trial. Circulation 90:1624–1630
86. The Global Use of Strategies to Open Occluded Coronary Arteries (GUSTO) IIa Investigators (1994) Randomized trial of intravenous heparin versus recombinant hirudin for acute coronary syndromes. Circulation 90:1631–1637
87. Neuhaus KL, Essen R von, Tebbe U et al. (1994) Safety observations from the pilot phase of the randomized r-hirudin for improvement of thrombolysis (HIT-III) study. A study of the Arbeitsgemeinschaft Leitender Kardiologischer Krankenhausärzte (ALKK). Circulation 90:1638–1642
88. Antman E (1996) Hirudin in acute myocardial infarction. Thrombolysis and Thrombin Inhibition in Myocardial Infarction (TIMI) 9B Trial. Circulation 94:911–921
89. The Global Use of Strategies to Open Occluded Coronary Arteries (GUSTO) IIb Investigators (1996) A comparison of recombinant hirudin with heparin for the treatment of acute coronary syndromes. N Engl J Med 335:775–782
90. Verstraete M, Zoldhelyi P: Novel antithrombotic drugs in development. Drugs 1995 49:856–884
91. Frishman WH, Burns B, Atac B, Alturk N, Altajar B, Lerrick K (1995) Novel antiplatelet therapies for treatment of patients with ischemic heart disease: Inhibitors of the platelet glycoprotein IIb/IIIa integrin receptor. Am Heart J 130:877–892
92. Windstetter U, Huber K, Gulba DC (1997) New antithrombotic agents: an overview. Fibrinolysis and Proteolysis 11 [Suppl 1]:85–96
93. Gold HK, Garabedian HD, Dinsmore RE, Guerrero LJ, Cigarroa,J. E., Palacios IF, Leinbach RC (1997) Restoration of coronary flow in myocardial infarction by intravenous chimeric 7E3 antibody without exogenous plasminogen activator. Circulation 95:1755–1759
94. Van den Brand M, Laarman GJ, Steg PG et al. (1999) Assessment of coronary angiograms prior to and after treatment with abciximab, and the outcome of angioplasty in refractory unstable angina patients. Angiographic results from the CAPTURE trial. Eur Heart J 20:1572–1578
95. Yasada T, Gold HK, Leinbach RC (1990) Lysis of plasminogen activator resistant platelet rich coronary artery thrombus with combined bolus injection of recombinant tissue-type plasminogen activator and antiplatelet GP IIb/IIIa antibody. J Am Coll Cardiol 16:1728–1735
96. Ohman EM, Kleiman NS, Gacioch G et al. for the IMPACT-AMI Investigators (1997) Combined accelerated tissue-plasminogen activator and platelet glycoprotein IIb/IIIa integrin receptor blockade with integrilin in acute myocardial infarction. Results of a randomized, placebo-controlled dose-ranging trial. Circulation 95:846–854
97. The GUSTO V Investigators (2001) Repefusion therapy or acute myocardial infarction with fibrinolytic therapy or combination reduced fibrinolytic therapy and platelet glycoprotein Iib/iia inhibition: the GUSTO V radnomied trial. Lancet 357: 1905–1914
98. Marder VJ, Shulmann NR (1969) High molecular weight derivatives of human fibrinogen produced by plasmin. II. Mechanisms of their anticoagulant activity. J Biol Chem 244:2120–2124
99. Fletcher AP, Alkjaersig N, Sherry S (1962) Pathogenesis of the coagulation defect developing during pathological plasma proteolytic („fibrinolytic") states. I. The significance of fibrinogen proteolysis and circulating fibrinogen breakdown products. J Clin Invest 41:896–916
100. Dechend R, Thode H, Müller T, Eisert WE, Gulba DC (1994) Fragmentation pattern of fibrinogen during thrombolysis in acute myocardial infarction with fibrin-specific

plasminogen activators – detection of high-molecular weight fibrinogen degradadion products. Fibrinolysis 8 [Suppl II]:102–104
101. Sawyer WD, Alkjaersig N, Fletcher AP, Sherry S (1960) Comparison of fibrinolytic and fibrinogenolytic effects of plasminogen activators and proteolytic enzymes in plasma. Thromb Diath Haemorrhag 5:149–191
102. Fletcher AP, Alkjaersig N, Fisher S, Sherry S (1966) The proteolysis of fibrinogen by plasmin: the identification of thrombin-clottable fibrinogen derivatives which polymerize abnormally. J Lab Clin Med 68:780–802
103. Sane DC, Califf RM, Topol EJ, Stump DC, Mark DB, Greenberg CS (1989) Bleeding during thrombolytic therapy for acute myocardial infarction: Mechanisms and management. Ann Intern Med 111:1010–1022
104. Califf RM, Fortin DF, Tenaglia AN, Sane DC (1992) Clinical risks of thrombolytic therapy. Am J Cardiol 69 [Suppl]:12A-20A
105. Simoons ML, Maggioni AP, Knatterud G, Leimberger JD, de Jaegere P, Van Domburg R, Boersma E, Franzosi MG, Califf RM, Schröder R, Braunwald E (1993) Individual risk assement for intracranial haemorrhage during thrombolytic therapy. Lancet 342:1523–1528
106. Kingston IB, Castro MJM, Andersonb S (1995) In vitro stimulation of tissue-type plasminogen activator by Alzheimer amyloid b-peptide analogues. Nat Med 1:138–142
107. Jalihal S, Morris GK (1990) Antistreptokinase titres after intravenous streptokinase. Lancet 335:184–185
108. Collen D, de Cook F, Vanlinthout I, Declerck PJ, Lijnen HR, Stassen JM (1992) Comparative thrombolytic and immunogenic properties of staphylokinase and streptokinase. Fibrinolysis 6:232–242
109. Gulba DC, Bode C, Runge MS, Huber K (1998) Thrombolytic agents – an updated overview. Fibrinol Proteol 12 [Suppl 2]:39–58
110. Boissel JP, Castaigne A, Mercier C, Lion L, Leizorovicz A (1996) Ventricular fibrillation following administration of thrombolytic treatment. The EMIP (European Myocardial Infarction Project) experience. Eur Heart J 17:213–221
111. Goldberg S, Greenspon AJ, Urban PL, Muza B, Berger B, Walinsky P, Maroko PR (1983) Reperfusion arrythmias: a marker of restoration of antegrade flow during intracoronary thrombolysis for acute myocardial infarction. Am Heart J 105:26–32
112. Wei YJ, Markis JE, Malagold M, Braunwald E (1983) Cardiovascular reflexes stimulated by reperfusion of ischemic myocardium in acute myocardial infarction. Circulation 67:769–801
113. Ross AM, Coyne KS, Reiner JS et al. for the PACT Investigators (1999) A randomized trial comparing primary angioplasty with a strategy of short-acting thrombolysis and immediated planned rescue angioplasty in acute myocardial infarction: the PACT trial. J Am Coll Cardiol 34:1954ó1962
114. Böttiger BW, Bode C, Kern S, Gries A, Gust R, Glätzer R, Bauer H, Motsch J, Martin E: Efficacy and safety of thrombolytic therapy after initially unsuccessful cardiopulmonary resuscitation: a prospective clinical trial. Lancet 357: 1583-1585

5.3 Thrombolytika

Wolfgang Lankes · Dietrich C. Gulba

Obwohl die Thrombolyse bereits seit 60 Jahren klinisch eingesetzt wird [1], hat die stürmische Entwicklung erst vor ca. 15 Jahren mit der allgemeinen Akzeptanz als Behandlungsoption des akuten Herzinfarktes begonnen. Das folgende Kapitel gibt einen Überblick über die biochemischen und pharmakologischen Eigenschaften der heute verfügbaren Thrombolytika.

Klassische Thrombolytika und Derivate

Die klassischen Plasminogenaktivatoren sind Streptokinase und Urokinase. Mit diesen Aktivatoren werden seit den 60er bzw. 70er Jahren klinische Thrombolysen durchgeführt. Streptokinase ist auch weiterhin die am häufigsten verwendete thrombolytische Substanz. Eine chemische Modifikation des Streptokinaseplasminogenaktivatorkomplexes (APSAC), der in den 80er Jahren vorrübergehend eine Rolle spielte, ist jetzt in Deutschland kommerziell nicht mehr erhältlich.

Streptokinase

Streptokinase ist das weiterhin am häufigsten eingesetzte fibrinolytische Medikament (spezifische Eigenschaften s. Tabelle 5.3-1 und 5.3-2). Streptokinase wird als Naturstoffisolat aus Streptokokken gewonnen und weist ein Molekulargewicht von ca. 75.000 Dalton auf [2–4]. Streptokinase als solche ist fibrinolytisch inaktiv. Sie bindet jedoch Plasminogen in einem 1:1-Komplex [3, 5]. Erst dieser Aktivatorkomplex vermag weitere Moleküle Plasminogen unter Abspaltung eines Aktivierungspeptides zu Plasmin zu aktivieren [6]. Die Aktivierung des systemischen Plasminogenpools erfolgt nach Bildung des Aktivatorkomplexes außerordentlich schnell, was zu einer systemischen Plasminämie führt, die sekundär den systemischen Abbau von Fibrinogen hervorruft [7–9]. Die Eliminierung des Aktivatorkomplexes erfolgt in einer biphasischen Eliminationskurve. Die dominierende Halbwertszeit beträgt 18–23 min [7, 10].

Streptokinase ruft eine massive Depletion des Plasmafibrinogenpools hervor [7–9]. Daneben werden auch andere Gerinnungsfaktoren, beispielsweise der Faktor V und der Faktor VIII proteolytisch abgebaut [11, 12]. In der Folge ruft Streptokinase einen massiven Koagulationsdefekt hervor [7,9,13,14]. Die entstehenden Fibrinogenspaltprodukte wirken gleichzeitig als Antikoagulanzien, was den Ge-

Tabelle 5.3-1. Biochemische Eigenschaften der Fibrinolytika

Substanz	SK	UK	APSAC	t-PA	scu-PA	r-PA	n-PA	TNK	uPA/t-PA-Chimäre	DSPA$_{\alpha1}$	STAR
Generische Bezeichnung	Strepto-kinase	Urokinase	Anistre-plase	Alteplase	Saruplase	Reteplase	Lanote-plase	Tenecte-plase	Amediplase	?	Staphyloki-nase
Molekulargewicht [kDa]	47.000	54.000 bzw. 32.000	131.000	70.000	47.000	39.000		70.000	44.000	52.000	16.500
Direkter Plasmino-genaktivatot	Nein	Ja	(Ja)	Ja	Ja	Ja	Ja	Ja	Ja	Ja	Nein
Dominierende Halbwertzeit	8–25 min	7–18 min	90–105 min	4–9 min	7–8 min	11–14 min	37 min	15–19 min	?	2,8 h	6–7 min
Katalytische Aktivität [kcat/Km-Fibrin]	6×10^3	0,02–0,03	6×10^3	0,2	10×10^3	5,6	?	0,2	?	0,06	6–7 min
Stimulation durch β-Amyloid-	Nein	Nein	Nein	Ja	Nein	Ja (?)	Ja (?)	Ja (?)	?	Nein	Nein
Herstellung	I, P	I, P	S	R	R	R	R	R	R	R	R

I Isolation; *P* Proteinaufreinigung; *S* Synthese; *R* rekombinante DNA-Technologie

Tabelle 5.3-2. Pharmakologische Charakteristika der Thrombolytika

Substanz	SK	UK	APSAC	t-PA	scu-PA	r-PA	n-PA	TNK	uPA/t-PA-Chimäre	$DSPA_{\alpha 1}$	STAR
Generische Bezeichnung	Streptokinase	Urokinase	Anistreplase	Alteplase	Saruplase	Reteplase	Lanoteplase	Tenecteplase	Amediplase	?	Staphylokinase
Bolusanwendung	Einfach	-	Einfach	(Doppelt)		Doppelt	Einfach	Einfach	?	(Doppelt?)	-
Fibrinspezifität	-	-	-	+	-	(+)	+	+	?	+++	++
Antigenität	+++	-	+++	-		-	-	±?	?	+	+++
Blutdrucksenkender Effekt	++	-	++	-	-	-	-	-	-	-	-
Empfohlene Dosis bei akutem Myokardinfarkt	1,5×10^6 E/1 h	3×10^6 E/1 h	30 E/5 min	100 mg/90 min	80 mg/1 h	2×10 E	1×120.000 E/kg		1×0,5 mg/kg	?	? ?
Klinische Erfahrung	+++	++	++	++++	++	+++	++	++	-	(-)	(+)
Indikationen	AMI, TVT, LAE, PAVK (Schlaganfall)	AMI, TVT, LAE, PAVK (Schlaganfall)	AMI	AMI, TVT, LAE (Schlaganfall)	AMI	AMI	AMI	AMI			AMI

++++ *bis (-)* sehr viel bis gar nicht; *AMI* akuter Myokardinfarkt; *TVT* tiefe Venenthrombose; *LAE* Lungenarterienembolie; *PAVK* periphere arterielle Verschlusskrankheit rinnungsdefekt zusätzlich verstärkt. Bei der so bestehenden Autoantikoagulation scheint die gleichzeitige Verabreichung von zusätzlichem hochmolekularem Heparin keine Auswirkung auf das Ergebnis der Streptokinasetherapie zu haben [15].

Streptokinase verbraucht in wenigen Minuten den gesamten Plasminogenpool im Plasma. Als Konsequenz kann nur Plasminogen zur Lyse des Gerinnsels herangezogen werden, welches sich an oder im Blutgerinnsel gebunden befindet und welches so vor der instantanen systemischen Aktivierung geschützt ist (Endolyse) [16–18]. Da Streptokinase keine direkten Fibrinbindungseigenschaften hat, vermag sie nur passiv aufgrund des Diffusionsgradienten in das Gerinnsel zu penetrieren. Es ist zur Erreichung einer effizienten thrombolytischen Aktivität daher die Aufrechterhaltung hoher Streptokinasespiegel erforderlich [19–21]. Die heute üblichen Streptokinaseregime zur Thrombolysetherapie des akuten Herzinfarktes verwenden daher im Allgemeinen eine Dosis von 1,5 Mio. Einheiten, die über 30–60 min intravenös infundiert werden. In diesen Dosen muss mit einem transienten hypotensiven Effekt gerechnet werden, der durch kurzfristige Unterbrechung der Infusion beherrscht werden kann. Streptokinase ist darüber hinaus hoch immunogen und pyrogen und kann allergen wirken.

Urokinase

Urokinase wird als Proenzym (Prourokinase) [22, 23] im Blut und in zahlreichen Geweben gefunden (spezifische Eigenschaften s. Tabelle 5.3-1 und 5.3-2). Prourokinase wird als Protein auch über den Urin ausgeschieden, aus dem sie gewonnen wird. Alternativ kann sie auch auf gen- und biotechnologischem Wege gewonnen werden.

Urokinase ist ein zweikettiges Molekül, das in 2 molekularen Formen, einer hochmolekularen Form mit einem Molekulargewicht von 54.000 Dalton, und einer niedermolekularen Form mit einem Molekulargewicht von 32.000 Dalton, vorkommt [24–27]. Die niedermolekulare Form entsteht durch limitierte Proteolyse der hochmolekularen Form. Beide Moleküle weisen prinzipiell ähnliche fibrinolytische Eigenschaften auf [7, 24, 28]. Im Gegensatz zu Streptokinase ist Urokinase ein direkter Plasminogenaktivator, seine Konversionskonstanten sind jedoch deutlich niedriger als die der Streptokinase [29, 30]. Urokinase verweilt nur sehr kurz in der Zirkulation, sie wird mit einer dominanten Halbwertszeit von 7 min eliminiert [7, 31, 32].

Zur Thrombolyse beim akuten Myokardinfarkt mit Urokinase liegen nur wenige Daten aus kontrollierten Studie vor [33]. Basierend auf diesen Studien werden heute im Allgemeinen Dosen von 3 Mio. Einheiten (1,5 Mio. Einheiten als Bolus und 1,5 Mio. Einheiten, die über 60 min infundiert werden) empfohlen.

Anisolierter Lys-Plasminogenaktivatorkomplex (APSAC, Anistreplase)

Bei Anistreplase handelt es sich um den chemisch modifizierten (anisoylierten) Plasminogenaktivatorkomplex (spezifische Eigenschaften s. Tabelle 5.3-1 und 5.3-2). Durch die chemische Modifikation wird das aktive Zentrum blockiert. Erst nach Deacylierung wird der Plasminogenaktivatorkomplex freigesetzt und kann so zirkulierendes Plasminogen aktivieren [34].

Von Seiten der fibrinolytischen Eigenschaften ist Anistreplase, sobald die Deacylierung eingesetzt hat, von Streptokinase nicht zu unterscheiden. Anistreplase, als Bolus von 30 Einheiten injiziert, wird mit einer Halbwertszeit von 40 min deacyliert [35, 36]. Die bestimmende Halbwertszeit von Anistreplase beträgt 90–105 min [35–37]. Aufgrund dieser Konstanten kann mit einer fibrinolytischen Aktivität bis zu 4 h nach Bolusinjektion gerechnet werden [37].

Wie Streptokinase selbst erfolgt die Fibrinolyse mit Anistreplase ohne jegliche Fibrinselektivität unter Abbau des zirkulierenden Fibrinogenpools [35, 38–41]. Der Fibrinogenabbau beginnt mit der Deacylierung, welche selbst unmittelbar mit der Injektion einsetzt [37, 42]. Darüber hinaus ist bei Anistreplase mit allen Nebenwirkungen der Streptokinase (allergenes Risiko, hypotensiver Effekt, Pyrogenität etc.) zu rechnen. Im Vergleich zu Streptokinase weist Anistreplase mit Ausnahme der Applikation als Bolusinjektion keinerlei Vorteile auf, weshalb die Substanz in der fibrinolytischen Therapie heute keine Bedeutung mehr hat.

Physiologische Plasminogenaktivatoren

Dem Gerinnungssystem steht zur Aufrechterhaltung der Homöostase neben den Gerinnungsinhibitoren das Fibrinolysesystem als physiologisches Kontrollsystem gegenüber (Übersicht bei Collen [24] und Bachmann [43]). Das Fibrinolysesystem verfügt über 2 physiologische Plasminogenaktivatoren, den Gewebeplasminogenaktivator und den Plasminogenaktivator vom Urokinasetyp. Beide können heute über Gen- und Biotechnologie in großen Mengen gewonnen werden [44, 45].

Gewebeplasminogenaktivator (rt-PA, Alteplase)

Der Gewebeplasminogenaktivator ist ein Protein mit einem Molekulargewicht von 70.000 Dalton, welches aus verschiedenen Geweben, aber auch gen- und biotechnologisch gewonnen werden kann [12, 45–47] (spezifische Eigenschaften s. Tabelle 5.3-1 und 5.3-2). Er liegt als einkettiges Molekül vor, das im Verlauf seiner katalytischen Wirkung in eine zweikettige Form überführt wird [12, 45, 48]. Die N-terminale Kette enthält eine Fingerstruktur, eine epidermale Wachstumsfaktorstruktur sowie 2 Kringelstrukturen, während die C-terminale Kette das aktive Zentrum trägt (Abb. 5.3-1).

Der Gewebeplasminogenaktivator ist ein direkter Plasminogenaktivator. In seiner zirkulierenden nativen, einkettigen Form weist er eine nur sehr geringe katalytische Aktivität auf [43, 49–52]. Er vermag sich jedoch spezifisch an Fibrin zu binden und wird so dort angereichert. Diese Bindung erfolgt in der Nachbarschaft zur Bindung von Plasminogen. In der sterischen Nähe von Plasminogen und nach Überführung der einkettigen in eine zweikettige Form wird die katalytische Aktivität des Gewebeplasminogenaktivators ca. 500- bis 1000fach verstärkt [49, 53, 54]. Eine ähnliche Verstärkung der fibrinolytischen Wirkung erfolgt auch nach Bindung an β-Amyloid [55].

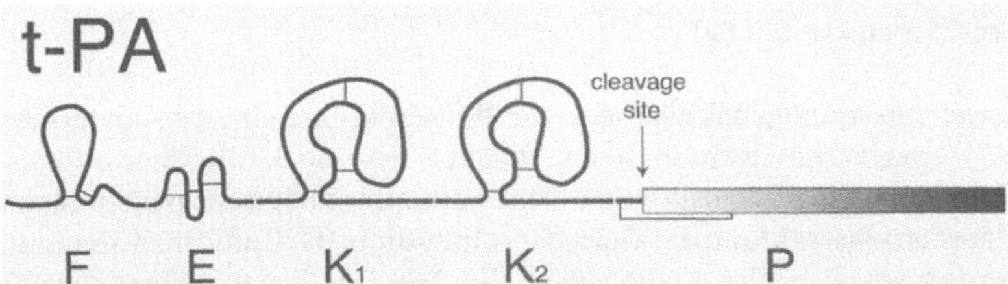

Abb. 5.3-1. Schematische Molekülstruktur der Alteplase (t-PA). *F* Fingerdomäne; *E* epidermale Wachstumsfaktordomäne; K_1 Kringel-1-Domäne; K_2 Kringel-2-Domäne; *P* Proteasendomäne; *cleavage site* Enzymspaltstelle

Die primäre Wirkung von Gewebeplasminogenaktivator erfolgt nach Assemblierung mit Plasminogen gemeinsam auf der Fibrinoberfläche fibrinspezifisch. Die noch vorhandene intrinsische Aktivität gegenüber Plasminogen bedingt jedoch, bei Vorliegen hoher Plasmakonzentrationen eine systemische Aktivierung von Plasminogen zu Plasmin und damit einem, wenn auch geringen, systemischen Abbau von Fibrinogen. Die entstehenden Fibrinogen- spaltprodukte verstärken den systemischen Effekt [49]. Der Effekt der systemischen Plasminogenaktivierung und des konsekutiven Fibrinogenabbaus nimmt dosisabhängig zu und wurde von Sobel als „Plasminogen-Steal-Phänomen" bezeichnet [56].

Der Gewebeplasminogenaktivator wird in der Leber metabolisiert und abgebaut. Die Plasmahalbwertszeit wurde mit 4–9 min bestimmt [57–60]. Demgegenüber scheint an Fibrin gebundener Gewebeplasminogenaktivator eine wesentlich verlängerte Halbwertszeit zu besitzen. Auch bei Patienten mit schwerer Leberdysfunktion muss mit einer deutlichen Verlängerung der fibrinolytischen Wirkung des Gewebeplasminogenaktivators gerechnet werden. Dem ist bei der Dosierung ggf. Rechnung zu tragen.

Klinisch wird der Gewebeplasminogenaktivator heute vorwiegend zur Behandlung des akuten Herzinfarktes, daneben aber auch zur Behandlung der Lungenembolie und anderer thromboembolischer Komplikationen eingesetzt. Beim akuten Herzinfarkt hat sich allgemein das zuerst von Neuhaus beschriebene Therapieschema [61] durchgesetzt, bei dem 100 mg der Substanz innerhalb von 90 min infundiert werden. Dieses Regime setzt sich zusammen aus einem Bolus von 15 mg, gefolgt von einer ersten Infusion von 50 mg über 30 min und weiteren 35 mg der Substanz über 60 min [15, 61–63]. Die Gabe als Doppelbolus, als 2 Boli von 50 mg im Abstand von 30 min gegeben, welche vor allem für den Einsatz in der Notfallmedizin und für die prähospitale Lyse entwickelt wurde, hat sich bezüglich der thrombolytischen Effizienz nicht als überlegen herausgestellt [64, 65]. Ein weiteres, vereinfachtes Regime, bei dem die 100 mg aufgeteilt als 20-mg-Bolus und 80-mg-Dauerinfusion lediglich über 1 h infundiert werden [66] ist hingegen nicht nur komfortabel, es zeichnet sich auch durch besonders hohe TIMI-III-Offenheitsraten (ca. 80%) gegenüber dem allgemein angewendeten akzelerierten Alteplaseregime nach Neuhaus [61] aus [66]. Bei der Lungenembolie werden heute im Allgemeinen ebenfalls 100 mg über einen Zeitraum von 1–2 h infundiert [67–71].

Pro-Urokinase (Saruplase, scu-PA)

Wie der Gewebeplasminogenaktivator ist die Pro-Urokinase eine physiologische Protease [43] (spezifische Eigenschaften s. Tabelle 5.3-1 und 5.3-2). Über ihre reine Proteasefunktion hinaus hat sie wesentliche pathophysiologische Bedeutungen bei der Inflammationsreaktion, der Gewebeproliferation, der Tumorinvasion und -metastasierung sowie in der Angiogenese [72–76]. Der Plasminogenaktivator vom Urokinasetyp ist ein einkettiges Polypeptid mit einem mittleren molekularen Gewicht von 54.000 Dalton [44, 77–79]. Dieses Molekül verfügt über eine epidermale Wachstumsfaktordomäne, eine Kringeldomäne sowie eine Proteasendomäne (Abb. 5.3-2). Durch limitierte Proteolyse unter Abspaltung der epidermalen Wachstumsfaktordomäne und der Kringeldomäne wird sie in eine niedermolekulare Form mit einem Molekulargewicht von 32.000 Dalton überführt [44, 80, 81]. Beide molekularen Formen der Pro-Urokinase weisen vergleichbare proteolytische Eigenschaften auf [29, 30].

Pro-Urokinase ist das weitgehend inaktive Proenzym der Urokinase [29, 30]. Nach Aktivierung durch Plasmin oder Kallikrein wird die proteolytische Aktivität der Substanz um mehrere Potenzen erhöht [29, 30]. Durch proteolytischen Abbau an anderen Orten der Proteinkette wird die Substanz inaktiviert [82–84].

Bei verschiedenen Tiermodellen verlief die Thrombolyse mit Pro-Urokinase nahezu vollständig fibrinspezifisch [22, 85–90]. Der Mechanismus, welcher der Fibrinspezifität der Substanz zugrunde liegt, wird jedoch bisher nicht vollständig verstanden. In der Thrombolysetherapie bei Patienten besitzt Pro-Urokinase hingegen keine Fibrinspezifität [1, 91–93]. Statt dessen wird ein fast vollständiger, im Vergleich zu Streptokinase etwas verzögert einsetzender Fibrinogenabbau beobachtet [94]. Dieser Fibrinogenabbau wird durch die weitgehende Konversion der Pro-Urokinase in Urokinase hervorgerufen [95, 96].

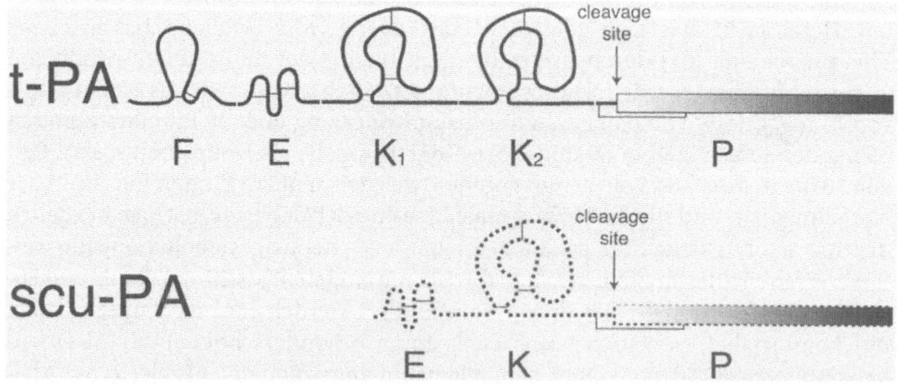

Abb. 5.3-2. Schematische Molekülstruktur der Saruplase (scu-PA). *F* Fingerdomäne, *E* epidermale Wachstumsfaktordomäne; K_1 Kringel-1-Domäne; K_2 Kringel-2-Domäne; *P* Proteasendomäne; *cleavage site* Enzymspaltstelle

Klinisch wurde die Pro-Urokinase in verschiedenen Regimen mit und ohne Präaktivierung mit anderen Plasminogenaktivatoren an Patienten mit akutem Herzinfarkt erprobt [91–94, 97–101]. In keiner der Vergleichsstudien konnte ein entscheidender Vorteil der Pro-Urokinase gegenüber den Vergleichssubstanzen Gewebeplasminogenaktivator, Urokinase oder Streptokinase gezeigt werden.

Mutanten und Varianten der natürlichen Plasminogenaktivatoren

Durch gerichtete Mutationen können die Eigenschaften der natürlichen Plasminogenaktivatoren gezielt verändert werden. Insbesondere die kurze Plasmahalbwertszeit des Gewebeplasminogenaktivators, die eine kontinuierliche Infusion erforderlich macht, kann auf diese Weise stark verlängert werden. Aber auch die proteolytischen Eigenschaften lassen sich durch Eingriffe, beispielsweise an der Stelle, an der Inhibitor PAI-1 angreift, gezielt verändern.

Reteplase

Die Reteplase (r-PA) ist eine Deletionsmutante des natürlichen Gewebeplasminogenaktivators, bei dem die Fingerdomäne, die epidermale Wachstumsfaktordomäne und Kringeldomäne deletiert wurden [102] (Abb. 5.3-3) (spezifische Eigenschaften s. Tabelle 5.3-1 und 5.3-2). Damit weist die Reteplase noch ein Molekulargewicht von 39.000 Dalton auf. Durch diese Deletionsmutation wird der Lebermetabolismus wesentlich verlangsamt, die Halbwertszeit wird dadurch von 4–7 auf 11–14 min verlängert [103, 104]. Gleichzeitig wird jedoch die Proteaseaktivität um den Faktor 3 vermindert [102, 105], was allerdings wegen der verlängerten Plasmahalbwertszeit bei der Fibrinolyse in vivo ohne Bedeutung ist [51, 105].

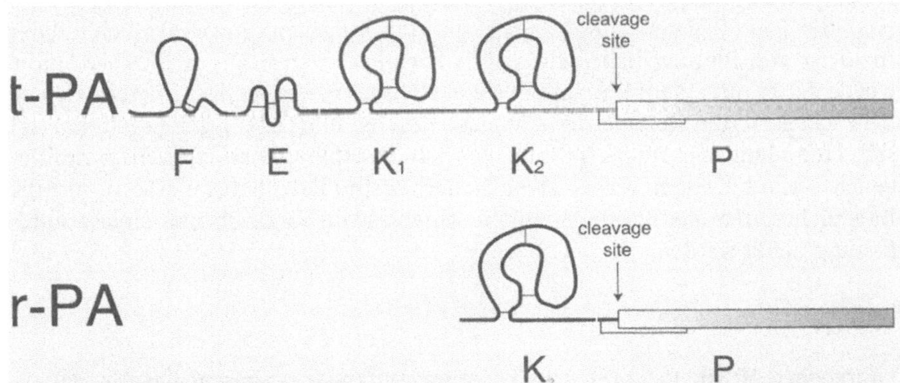

Abb. 5.3-3. Schematische Molekülstruktur der Reteplase (r-PA). *F* Fingerdomäne, *E* epidermale Wachstumsfaktordomäne; K_1 Kringel-1-Domäne; K_2 Kringel-2-Domäne; *P* Proteasendomäne; *cleavage site* Enzymspaltstelle

Die übrigen Eigenschaften des Gewebeplasminogenaktivators werden durch die Mutation nicht wesentlich verändert. Reteplase wird im Gegensatz zu Alteplase überwiegend über die Niere ausgeschieden [106]. Bei Patienten mit renaler Insuffizienz kann dies zu einer nicht kontrollierbaren Verlängerung der Plasmaelimination führen, weshalb Reteplase bei diesen Patienten nicht eingesetzt werden sollte.

Entgegen den ursprünglichen Hoffnungen reicht die Halbwertszeitsverlängerung der Reteplase nicht aus, um eine Therapie mit einem singulären Bolus zu gewährleisten. Das heute übliche Thrombolyseregime besteht aus 2 Reteplasebolusinjektionen im Abstand von 30 min [107–109]. Mit diesen Regimen werden bei Patienten mit akutem Herzinfarkt vergleichbare oder geringfügig bessere Offenheitsraten 60 und 90 min nach Infusionsbeginn als mit Alteplase erreicht [109], ohne dass dies sich tatsächlich in eine Verbesserung der Infarktsterblichkeit umsetzt [110]. Im Gegenteil, es fand sich ein geringer Trend in Richtung ungünstigerer Überlebensraten unter Reteplase als unter Alteplase.

Tenecteplase (TNK-tPA)

Durch gerichtete Mutation am ersten Kringel des Gewebeplasminogenaktivators lässt sich der Lebermetabolismus der Substanz ebenfalls wesentlich verlangsamen [111] (spezifische Eigenschaften s. Tabelle 5.3-1 und 5.3-2). Durch Austausch der Aminosäuren in Position 117 (Tyrosin in Asparagin) und 103 (Asparagin in Glutamin) wird beispielsweise die Halbwertszeit der Substanz beim Menschen auf 17–21 min verlängert [52]. Diese Mutationen wurden bei der Tenecteplase eingeführt.

Mit einer singulären Bolusinjektion der Tenecteplase lassen sich bei Patienten mit akutem Herzinfarkt dem Gewebeplasminogenaktivator im akzelerierten Dosisregime vergleichbare Offenheitsraten erhalten [112–114]. Diese Offenheitsraten wurden mit höherer Fibrinspezifität als mit dem Gewebeplasminogenaktivator erreicht [112, 115, 116]. In einer retrospektiven Auswertung zeigte sich, dass körpergewichtsadaptierte Dosen oberhalb von 0,5 mg/kg keine Steigerung der fibrinolytischen Effizienz der Substanz bewirkten, hingegen ganz wesentlich mit der Inzidenz von Blutungsnebenwirkungen korreliert waren. Die ASSENT-2-Studie wurde daher mit einem Einmalbolus von 0,5 mg/kg Tenecteplase im Vergleich zu dem akzelerierten Regime der Alteplase durchgeführt [117]. Im Ergebnis zeigt sich eine identische Infarktsterblichkeit zur Lysetherapie mit Gewebeplasminogenaktivator bei einem verbesserten Sicherheitsprofil der Substanz. So konnte die Rate nicht-zerebraler Blutungen mit Tenecteplase im Vergleich zu Alteplase signifikant gesenkt werden.

Lanoteplase

Lanoteplase ist wie Reteplase eine Deletionsmutante des Gewebeplasminogenaktivators, bei der die Finger- und epidermale Wachstumsfaktordomäne fehlen (Abb. 5.3-4) (spezifische Eigenschaften siehe s. Tabelle 5.3-1 und 5.3-2). Zusätzlich wurde ein Aminosäurenaustausch in Position 107 vorgenommen [118]. Durch

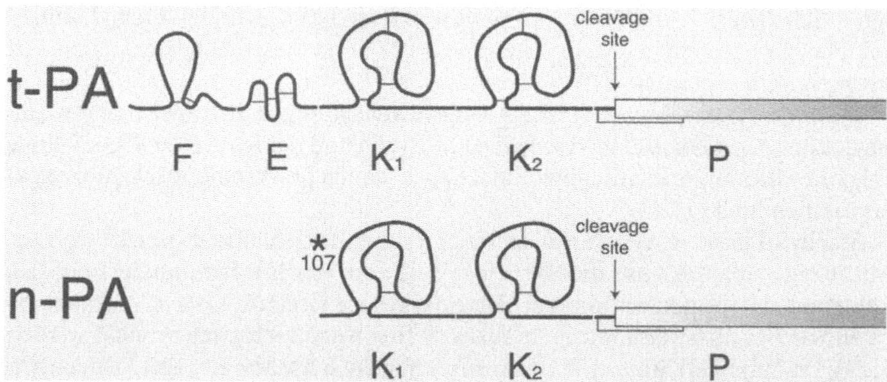

Abb. 5.3-4. Schematische Molekülstruktur der Lanoteplase (n-PA). *F* Fingerdomäne, *E* epidermale Wachstumsfaktordomäne; K_1 Kringel-1-Domäne; K_2 Kringel-2-Domäne; *P* Proteasendomäne; * Asp_{107} Glu Austausch; *cleavage site* Enzymspaltstelle

diese Mutation wird die Halbwertszeit der Lanoteplase auf 37 min verlängert. Im Übrigen weist Lanoteplase der Alteplase ähnliche proteolytische Eigenschaften auf. Aufgrund der verlängerten Halbwertszeit kann Lanoteplase bei Patienten mit akutem Herzinfarkt als einmaliger Bolus verabreicht werden.

In einer Dosiseskalationsstudie konnten mit einem einmaligen Lanoteplasebolus (120 KU/kg) vergleichbare Offenheitsraten wie mit Alteplase (im akzelerierten Regime verabreicht) erreicht werden [116]. Dieses Regime ist in einer großen randomisierten Letalitätsstudie, der InTIME-II Studie, im Vergleich zu akzelerierter Alteplase getestet worden. Die Ergebnisse dieser Studie ergaben bei mit Alteplase vergleichbarer Sterblichkeitsrate ein signifikant zuungunsten der Lanoteplase erhöhtes intrazerebrales Blutungsrisiko [116a]. Die Weiterentwicklung der Substanz wird daher mit gewisser Skepsis beobachtet.

Fibrinolytika in Entwicklung

Über die bereits besprochenen Plasminogenaktivatoren hinaus befinden sich andere natürliche Fibrinolytika sowie chimäre Proteine in denen die Eigenschaften unterschiedlicher Plasminogenaktivatoren vereinigt werden sollen in der Entwicklung. Sie werden auf gen- und biotechnologischem Wege exprimiert und können so auch in großen Mengen produziert werden.

Staphylokinase

Wie die Streptokokken, so synthetisieren auch die Staphylokokken Plasminogenaktivatoren. Mit diesen bewerkstelligen sie die Penetration in das umliegende Gewebe. Eine Familie von Staphylokokkenplasminogenaktivatoren konnte kürzlich isoliert werden [119]. Diese Plasminogenaktivatoren (Staphylokinase) weisen Molekulargewichte von ca. 16.5000 Dalton auf [119, 120] (spezifische Eigenschaften s. Tabelle 5.3-1 und 5.3-2). Ähnlich wie Streptokinase bildet Staphylokinase mit Plasminogen einen Aktivatorkomplex [121]. Erst dieser Aktivatorkomplex ist fibrinolytisch wirksam.

Besonders bemerkenswert ist die nahezu vollständige Fibrinspezifität der Staphylokinase in vitro und in vivo [120–122]. Aufgrund der fehlenden Plasminämie zeigt die Fibrinolyse mit Staphylokinase auch keinen prothrombotisch-prokoagulatorischen Effekt [123].

Staphylokinase ist bisher nur an einer kleinen Patientenzahl geprüft worden. Mit 20 mg Staphylokinase, die über einen Zeitraum von 30 min infundiert wurden, konnten bei Patienten mit akutem Herzinfarkt vergleichbare TIMI-III-Offenheitsraten wie beispielsweise mit dem akzelerierten Alteplaseregime erreicht werden [124]. Da Staphylokinase eine stark immunogene Substanz ist [125, 126], entwickeln die behandelten Patienten nach ca. 10–12 Tagen Staphylokinaseantikörper, die zumindest über einen Zeitraum von 7 Monaten nachweisbar sind.

Der Plasminogenaktivator der Vampirfledermaus (DSPA$_{\alpha 1}$)

DSPA$_{\alpha 1}$ ist ein Plasminogenaktivator, der aus dem Speichel der Vampirfledermaus isoliert wird [127] (spezifische Eigenschaften s. Tabelle 5.3-1 und 5.3-2). Er weist nur ein einziges Kringel auf, besitzt aber wie der Gewebeplasminogenaktivator neben der aktiven Domäne eine epidermale Wachstumsfaktor- und eine Fingerdomäne(Abb. 5.3-5). Neben der strukturellen Homologie besteht auch eine weitgehende Sequenzhomologie mit dem Gewebeplasminogenaktivator, welche ca. 70% der Aminosäuresequenz beträgt [127]. Anders als der Gewebeplasminogenaktivator ist DSPA$_{\alpha 1}$ jedoch nicht in eine zweikettige Form konvertierbar [53].

DSPA weist über einen noch nicht genau verstandenen Mechanismus in vitro und in vivo, ähnlich wie Staphylokinase, eine nahezu vollständige Fibrinspezifität auf [102, 128–130]. Die Plasmahalbwertszeit beträgt 2,8 h [131]. In den bisherigen

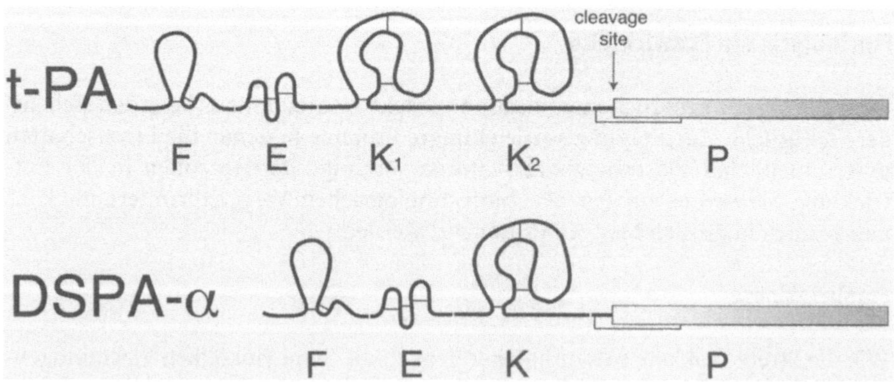

Abb. 5.3-5. Schematische Darstellung des Plasminogenaktivators der Vampirfledermaus (DSPA$_{\alpha 1}$). *F* Fingerdomäne, *E* epidermale Wachstumsfaktordomäne; *K_1* Kringel-1-Domäne; *K_2* Kringel-2-Domäne; *P* Proteasendomäne; *cleavage site* Enzymspaltstelle

klinischen Untersuchungen sind bei Patienten mit akutem Herzinfarkt Dosen von 0,5 und 0,75 mg/kg Körpergewicht als singulärer Bolus eingesetzt worden. Mit diesen Dosen sind TIMI-III-Offenheitsraten zwischen 62 und 66% bei vollständiger Fibrinspezifität erreicht worden (unveröffentlichte Ergebnisse). Als Fremdprotein ist trotz der hohen Sequenzhomologie mit Alteplase mit einer immunogenen Antwort zu rechnen. Bei den bisher 26 behandelten Patienten sind auch nach 3-monatigem Verlauf bisher keine Antikörper gegen die Substanz nachgewiesen worden (unveröffentlichte Ergebnisse).

Amediplase

Amediplase ist ein rekombinanter chimärer Plasminogenaktivator, der aus der Teilkette der Pro-Urokinase besteht, welcher das aktive Zentrum trägt (spezifische Eigenschaften s. Tabelle 5.3-1 und 5.3-2). Diese ist mit dem Kringel 2 des Gewebeplasminogenaktivators fusioniert (Abb. 5.3-6). Das Molekulargewicht beträgt ca. 44.000 Dalton.

Die bisherigen präklinischen Untersuchungen der Substanz in vivo lassen eine hohe fibrinolytische Aktivität bei einer der Alteplase vergleichbaren oder überlegenen Fibrinspezifität vermuten (unveröffentlichte Ergebnisse). Zu diesem Plasminogenaktivator liegen allerdings bisher noch keine Probanden- oder Patientendaten vor.

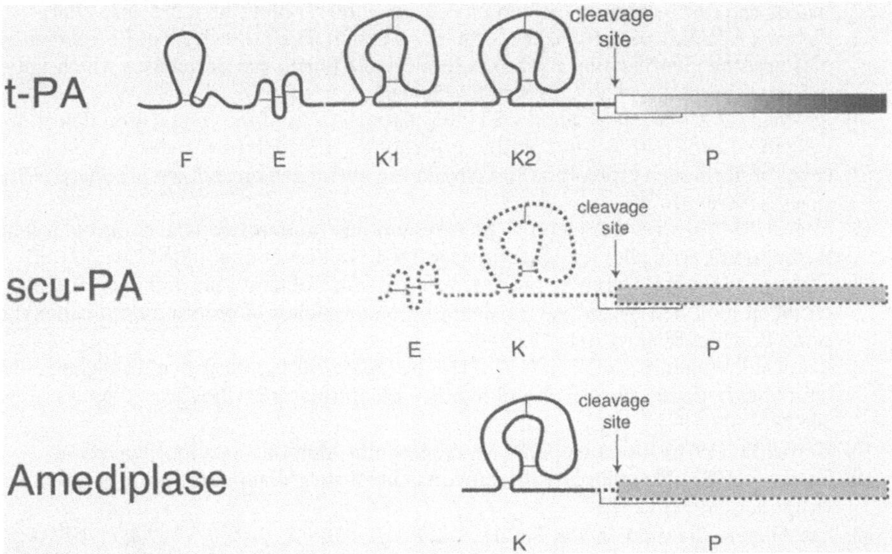

Abb. 5.3-6. Schematische Molekülstruktur der Amediplase. *F* Fingerdomäne, *E* epidermale Wachstumsfaktordomäne; K_1 Kringel-1-Domäne; K_2 Kringel-2-Domäne; *P* Proteasendomäne; *cleavage site* Enzymspaltstelle

Literatur

1. Tillett WS, Sherry S (1949) The effect in patients of streptococcal fibrinolysin (streptokinase) and streptococcal desoxyribonuclease on fibrous, purulent and sanguinous pleural exudations. J Clin Invest 28:173–190
2. de Renzo EC, Siiteri PK, Hutchings BL, Behl PH (1967) Preparations and certain properties of highly purified streptokinase. J Biol Chem 137:533–542
3. Müllertz S, Lasen M (1953) An activator system in blood indispensable for the formation of plasmin by streptokinase. Proc Soc Exper Biol Med 82:264–268
4. Brogden RN, Speight TM, Avery GS (1973) Streptokinase: a review of its clinical pharmacology, mechanism of action and therapeutic uses. Drugs 5:357–445
5. McClintock DK, Bell PH (1971) The mechanism of action of human plasminogen by streptokinase. Biochem Biophys Res Commun 43:694–702
6. Cederholm-Williams SA, de Cook F, Lijnen HR, Collen D (1979) Kinetics of the reactions between streptokinase, plasmin and alpha-2-antiplasmin. Eur J Biochem 100:125–132
7. Marder VJ, Sherry S (1988) Thrombolytic therapy: current status (first of two parts). N Engl J Med 318:1512–1520
8. Marder VJ, Sherry S (1988) Thrombolytic therapy: current status (second of two parts). N Engl J Med 318:1585–1595
9. Barthels M, Gulba D, Engel MJ (1985) Systemic fibrinolysis as an effect of intracoronary thrombolysis. In: Davidson JF, Donati MB, Cocchieri S (eds) Progress in fibrinolysis VII. Churchill Livingstone, Edinburgh, pp 49–51
10. Fletcher AP, Alkjaersig N, Sherry S (1959) The clearance of heterologous protein from the circulation of normal and immunized man. J Clin Invest 37:1306–1315
11. Sharma GVRK, Cella G, Parisi AF, Sasahara AA (1982) Thrombolytic therapy. N Engl J Med 306:1268–1276
12. Rijken DC, Collen D (1981) Purification and characterization of the plasminogen activator secreted by human melanoma cells in culture. J Biol Chem 256:7035–7041
13. Fletcher AP, Alkjaersig N, Fisher S, Sherry S (1966) The proteolysis of fibrinogen by plasmin: the identification of thrombin-clottable fibrinogen derivatives which polymerize abnormally. J Lab Clin Med 68:780–802
14. Fletcher AP, Alkjaersig N, Sherry S (1962) Pathogenesis of the coagulation defect developing during pathological plasma proteolytic („fibrinolytic") states. I. The significance of fibrinogen proteolysis and circulating fibrinogen breakdown products. J Clin Invest 41:896–916
15. The GUSTO Investigators (1993) An international randomized trial comparing four thrombolytic strategies for acute myocardial infarction. N Engl J Med 329:673–682
16. Thorsen S (1975) Differences in the binding to fibrin of native plasminogen and plasminogen modified by proteolytic degradation. Influence of omega-amino-caboxylic acids. Biochim Biophys Acta 30:55–65
17. Rákóczi I, Wiman B, Collen D (1978) On the biological significance of the specific interaction between fibrin, plasminogen and antiplasmin. Biochem Biophys Acta 540:295–300
18. Harpel PC (1976) Human alpha-2-macroglobulin. Methods Enzymol 45:639–652
19. Sherry S (1987) Thrombolytic therapy in acute myocardial infarction. A perspective. Drugs 33 [Suppl 3]:1–12
20. Schröder R, Biamino G, von Leitner ER, Brügemann T, Heitz J, Vöhringer HF, Wegscheider K (1983) Intravenous shortterm infusion of streptokinase in acute myocardial infarction. Circulation 67:536–548
21. Theiss W, Baumann G, Klein G (1987) Fibrinolytische Behandlung der tiefen Venenthrombosen mit Streptokinase in ultrahoher Dosierung. Dtsch Med Wochenschr 112:668–674

22. Collen D, Stassen JM, Blaber M, Winkler M, Verstraete M (1984) Biological and thrombolytic properties of proenzyme and active forms of human urokinase. III. Thrombolytic properties of natural and recombinant urokinase in rabbits with experimental jugular vein thrombosis. Thromb Haemostas 52:27–30
23. Collen D, de Cook F, Lijnen HR (1984) Biological and thrombolytic properties of proenzyme and active forms of human urokinase. II. Turnover of natural and recombinant urokinase in rabbits and squirrel monkeys. Thromb Haemostas 52:24–26
24. Collen D (1980) On the regulation and control of fibrinolysis. Thromb Haemostas 43:77–89
25. Günzler W, Steffens G, Oetting F, Buse G, Flohé L (1982) Structural relationship between human high and low molecular weight mass urokinase. Hoppe-Seyler's Z Physiol Chem 363:133–141
26. Straszburger W, Wollmer A, Pits JE et al. (1983) Adaption of plasminogen activator sequences to known protease structures. FEBS Lett 257:219–223
27. Wiman B, Collen D (1978) Molecular mechanism of physiological fibrinolysis. Nature 272:549–550
28. Wallén P (1977) Activation of plasminogen with urokinase and tissue activator. In: Paoletti R, Sherry S (eds) Thrombosis and urokinase. Academic Press, London, pp 91–102
29. Collen D, Zamarron C, Lijnen HR, Hoylaerts M (1986) Activation of plasminogen by pro-urokinase. II. Kinetics. J Biol Chem 261:1259–1266
30. Stump DC, Thienpont M, Collen D (1986) Urokinase-related proteins in human urine. Isolation and characterization of single-chain urokinase (pro-urokinase) and urokinase-inhibitor complex. J Biol Chem 261:1267–1273
31. Fletcher AP, Alkjaersig N, Sherry S, Genton E, Hirsh J, Bachmann F (1965) The development of urokinase as a thrombolytic agent: maintenance of a sustained thrombolytic state in man by its intravenous infusion. J Lab Clin Med 65:713–731
32. Köhler M, Sen S, Hermes R et al. (1991) Pharmacokinetics of single-chain urokinase-type plasminogen activator (scu-PA) and two-chain urokinase-type plasminogen activator (tcu-PA) in patients with acute myocardial infarction. Ann Haematol 62 [Suppl A]:A75
33. Neuhaus KL, Tebbe U, Gottwik M et al. (1988) Intravenous recombinant tissue plasminogen activator (rt-PA) and urokinase in acute myocardial infarction: results of the German activator urokinase study (GAUS). JACC 12:581–587
34. Smith RAG, Dupe RJ, English PD, Green J (1981) Fibrinolysis with acyl-enzymes: new approach to thrombolytic therapy. Nature 290:505–508
35. Smith RAG, Dupe RJ, English PD, Green J (1982) Acyl-enzymes as thrombolytic agents in a rabbit model of venous thrombosis. Thromb Haemostas 47:269–274
36. Stainforth DH, Smith RAG, Hibbs M (1983) Streptokinase and anisoylated streptokinase plasminogen complex. Their action on haemostasis in human volunteers. Eur J Pharmacol 24:751–756
37. Kasper W, Meinertz T, Wollschläger et al. (1986) Coronary thrombolysis during acute myocardial infarction by intravenous BRL 26921, a new anisoylated plasminogen-streptokinase activator complex. Am J Cardiol 58:418–421
38. Dupe RJ, Green J, Smith RAG (1985) Acylated derivatives of streptokinase-plasminogen activator complex as thrombolytic agents in a dog model of aged venous thrombosis. Thromb Haemostas 53:56–59
39. Gulba DC, Neuhaus K-L (1989) Urokinase (tcu-PA) and pro-urokinase (scu-PA) for thrombolysis in acute myocardial infraction. In: Sherry S, Schröder R, Kluft K, Six AJ, Mettinger KL (eds) Controversies in coronary thrombolysis. Current Medical Literature, London, pp 19–31
40. Brochier ML, Quillet L, Kulbertus H et al. (1987) Intravenous anisoylated plasminogen streptokinase activator complex versus intravenous streptokinase in evolving myo-

cardial infarction. Primary data from a randomized multicentre study. Drugs 33 [Suppl 3]:140–145
41. Brügemann J, van der Meer J, Takens BH, Hillege H, Lie KI (1990) A systemic non-lytic state and local thrombolytic failure of antistreplase (anisoylated plasminogen streptokinase activator complex, APSAC) in acute myocardial infarction. Br Heart J 64:355–358
42. Staniforth DH, Smith RAG, Hibbs M (1983) Streptokinase and anisoylated streptokinase plasminogen complex: their action on hemostasis in human volunteers. Eur J Clin Pharmacol 24:751–756
43. Bachmann F (1987) Fibrinolysis. In: Verstraete M, Vermylen J, Lijnen R, Arnout J (eds) Thrombosis and Haemostasis 1987. Leuven University Press, Leuven, pp 227–265
44. Holmes WE, Pennica D, Blaber M, Rey MW, Guenzler WA, Steffens GJ, Heyneker HL (1985) Cloning and expression of the gene of pro-urokinase in escherichia coli. Bio/Technology 3:923–929
45. Pennica D, Holmes WE, Kohr W (1983) Cloning and expression of human tissue-type plasminogen activator cDNA in E. coli. Nature 301:214–221
46. Ny T, Elgh F, Lund B (1984) The structure of human tissue-type plasminogen activator gene: correlation of intron and exon structures to functional and structural domains. Proc Natl Acad Sci USA 81:5355–5359
47. Brone MJ, Dodd I, Carey JE, Chapman CG, Robinson JH (1985) Increased yield of human tissue-type plasminogen activator obtained by means of recombinant DNA technology. Thromb Haemostas 54:422–424
48. Rijken DC, Hoylaerts M, Collen D (1982) Fibrinolytic properties of one-chain and two-chain human extrinsic (tissue-type) plasminogen activator. J Biol Chem 257:2920–2925
49. Hoylaerts M, Rijken DC, Lijnen HR, Collen D (1982) Kinetics of the activation of plasminogen by human tissue plasminogen activator. Role of fibrin. J Biol Chem 257:2912–2919
50. Norrman B, Wallén P, Ranby M (1985) Fibrinolysis mediated by tissue plasminogen activator. Disclosure of a kinetic transition. Eur J Biochem 149:193–200
51. Kohnert U, Rudolph R, Verheijen JH et al. (1992) Biochemical properties of the kringle 2 and protease domains are maintained in the refolded t-PA deletion variant BM 06.022. Protein Engineering 5:93–100
52. Paoni NF, Keyt BA, Refino CJ et al. (1993) A slow clearing, fibrin-specific, PAI resistant variant of t-PA (T103 N, KHRR 296–299 AAAA). Thromb Haemostas 70:307–312
53. Bringmann P, Gruber D, Liese A, Toschi L, Krätzschmar J, Schleuning W-D, Donner P (1995) Structural features mediating fibrin selectivity of vampir bat plasminogen activator. J Biol Chem 270:25596–25603
54. Williams GT, Neuberger MS (1986) Production of antibody-tagged enzymes by melanoma cells: application to DNA polymerase I Klenow fragment. Gene 43:319–324
55. Kingston IB, Castro MJM, Andersonb S (1995) In vitro stimulation of tissue-type plasminogen activator by Alzheimer amyloid b-peptide analogues. Nat Med 1:138–142
56. Sobel BA, Nachowiak DA, Fry ETA, Bergmann SR, Torr SR (1990) Paradoxical attenuation of fibrinolysis attributable to „plasminogen steal" an its implication for coronary thrombolysis. Coron Artery Dis 1:111–119
57. Zamarron C, Lijnen HR, Collen D (1983) Kinetics of the activation of plasminogen by natural and recombinant tissue-type plasminogen activator. J Biol Chem 259:2080–2083
58. Verstraete M, Bounameaux H, de Cock F, van de Werf F, Collen D (1985) Pharmakokinetics and systemic fibrinogenolytic effects of recombinant human tissue-type plasminogen activator (rt-PA) in humans. J Pharmacol Exp Ther 235:506–512
59. Verstraete M, Su CAPF, Tanswell P, Feuerer W, Collen D (1986) Pharamcokinetics and effects on fibrinolytic and coagulation parameters of two doses of recombinant tissu-

e-type plasminogen activator (rt-PA) in healthy volunteers. Thromb Haemostas 56:1–5
60. Tanswell P, Tebbe U, Neuhaus KL, Gläsle-Schwarz L, Wojcik J, Seifried E (1992) Pharmacokinetics and fibrin specificity of alteplase during accelerated infusions in acute myocardial infarction. J Am Coll Cardiol 19:1071–1075
61. Neuhaus KL, Essen R von, Tebbe U et al. (1991) Improved thrombolysis in acute myocardial infarction with front-loaded administration of alteplase: results of the rt-PA-APSAC patency study (TAPS). JACC 19:885–891
62. Neuhaus KL, Feuerer W, Jeep-Tebbe S, Niederer W, Vogt A, Tebbe U (1989) Improved thrombolysis with a modified dose regimen of recombinant tissue-type plasminogen activator. JACC 14:1566–1569
63. The GUSTO Angiographic Investigators (1993) The effect of tissue plasminogen activator, streptokinase, or both on coronary-artery patency, ventricular function, and survival after acute myocardial infarction. N Engl J Med 329:1615–1622
64. Bleich SD, Adgey AAJ, Pickering E et al. (1995) An angiographic assessment of the efficacy and safety of front-loaded and bolus regimens of activase (alteplase, recombinant). The double-bolus lytic efficacy trial (the DOUBLE trial). Circulation 92 [Suppl]:I-415
65. The Continuous Infusion versus Double-Bolus Administration of Alteplase (COBALT) Investigators (1997) A comparison of continuous infusion of alteplase with double-bolus administration for acute myocardial infarction. N Engl J Med 337:1124–1130
66. Gulba DC, Tanswell P, Dechend R et al. (1997) Sixty minutes alteplase protocol: a new accelerated recombinant tissue-type plasminogen activator regimen for thrombolysis in acute myocardial infarction. J Am Coll Cardiol 30:1611–1617
67. Goldhaber SZ, Kessler CM, Heit J et al. (1988) Randomised controlled trial of recombinant tissue plasminogen activator versus urokinase in the treatment of acute pulmonary embolism. The Lancet II:293–298
68. Goldhaber SZ, Kessler CM, Heit JA et al. (1991) t-PA vs. urokinase in acute pulmonary embolism: a randomized controlled trial. Circulation 84 [Suppl II]:357
69. Goldhaber SZ, Elliot CG, Heiselman WR, Parker JA, Feldstein ML, Sharma GVRK, Nage JS (1992) Recombinant tissue-type plasminogen activator versus a novel dosing regimen of urokinase in acute pulmonary embolism: a randomized controlled multicenter trial. JACC 20:24–30
70. Verstraete M, Miller GAH, Bounameaux H et al. (1988) Intravenous and intrapulmonary recombinant tisue-type plasminogen activator in the treatment of acute massive pulmonary embolism. Circulation 77:353–360
71. Meyer G, Sors H, Charbonnier B et al. (1992) Effects of intravenous urokinase versus alteplase on total pulmonary resistance in acute massive pulmonary embolism. A European multicenter double-blind trial. JACC 19:239–245
72. Schmitt M, Jänicke F, Graeff H (1992) Tumor-associated proteases. Fibrinolysis 6 [Suppl 4]:3–26
73. Moscatelli DM, Rifkin DB (1988) membrane and matirx localization of proteases: a common theme in tumor invasion and angiogenesis. Biochem Biophys Acta 948:67–85
74. Saskela O, Montesano R (1988) Cell-associated plasminogen activation: regulation and physiological functions. Ann Rev Cell Biol 4:93–126
75. Pepper MS, Montesano R (1991) Proteolytic balance and capillary morphogenesis. Cell Diff Dev 32:319–328
76. Dano K, Andraesen PA, Grondal-Hansen J, Kristensen P, Nielsen LS, Skriver L (1985) Plasminogen activators, tissue degradation and cancer. Adv Canc Res 44:139–239
77. Wun TC, Schleuning WD, Reich E (1982) Isolation and characterization of urokinase from human plasma. J Biol Chem 257:3276–3283
78. Wun TC, Ossowski L, Reich E (1982) A proenzyme form of human urokinase. J Biol Chem 257:7262–7268

79. Husain SS, Gurewich V, Lipinski B (1982) Purification and partial characterization of a single-chain-high-molecular-weight form of urokinase from human urine. Arch Biochem Biophys 220:31–38
80. Flohé L, Steffens GJ, Günzler WA et al. (1985) Insight into biosynthesis of human urokinase forms. In: Davidson JF, Donati MB, Cocchieri S (eds) Progress in fibrinolysis VII. Churchill Livingstone, Edinburgh, pp 213–216
81. Steffens GJ, Günzler WA, Hennies HH et al. (1985) Molecular characterization of human low molecular mass urokinase obtained from recombinant E. coli bacteria. In: Davidson JF, Donati MB, Cocchieri S (eds) Progress in fibrinolysis VII. Churchill Livingstone, Edinburgh, pp 217–20
82. Ichinose A, Fujikawa K, Suyama T (1986) The activation of pro-urokinase by plasma kallikrein and its inactivation by thrombin. J Biol Chem 261:3486–3489
83. Gurewich V, Pannell R (1987) Inactivation of single-chain urokinase (pro-urokinase) by thrombin and thrombin-like enzymes: relevance of the findings to the interpretation of fibrin-binding experiments. Blood 67:769–772
84. Schmitt M, Kanayama N, Henschen A et al. (1989) Elastase released from human granulocytes stimulated with N-formyl-chemotactic peptide prevents activation of tumor cell prourokinase (pro-uPA). FEBS Lett 255:83–88
85. Gurewich V, Pannell R, Louie S, Kelley P, Suddith RL, Greenlee R (1984) Effective and fibrin-specific clot lysis by a zymogen precursor form of urokinase (pro-urokinase). A study in vitro and in two animal species. J Clin Invest 73:1731–1739
86. Lijnen HR, de Wreede K, Demarsin E, Collen D (1984) Biological and thrombolytic properties of prenzyme and active forms of human urokinase – IV. Variability in fibrinolytic response of plasma of several mammalian species. Thromb Haemostas 52:31–33
87. Lijnen HR, van Hoef B, Collen D (1986) Comperative kinetic analysis of the activation of human plasminogen by natural and recombinant single-chain urokinase-type plasminogen activator. Biochem Biophys Acta 884:402–408
88. Matsuo O, Bando H, Okada K, Tanaka K, Tsukada M, Iga Y, Arimura H (1986) Thrombolytic effect of single-chain pro-urokinase in a rabbit jugular vein thrombosis model. Thromb Res 42:187–194
89. Stump DC, Stassen JM, Demarsin E, Collen D (1987) Comperative thrombolytic properties of single-chain forms of urokinase-type plasminogen activator. Blood 69:592–596
90. van de Werf F, Jang IK, Collen D (1987) Thrombolysis with recombinant human single-chain urokinase-type plasminogen activator (rscu-PA): dose-response in dogs with coronary thrombosis. J Cardiovasc Pharmacol 9:91–93
91. Bode C, Schuler G, Nordt et al. (1990) Intravenous thrombolytic therapy with a combination of single-chain urokinase-type plasminogen activator in acute myocardial infarction. Circulation 81:907–913
92. Loscalzo J, Wharton T, Kirshenbaum JM et al. and the Pro-Urokinase for Myocardial Infarction Study Group (1989) Clot-selective coronary thrombolysis with pro-urokinase. Circulation 79:776–782
93. Gulba DC, Bode C, Sen S, Topp J, Fischer K, Wolf H, Hecker H, and the German Preactivated Pro-Urokinase Study Group (1992) Multicenter dose-finding trial for thrombolysis with urokinase preactivated Pro-urokinase (TCL 598) in acute myocardial infarction. Cath Cardiovasc Diagn 26:177–184
94. PRIMI Trial Study Group (1989) Randomised double-blind trial of recombinant pro-urokinase against streptokinase in acute myocardial infarction. The Lancet I:863–868
95. Gulba DCL, Gaffney P, Creighton L, Gallimore MJ, Rees W, Lichtlen PR (1989) The fate of single chain urokinase (SCUPA) during its use for the treatment of myocardiol infrarction (AMI). Thromb Haemostas 62:230
96. Gulba DC (1996) Biochemische, pharmakologische und klinische Eigenschaften neuer Thrombolytika. Internist 37:552–566

97. Gulba DC, Fischer K, Barthels M et al. (1989) Low dose urokinase preactivated natural pro-urokinase for thrombolysis in acute myocardial infarction. Am J Cardiol 63:1025–1031
98. Michels R, Hoffmann H, Windeler J, Barth H, Hopkins G, on behalf of the SUTAMI Investigators (1995) A double-blind multicenter comparison of the efficacy and safety of Saruplase and Urokinase in the treatment of acute myocardial infarction: report of the SUTAMI Study Group. J Thrombos Thrombolys 2:117–124
99. Bär FW, Meyer J, Vermeer F et al. for the SESAM Study Group (1997) Comparison of Saruplase and Alteplase in acute myocardial infarction. Am J Cardiol 79:727–732
100. Tebbe U, Windeler J, Boesel I et al. on behalf of the LIMITS Study Group (1995) Thrombolysis with recombinant unglycosylated single-chain urokinase-type plasminogen activator (Saruplase) in acute myocardial infarction: influence of heparin on early patency rate (LIMITS Study). J Am Coll Cardiol 26:365–373
101. Bär FW, Spanjers MHA, Hopkins G (1998) Bolus administration of thrombolytic therapy. Rev Contemp Pharmacother 9:379–384
102. Martin U, Bader R, Böhm E, Kohnert U, Möllendorf E von, Fischer S, Sponer G (1993) BM 06.022: A novel recombinant plasminogen activator. Cardiovasc Drug Rev 11:299–311
103. Martin U, Möllendorf E von, Akpan W, Kientsch-Engel R, Kaufmann B, Neugebauer G (1991) Pharmacokinetic and hemostatic properties of the recombinant plasminogen activator BM 06.022 in healthy volunteers. Thromb Haemostas 66:569–574
104. Seifried E, Müller MM, Martin U, König R, Hombach V (1991) Bolus application of a novel recombinant plasminogen activator in acute myocardial infarction patients: pharmacokinetics and effects on the hemostatic system. Ann N Y Acad Sci 667:417–420
105. Martin U, Sponer G, Strein K (1992) Differential fibrinolytic properties of the recombinant plasminogen activator BM 06.022 in human plasma and blood clot systems in vitro. Blood Coagul Fibrinolysis 4:235–242
106. Barbash GI, Reiner J, White HD et al. (1995) Evaluation of paradoxic beneficial effects of smoking in patients receiving thrombolytic therapy for acute myocardial infarction: mechanism of the „smoker's paradox" from the GUSTO-I trial, with angiographic insights. JACC 26/5:1222–1229
107. Smalling RW, Bode C, Kalbfleisch J et al. and the RAPID Investigators (1995) More rapid, complete, and stable coronary thrombolysis with bolus administration of reteplase compared with alteplase infusion in acute myocardial infarction. Circulation 91:2725–2732
108. International Joint Efficacy Comparison of Thrombolytics (1995) Randomised, double-blind comparison of reteplase double-bolus administration with streptokinase in acute myocardial infarction (INJECT): trial to investigate equivalence. Lancet 346:329–336
109. Bode C, Smalling RW, Berg G et al. (1996) Randomized comparison of coronary thrombolysis achieved with double-bolus reteplase (recombinant plasminogen activator) and front-loaded, accelerated alteplase (recombinant tissue plasminogen activator) in patients with acute myocardial infarction. Circulation 94:891–898
110. The Global Use of Strategies to Open Occluded Coronary Arteries (GUSTO III) Investigators (1997) A comparison of reteplase with alteplase for acute myocardial infarction. N Engl J Med 337:1118–1123
111. Hotchkiss A, Refino CJ, Leonard CK et al. (1988) The influence of carbohydrate structure on the clearance of recombinant tissue-type plasminogen activator. Thromb Haemostas 60:255–261
112. Garabedian HD, Svizzero TA, Guerrero JL, Pena LC, Love TW, Leinbach RC, Gold HK (1995) A new dosing strategy for TNK variant of tissue plasminogen activator eliminates heparin and reduces bleeding without loss of thrombolytic efficacy. Circulation 92 [Suppl] :I-740

113. Cannon CP, McCabe CH, Gibson M et al. and the TIMI 10 A Investigators (1997) TNK-tissue plasminogen activator in acute myocardial infarction. Results of the Thrombolysis in Myocardial Infarction (TIMI) 10 A dose-ranging trial. Circulation 95:351–356
114. Cannon CP, Gibson M, McCabe CH et al. for the Thrombolysis in Myocardial Infarction (TIMI) 10B Investigators (1998) TNK-tissue plasminogen activator compared with front-loaded alteplase in acute myocardial infarction. Results of the TIMI 10B trial. Circulation 98:2805–2814
115. Cannon CP, Love TW, McCabe CH et al. for the TIMI 10 Investigators (1995) TNK-tissue plasminogen activator in myocardial infarction (TIMI) 10: results of the initial patients in the TIMI 10 pilot – a phase 1, pharmacokinetics trial. Circulation 92 [Suppl]:I-415
116. den Heijer P, Vermeer F, Ambrosioni E et al. on behalf of the InTIME Investigators (1998) Evaluation of a weight-adjusted single-bolus plasminogen activator in patients with myocardial infarction. A double-blind, randomized angiographic trial of Lanoteplase versus Alteplase. Circulation 98:2117–2125
116a. The InTIME-II Investigators (2000) Intravenous NPA for the treatment of infracting myocardium early. InTIME-II, a double-blind comparison of single-bolus lanoteplase vs accelerated alteplase for the treatment of patients with acute myocardial infarction. Eur Heart J 21: 2005-2013
117. Assesment of the Safety and Efficacy of a New Thrombolytic (ASSENT-2) Investigators (1999) Comparison of a single-bolus Tenecteplase with accelerated infusion of Alteplase in acute myocardial infarction. The double blind, randomised ASSENT-2 study. Lancet 254:716–722
118. Larsen GR, Timony GA, Horgan PG, Barone KM, Henson KS, Angus LB, Stoudemire JB (1991) Protein engineering of novel plasminogen activators with increased thrombolytic potency in rabbits relative to activase. J Biol Chem 266:8156–8161
119. Collen D, Silence K, Demarsin E, De Mol M, Lijnen HR (1992) Isolation and characterisation of natural and recombinant staphylokinase. Fibrinolysis 6:203–213
120. Lijnen HR, van Hoef B, Vandenbossche L, Collen D (1992) Biochemical properties of natural and recombinant staphylokinase. Fibrinolysis 6:214–225
121. Lijnen HR, van Hoef B, de Cock F, Okada K, Ueshima S, Matsuo O, Collen D (1991) On the mechanism of fibrin-specific plasminogen activation by staphylokinase. J Biol Chem 266:11826–11832
122. Vanderschueren S, Lijnen HR, Collen D (1995) Properties of staphylokinase and its potential as a thrombolytic agent. Fibrinolysis 9 [Suppl 1]:87–90
123. Okada K, Lijnen HR, Moreau H, Vanderschueren S, Collen D (1996) Procoagulant properties of intravenous staphylokinase versus tissue-type plasminogen activator. Thromb Haemostas 76:857–859
124. Vanderschueren S, Barrios L, Kerdsinachai P et al. for the STAR Trial Group (1995) A randomized trail of recombinant staphylokinase versus alteplase for coronary artery patency in acute myocardial infarction. Circulation 92:2044–2049
125. Collen D, de Cook F, Vanlinthout I, Declerck PJ, Lijnen HR, Stassen JM (1992) Comparative thrombolytic and immunogenic properties of staphylokinase and streptokinase. Fibrinolysis 6:232–242
126. Collen D, de Cock F, Stassen JM (1993) Comperative immunogenicity and thrombolytic properties toward arterial and venous thrombi of streptokinase and recombinant staphylokinase in baboon. Circulation 87:996–1006
127. Krätzschmar J, Haendler B, Langner G et al. (1991) The plasminogen activator family from salivary gland of the vampire bat Desmodus rotundus: cloning and expression. Gene 105:229–237

128. Bergum PW, Gardell SJ (1994) Vampire bat salivary plasminogen activator exhibits a strict and fastidious requirement fooorr polymeric fibrin as its cofactor, unlike human tissue-type plasminogen activator. J Biol Chem 267:17726–17731
129. Schleuning WD, Alagon A, W Boidol et al. (1992) Plasminogen activaton in fibrinolysis, on tissue remodeling and in development. (The New York Academy of Science, vol 667, pp 395–403)
130. Hare TR, Gardell SJ (1992) Vampire bat salivary plasminogen activator promotes robust lysis of plasma clots in a plasma millieu without causing fluid phase plasminogen activation. Thromb Haemostas 68:165–169
131. Gulba DC, Praus M, Dechend R et al. (1997) Update on the toxycology and pharmacology of rDSPA alpha 1 (Bat-PA) in animals and humans. Fibrino Proteol 11 [Suppl 2]:55–62

5.4 Prähospitale Thrombolyse bei akutem Myokardinfarkt

Hans-Richard Arntz

Im Einsatzspektrum des Notarztes stellen akute Koronarsyndrome einen wesentlichen Anteil. Nach einer Umfrage betrug dieser ca. 20% [1]. Unsere eigene Erfahrung in Berlin liegt sogar noch etwas darüber [2], wobei etwa 30–40% dieser Einsätze einem akuten Herzinfarkt und etwa zwei Drittel einem akuten Koronarsyndrom ohne Infarkt zuzuordnen sind. Der Notarzteinsatz ist bei Patienten mit akutem Koronarsyndrom ohne Zweifel nicht nur berechtigt, sondern auch notwendig; auch die Daten jüngster Erhebungen dokumentieren das hohe Gefährdungspotential der Patienten. Noch immer treten z. B. zwei Drittel aller Todesfälle bei akutem Infarkt in der Prähospitalphase auf [3]. Das Gefährdungspotential der Patienten mit akutem Koronarsyndrom, bei denen ein Infarkt (noch) nicht eingetreten ist, ist höchstens marginal geringer. Weiterhin ist zur differentialdiagnostischen Abgrenzung des Krankheitsbildes und daraus folgender therapeutischer Konsequenzen eine EKG-Registrierung durch den Notarzt notwendig. Schließlich ist die Präsenz des Notarztes auch wünschenswert, um unter Berücksichtigung der besonderen Umstände (Alter des Patienten, Infarktlokalisation, klinische Situation) eine Entscheidung über das optimale Zielkrankenhaus (Klinik mit oder ohne Interventionsmöglichkeiten) herbeizuführen. Diese Entscheidung wird der Notarzt u. a. von den logistischen Bedingungen abhängig machen. Die logistischen Bedingungen wiederum werden auch die Entscheidung beeinflussen, bereits prähospital zu einer kausalen Infarkttherapie zu kommen, d. h. die prähospitale Thrombolyse einzuleiten. Wegen des unmittelbaren Zusammenhangs zwischen endgültigem Ausmaß der Myokardschädigung nach Gefäßverschluss und dem Zeitpunkt einer effektiven Reperfusion wird hierbei der gesamte Zeitrahmen des Infarktverlaufs zu berücksichtigen sein (Abb. 5.4-1). Dieser besteht aus den Komponenten präinfarzieller Angina-pectoris-Perioden, der Zeitdifferenz zwischen dem Auftreten maximaler Symptome (=Infarkteintritt) und dem Eintreffen des Notarztes, der zu erwartenden Transportzeit und den intrahospitalen Verzögerungen im Zielkrankenhaus, einschließlich der unvermeidbaren Zeitverluste bis zu einer Akutintervention und schließlich der zu erwartenden Zeit bis zur tatsächlich erreichten Reperfusion. Prinzipielles Ziel der Entscheidung muss es dabei bleiben, die Infarktausdehnung so gering wie möglich zu halten, d. h. den Zeitraum zwischen Gefäßverschluss und Reperfusion des Myokards unter Einsatz aller Möglichkeiten so kurz wie möglich zu halten.

Die Entwicklung der Akutintervention als Alternative zur Thrombolyse hat natürlich auch die Entscheidungsmöglichkeiten des Notarztes auf eine breitere Basis

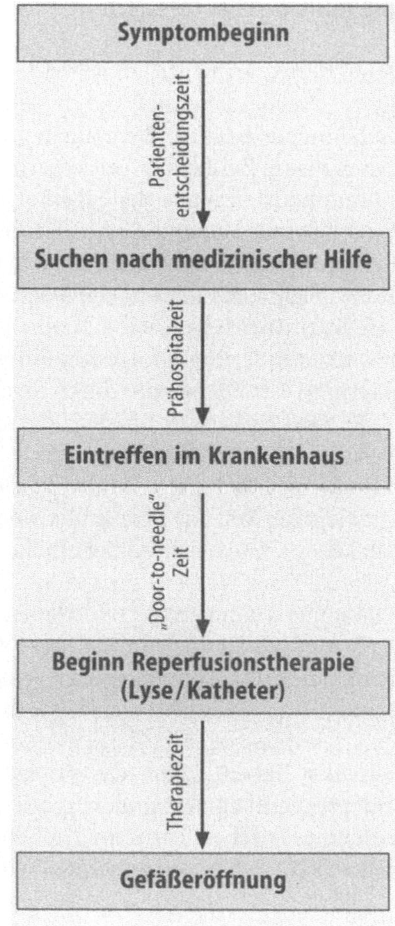

Abb. 5.4-1. Zeitkomponenten des Verlaufs bei akutem Myokardinfarkt vom Beginn der Symptome (Gefäßverschluss) bis zur Wiedereröffnung der Gefäße

gestellt. Es kann jedoch nicht übersehen werden, dass die zentrale Limitation der Koronarintervention ihre gegenwärtig und sicher auch zukünftig nur begrenzte Verfügbarkeit ist. Optimistische Schätzungen gehen davon aus, dass maximal 15% aller Infarktpatienten primär mit einer Akutintervention versorgt werden können [4]. Demzufolge wird für die weit überwiegende Mehrheit der akuten Infarkte vor allem in ländlichen Regionen die Thrombolyse die Primärtherapie der Wahl bleiben. Bei der begrenzten Verfügbarkeit der Ressourcen zur Akutintervention ist es um so wichtiger, dass bereits der Notarzt individualisierte Entscheidungen trifft und die Akutintervention nach Möglichkeit zunächst für die Patienten auswählt, für die sie die optimale und möglicherweise sogar einzige Alternative ist.

Die Rolle des Faktors Zeit

Nach tierexperimentellen Daten [5] ist ein Infarktablauf nach etwa 6 h komplettiert. „Preconditioning" durch dem eigentlichen Infarkteintritt vorausgehende Ischämieperioden, und vor allem gut ausgebildete Kollateralen mögen beim Menschen dieses Zeitfenster verlängern [6]. Dafür sprechen auch klinische Daten. Wie Zusammenstellungen der Fibrinolysis Trialists Group [7] gezeigt haben, ist eine Sterblichkeitssenkung durch Thrombolysetherapie bis etwa zur 12. Stunde nach Symptombeginn statistisch zu sichern. Hierbei könnten auch weitere Effekte eine Rolle spielen, die jenseits der Wiedereröffnung des thrombotisch verschlossenen Infarktgefäßes liegen, wie z. B. eine Verbesserung der Mikrozirkulation durch Viskositätsminderung infolge von Fibrininogenolyse [8]. Jenseits der 12. Stunde verdämmert der Nutzen der durch thrombolytische Therapie erreicht werden kann.

Es zeigt sich in der Effizienz der thrombolytischen Therapie auch kein linearer Verlauf. Während bei Einsatz der Thrombolyse zu einem sehr frühen Zeitpunkt vor allem in den ersten beiden Stunden nach Symptombeginn ein exponentieller Anstieg des Nutzens beobachtet werden kann (gemessen an der Zahl der geretteten Leben), findet sich später ein flach abfallender linearer Verlauf mit langsamem Absinken des Nutzens bis zur 12. Stunde [9] (Abb. 5.4-2). Die Erklärung dieses Phänomens kann auf verschiedenen Wegen erfolgen. Erstens konnte sowohl in der FTT-Analyse als auch in kleineren Untersuchungen [7, 10] gezeigt werden, dass Patienten mit besonders früher Präsentation Patienten mit besonders großen Infarkten sind. Dies lässt sich z. B. sehr gut an der Summe der ST-Strecken-Hebungen dokumentieren [10]. Da Patienten mit den größten Infarkten ein hohes Sterberisiko haben, kann die Reperfusionstherapie bei dieser Patientengruppe entsprechend von besonders großem Nutzen sein. Zum zweiten ist die Lysierbarkeit eines frischen Thrombus höher, solange der Verfestigungsprozess im Thrombus selbst noch wenig vorangeschritten ist. Schließlich schreitet die Infarktnekro-

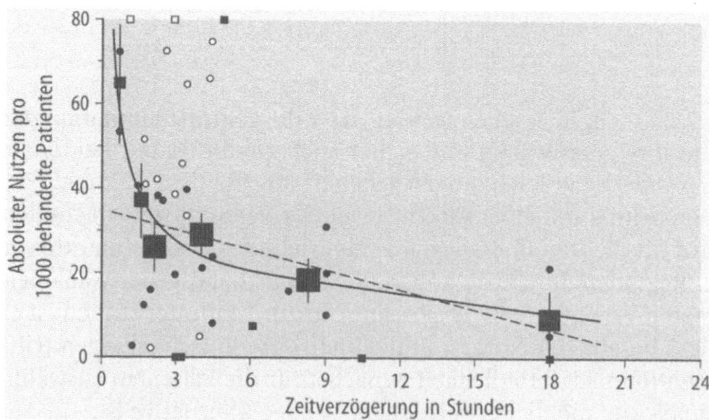

Abb. 5.4-2. Zeitabhängigkeit des Thrombolyseeffektes bei akutem Myokardinfarkt. (Nach Boersma et al. [9])

se rasch voran, d. h. der irreversible Schaden betrifft zunächst nur die Kernzone des Ischämiegebietes, schließlich aber auch die ausgedehnten zunächst nur funktionell gestörten Randbereiche. Ziel aller Überlegungen zum prähospitalen Procedere (wie auch bei intrahospitalem Vorgehen) bei akutem Koronarsyndrom muss also sein, den Zeitrahmen zwischen Symptombeginn und Überwachung einerseits und der Kausalbehandlung andererseits so klein wie möglich zu halten. Mit dem ersten Schritt sind die Frühtodesfälle zu vermeiden, mit dem zweiten die Folgeschäden zu begrenzen.

Wie kann der zeitliche Ablauf beschleunigt werden?

Zunächst ist die Entscheidungszeit des Patienten selbst zu berücksichtigen. Besonders sinnvoll dürfte es vor allem sein, Risikopatienten und deren Angehörige über richtiges Verhalten in Notsituationen und insbesondere die Notwendigkeit der raschen Reaktion und das Nachsuchen um professionelle Hilfe, d. h. Alarmierung des Rettungsdienstes und nicht des Hausarztes [11, 12, 13], systematisch zu unterrichten. Allgemeine Aufklärungsaktionen für das breite Publikum verpuffen offenbar schnell in ihrer Wirksamkeit [12, 14, 15]. Wesentlich ist es ebenfalls, systematisch intrahospitale Zeitverzögerungen abzubauen [16]. Am besten gelingt dies durch exakte zeitliche Erfassung der Abläufe in einem Protokoll. Manche vermeidbaren Verzögerungen werden auf diese Weise erst erkannt und können beseitigt werden. Dennoch ist ein gewisser Mindestzeitrahmen innerhalb des Krankenhauses in einer Größenordnung von etwa 30 min kaum zu unterschreiten, wie verschiedene Untersuchungen gezeigt haben [4, 17, 18, 19]. Der dritte Weg ist die Einleitung der thrombolytischen Therapie bereits in der Wohnung des Patienten durch den Notarzt. In jedem Fall wird mit der prähospitalen Thrombolyse der ansonsten unvermeidliche Zeitverlust durch den Transport und die Zeit prinzipiell unvermeidbarer intrahospitaler Verzögerungen verhindert. Schröder [20] hatte bereits bei der Publikationen der ersten Ergebnisse zur Effizienz intravenösen Thrombolyse auf diese zusätzliche Möglichkeit hingewiesen und damit beide wesentlichen Vorteile der i. v.-Lyse, nämlich den des Zeitgewinns und den der ubiquitären Anwendbarkeit, im Vergleich zur intrakoronaren Lyse herausgestellt. Tatsächlich liegen die Zeitgewinne, wie mehrere randomisierte Untersuchungen zum Vergleich intrahospitaler versus prähospitaler Lyse gezeigt haben, in einer Größenordnung von durchschnittlich 60 min und selbst unter stadtischen Bedingungen bei mindestens 45 min [18, 21, 22]. Kürzere Zeitvorstellungen beruhen häufig darauf, dass die reine Fahrzeit mit dem potentiellen Zeitgewinn gleichgesetzt wird. Die Zeiten zur Stabilisierung des Patienten, zur Verbringung in das Fahrzeug sowie die intrahospitalen Verzögerungszeiten sind jedoch häufig wesentlich länger als die reine Transportzeit vom Starten des Fahrzeugs bis zum Anhalten vor der Rettungsstelle.

Infarktdiagnostik unter prähospitalen Bedingungen

Die Indikation zur Thrombolyse hängt von eindeutig definierten EKG-Kriterien ab. Nur Patienten mit infarkttypischer ST-Strecken-Hebung (>0,1 mV in mehr als 2 zusammenhängenden Extremitätenableitungen und/oder >0,2 mV in mehr als 2 Brustwandableitungen) oder Linksschenkelblock [7,23,24] profitieren von einer intravenösen Thrombolyse. Patienten, die diese Bedingungen nicht erfüllen haben keinen nachgewiesenen Nutzen, tragen jedoch das mit der Thrombolysetherapie unvermeidlich verbundene Blutungsrisiko. Die Summe der ST-Strecken-Hebungen evtl. in Kombination mit zusätzlich nachweisbaren ST-Strecken-Senkungen ist ein Maß für die Größe des drohenden Infarktes und damit indirekt sowohl ein Hinweis auf das Sterberisiko des Patienten als auch den potentiellen Nutzen der Thrombolysetherapie [25]. Das EKG ermöglicht damit also auch in gewissen Grenzen eine Nutzen-Risiko-Abwägung bei der individuellen Entscheidung über die Behandlungsstrategie. Finden sich andere auf Ischämie hinweisende EKG-Veränderungen, wie z. B. ST-Strecken-Senkungen, terminal negative T-Wellen u. U. auch pathologische Q oder QS-Komplexe, die auf einen bereits früher durchgemachten Infarkt hindeuten, sind diese Patienten ebenfalls als Hochrisikopatienten zu betrachten und generell in Notarztbegleitung zu transportieren [26].

Das EKG weist in der Frühphase des akuten Koronarsyndroms eine hohe Spezifität aber eine relativ geringe Sensitivität auf. Dies sollte jedem Arzt bei der Betreuung derartiger Patienten bewusst sein. Selbst das völlig normale Akut-EKG schließt einen drohenden akuten Infarkt bzw. eine vitale Gefährdung im Rahmen des akuten Koronarsyndroms nicht aus [27, 28]. Das Vorhandensein infarkttypischer EKG-Veränderungen hat allerdings eine ausgesprochen hohe diagnostische Vorhersagekraft. Vergleicht man die Zuverlässigkeit der Infarktdiagnosen insgesamt unter prähospitalen und hospitalen Bedingungen, so zeigt sich, dass sie unter beiden Bedingungen in einer Größenordnung von etwa 95% liegt (Tabelle 5.4-1). Bezüglich diagnostischer Einzelheiten und der gerätetechnischen Voraussetzungen sei auf die Kap. 3.1 und 3.2 verwiesen.

Neben Klinik und EKG stellen enzymatische Nachweise des Muskelzelluntergangs das dritte Bein der Infarktdiagnostik dar. Die neueren „Bedside-Tests“ und Schnelltests für Troponin T, Troponin I und Myoglobin sind in der Abklärung und

Tabelle 5.4-1. Zuverlässigkeit der Infarktdiagnose: Vergleich intra- und prähospitale Diagnostik

	Richtige Diagnosen [%]	
GISSI I [36]	94	intrahospital
GUSTO I [37]	97	intrahospital
Wien [50]	96	intrahospital
MITI [52]	98	prähospital
EMIP [41]	92	prähospital
Berlin [27]	97	prähospital

Prognosebeurteilung des akuten Koronarsyndroms, vor allem aber auch für die Indikationsstellung zur Intervention bei Patienten mit instabiler Angina pectoris von herausragender Bedeutung [29, 30, 31]. Sie können elegant unterstützend in der Klassifizierung der instabilen Angina pectoris eingesetzt werden [32]. Für die frühe und speziell die (besonders frühe) prähospitale Infarktdiagnostik spielen diese Tests jedoch nur eine geringe Rolle [33, 34]. Hierfür sind 3 Gründe verantwortlich:

1. Bei eindeutigem EKG-Befund bedarf es keiner Bestätigung durch Enzymbefunde, um die notwendigen Entscheidungen prähospital zu treffen.
2. Eine Mehrzahl von Patienten im Rettungsdienst wird so früh nach Gefäßverschluss (=Symptombeginn) gesehen, dass zumindest für Troponin T und Troponin I auch keine positiven Befunde zu erwarten sind.
3. Schließlich ist zu bemerken, dass der besonders früh positiv reagierende Myoglobintest ein Spezifitätsproblem hat. Troponin T und Troponin I sind mit einigen Einschränkungen (z. B. Niereninsuffizienz, vor kurzem durchgemachter Myokardinfarkt) spezifischere Tests und daher für therapeutische Entscheidungen von größerem Wert [35] (weitere Einzelheiten hierzu s. Kap. 3.4).

Komplikationen durch prähospitale Thrombolyse

Blutungen sind ein der Thrombolysetherapie inhärentes Risiko. Gravierende Blutungen werden bei einer Größenordnung von etwas mehr als 1% der behandelten Patienten beobachtet. Das Alter der Patienten und das verwendete Thrombolytikum sind bei Beachtung der Kontraindikationen (Tabelle 5.4-2) die wesentlichen Prädiktoren der gefährlichsten, d. h. der intrakraniellen Blutungen. Patienten in höherem Alter zeigen zunächst eine prinzipiell erhöhte Blutungsrate, unabhängig vom verwendeten Thrombolytikum. Direkte Plasminogenaktivatoren vom t-PA-Typ wiederum gehen besonders bei älteren Patienten mit einer etwas höheren intrakraniellen Blutungsrate einher als z. B. Streptokinase [7, 36, 37]. Dennoch ist festzuhalten, dass selbst tödliche Blutungskomplikationen bei weitem nicht den erzielten Nutzen aus reduzierter kardialer Sterblichkeit aufheben, d. h. dass in der Summe der Nutzen weit überwiegt [7, 37]. Ein kürzlich publiziertes Register weist auf das besonders hohe Komplikationsrisiko bei älteren Patienten hin [38]. In diesem Register wurde eine erhöhte Sterblichkeit bei Patienten im Alter von über 75 Jahren mit Thrombolyse im Vergleich zu solchen Patienten gefunden, die nicht thrombolytisch behandelt wurden. Es muss in der Tat festgehalten werden, dass keine einzelne der bisher durchgeführten Thrombolysestudien ausreichend statistische Kraft besaß, eindeutig den Nutzen der Thrombolysetherapie für Patienten jenseits des 75. Lebensjahres nachzuweisen. Eine Reanalyse der Daten der FTT-Studiengruppe hinsichtlich der Thrombolyseeffekte bei älteren Patienten über 75 Jahren, die innerhalb von 12 h nach Symptombeginn behandelt wurden, ergab allerdings einen signifikanten Nutzen zugunsten der Lysetherapie. Damit ist die im Register aufgeworfene Frage eigentlich klar beantwortet [39]. Für das praktische Vorgehen muss daraus gefolgert werden, dass die Indikationsstellung bei alten Patienten unter Berücksichtigung der besonderen Risiken erfolgen sollte, dies

Tabelle 5.4-2. Kontraindikationen zur Thrombolysetherapie bei Infarkt nach den Vorgaben der European Heart Association

Kontraindikationen	Relative Kontraindiaktionen
Schlaganfall	TIA in den letzten 6 Monaten
Trauma, Operation, Kopfverletzung innerhalb der letzten 3 Wochen	Dicumarol-Therapie
Magen-Darm-Blutung innerhalb des letzten Monats	Schwangerschaft
Bekannte Blutungsdiathese	Nichtkomprimierbare Gefäßpunktionen
Dissoziierendes Aortenaneurysma	Therapierefraktäre Hypertonie >180 mmHg
	Kurzfristig nach Retina-Laserung

auch deshalb, weil Hinweise darauf vorliegen, dass invasives Vorgehen gerade bei älteren Patienten die bessere Strategie zur Reperfusionstherapie sein könnte [40]. Die Überlegungen hierzu unterscheiden sich natürlich nicht, je nachdem ob sie prähospital oder intrahospital durchgeführt werden.

Zu den Risiken der Thrombolyse werden häufig auch sog. Reperfusionsarrhythmien gezählt. Diese könnten, sofern sie in die Prähospitalphase fallen, ein besonderes Risiko darstellen. Tatsächlich zeigte sich in der EMIP-Studie, dass die prähospitale Inzidenz des Kammerflimmerns diskret höher war (Häufigkeit 2,5%), wenn prähospital die Lyse bereits eingeleitet wurde, und bei nur 1,6% der Fälle prähospital beobachtet wurde, wenn die Patienten erst intrahospital die Thrombolyse erhielten [41]. Der Unterschied ist zwar statistisch signifikant, für praktische Fragestellungen jedoch eigentlich irrelevant, zumal während der Gesamtbeobachtungsperiode die Patienten mit prähospitaler Thrombolyse summarisch eine geringere Häufigkeit des Kammerflimmerns hatten. In der Regel handelt es sich bei den sog. Reperfusionsarrhythmien um idioventrikuläre Rhythmen, die über wenige Sekunden mit einer Frequenz von 100–140 Schlägen/min anhalten, nicht zum Kammerflimmern führen, die Prognose des Patienten nicht beeinträchtigen und keinerlei Therapie bedürfen. Andere Formen von Rhythmusstörungen traten bei prähospitaler Thrombolysetherapie in der EMIP-Studie nicht häufiger auf als bei intrahospitaler Thrombolyse. Auch die Erfahrungen placebokontrollierter Untersuchungen [42] geben keinen Hinweis darauf, dass die Thrombolysetherapie in irgendeiner Form arrhythmogen wirken könnte. Dennoch werfen insbesondere die malignen Arrhythmien eine wesentliche Frage auf, da in ihrer Folge häufig Reanimationsmaßnahmen notwendig sind (Herzdruckmassage, endotracheale Intubation), die zu erheblichen Blutungen führen könnten. Es wurden sowohl Patienten untersucht, bei denen eine Lysetherapie einschließlich der prähospitalen Thrombolyse nach vorausgegangener Reanimation erfolgte, als auch Patienten, bei denen eine Reanimation nach vorausgegangener Lysetherapie notwendig wurde [43, 44, 45, 46]. In keiner der Studien konnte ein erhöhtes Blutungsrisiko dokumentiert werden. Es ist allerdings davon auszugehen, dass die Thrombolyse nach kardiopulmonaler Reanimation im We-

Tabelle 5.4-3. Art und Häufigkeit von Fehldiagnosen in der EMIP-Studie [41]

	Prähospitale Lyse (n=2750) n (%)	Intrahospitale Lyse (n=2719) n (%)
Perikarditis	9 (0,2)	12 (0,4)
Aortendissektion	6 (0,2)	3 (0,1)
„Andere" Herzerkrankung	25 (0,9)	32 (1,2)
Nichtkardiale Erkrankung	50 (1,8)	50 (1,8)

sentlichen nur bei solchen Patienten durchgeführt wurde, bei denen das Reanimationstrauma nach Urteil des die Indikation stellenden Arztes nur „begrenzt" war. Es muss aber auch auf kasuistische Mitteilungen hingewiesen werden, die den Eindruck vermitteln, als könnte die notfallmäßige Thrombolyse unter lang anhaltenden, zunächst vergeblichen Reanimationsversuchen schließlich eine zur Kreislaufstabilisierung führende Ultima-ratio-Maßnahme sein. Dies gilt sowohl für Patienten mit akutem Myokardinfarkt als auch für solche, die einen Kreislaufstillstand bei fulminanter Lungenembolie erlitten [47, 48]. In einer kürzlich publizierten prospektiven Untersuchung wurden Patienten nach einem 15-minütigen vergeblichen prähospitalen Reanimationsversuch zusätzlich mit 5000 E Heparin + 50 mg rt-PA behandelt. Beim Vergleich mit Patienten, die diese Zusatzbehandlung nicht erhielten, war sowohl die Rate der Patienten, bei denen ein Kreislauf wiederhergestellt werden konnte, als auch die Krankenhausaufnahmerate höher als bei solchen Patienten, die dieses Behandlung nicht erhielten [49].

Die Befürchtung von Fehldiagnosen wird häufig ebenfalls als Argument gegen die prähospitale Lysetherapie angeführt. Zum Beispiel wird gerne auf das verkannte Aortenaneurysma hingewiesen. Die EMIP-Studie, die zur Beurteilung dieser Frage ausreichend umfänglich ist, bestätigt diese Befürchtungen nicht. Zwar wurden einige Fehldiagnosen (einschließlich disseziierendes Aortenaneurysma) beobachtet, jedoch war die Häufigkeit extrem niedrig (Tabelle 5.4-3). Daneben war die Häufigkeit in der Gruppe mit prähospitaler Thrombolyse gleich gering wie in der Gruppe mit intrahospitaler Thrombolyse, wo die Möglichkeit der Beurteilung durch einen zweiten Arzt bestand [41]. Die Literatur ist generell sehr spärlich zu der Frage der Fehldiagnosen. In einer kürzlich von einer Wiener Arbeitsgruppe publizierten Untersuchung fanden sich zumindest bei den Patienten mit „Fehllyse" bei nicht bestätigter koronarer Herzerkrankung, keine wesentlichen Blutungskomplikationen [50].

Effizienz der prähospitalen Thrombolyse

Randomisierte Studien zur Prüfung der Effizienz der prähospitalen Thrombolyse wurden zunächst allein zur Frage der Machbarkeit und des tatsächlichen Zeitgewinns durchgeführt [51, 52]. Nur eine randomisierte Studie zum Vergleich von prähospitaler und intrahospitaler Thrombolyse war primär als Mortalitätsstudie angelegt, musste aber wegen mangelnder finanzieller Unterstützung bei der Hälfte der vorgesehenen Patientenzahl abgebrochen werden [41]. Ein zweiter Studientyp beschäftigt sich mit den Fragen, die den Nutzen der frühest möglichen Therapie nach Symptombeginn durch sofortige prähospitaler Thrombolyse beleuchten. Hier wurden Patienten mit besonders kurzer Zeitdifferenz Symptombeginn – Lyse mit solchen Patienten verglichen, bei denen die Zeitdifferenz größer war [53]. Zum Teil wurde dieser Aspekt auch in den randomisierten Studien betrachtet [10, 52]. Obwohl alle theoretischen Überlegungen dafür sprechen, dass die prähospitale Thrombolyse mit einem besseren Ergebnis einhergehen müsste, hat keine der randomisierten Studien bisher allein diesen Beweis erbringen können. Dies liegt zum Teil daran, dass die Machbarkeitsstudien viel zu klein angelegt waren, um diese Frage überhaupt angehen zu können, und die einzig größere Studie – die EMIP-Studie – die geplante Einschlusszahl von Patienten nicht erreichte [41]. Eine große Patientenzahl ist u. a. deswegen unverzichtbar, da bei einem randomisierten Vergleich von prähospitaler und intrahospitaler Lyse eine wesentliche zeitliche Überschneidung entsteht, vor allem wenn das Einschlusszeitfenster, wie z. B. in der EMIP-Studie, bis zur 6. Stunde nach Symptombeginn reicht. Tatsächlich wird in den Vergleichsstudien unvermeidbar eine größere Zahl von Patienten prästationär sehr spät behandelt. Auf der anderen Seite erhalten Patienten, die sich früh melden und in den Arm „intrahospitale Thrombolyse" randomisiert werden, die Therapie auch unter intrahospitalen Bedingungen zumindest relativ früh, jedenfalls früher als die „späten" Patienten der prähospitalen Gruppe. Prähospitale Thrombolyse ist demzufolge in den Studien keineswegs immer gleichzusetzen mit „früher Lyse" und intrahospitale Thrombolyse nicht immer mit „später Lyse", sondern bei vielen Patienten liegen die Verhältnisse sogar umgekehrt. Fasst man die bisher durchgeführten Untersuchungen in Metaanalysen zusammen, so zeigt sich ein signifikanter Nutzen zugunsten der prähospitalen Thrombolyse, sowohl wenn man strenge als auch wenn man großzügige Kriterien an die Qualität der Studien legt [21, 22, 41, 54].

Erwartungsgemäß war der in den Einzelstudien erzielte Nutzen von dem Ausmaß des Zeitgewinns abhängig, der zwischen 33 min [52] bis 130 min [55] schwankte und im Mittel 60 min betrug [21, 22, 54]. Der extrem geringe Zeitgewinn in der MITI-Studie [52] war weitgehend durch die realitätsfernen organisatorischen Bedingungen dieser Studie begründet. In der GREAT-Studie [55] war der große Zeitgewinn im wesentlichen durch große Entfernungen bis zum Versorgungskrankenhaus zu erklären. In einer prospektiv definierten Subgruppe der EMIP-Studie [41] mit einem großen Zeitgewinn von 90 min und mehr zeigte sich ähnlich der GREAT-Studie eine signifikante Sterblichkeitsreduzierung. Die prähospitale Thrombolyse ist also bei einem Zeitgewinn von über 90 min ein gesichertes, für den Patienten vorteilhaftes Therapieprinzip.

Neben dem Zeitgewinn entscheidet jedoch vor allem der Zeitpunkt des Thrombolysebeginns nach Symptombeginn (Gefäßverschluss) über deren Nutzen. Diese Fragestellung ist für die prähospitale Thrombolyse besonders interessant. In praktisch allen Untersuchungen, die sich mit dieser Frage beschäftigen, wurde gezeigt, dass Patienten, die sich beim Rettungsdienst melden, diejenigen sind, die am schnellsten in medizinische Behandlung kommen [9, 56, 57]. Vergleicht man den

Tabelle 5.4-4. Thrombolyse innerhalb 2 h nach Symptombeginn. Vergleich prähospitaler (EMIP, GREAT, MITI, Berlin) und intrahospitaler (GUSTO) Studienergebnisse

	1. Stunde [%]	2. Stunde [%]
EMIP [41]	10	43
GREAT [51]	12	61
MITI [52]	30	80
Berlin [57]	42	62
GUSTO [37]	3	27

Anteil von Patienten, die im Rahmen prähospitaler Untersuchungen bereits in den ersten beiden Stunden behandelt werden konnten mit dem Anteil intrahospitaler Lysestudien (Tabelle 5.4-4), so ist leicht erkennbar, dass allein bei prähospitaler Thrombolyseeinleitung ein wesentlicher Prozentsatz von Patienten in dem optimalen Zeitfenster behandelt werden kann. Vor allem in Großstadtregionen können bis zu zwei Drittel aller Patienten mit Myokardinfarkt, die vom Rettungsdienst versorgt werden, noch innerhalb von 2 h nach Symptombeginn behandelt werden [52, 57]. Das frühe Zeitfenster wurde aufgrund der Analysen von Boersma mit Recht als die „golden hour" bezeichnet, da der Therapienutzen bei früher Intervention exponentiell ansteigt [9]. (Abb. 5.4-2) In diesem Zusammenhang ist zu unterstreichen, dass der durch prähospitale Lyse erzielbare Zeitgewinn von durchschnittlich 60 min für die Patienten von relativ größerem Wert ist, die sich sehr früh nach Symptombeginn melden, d. h. im frühen exponentiell verlaufenden Teil der Zeit-Nutzen Beziehung der Thrombolyse. In späteren Phasen des Infarktverlaufs spielen Zeitverluste in der genannten Größenordnung zwar auch eine wesentliche Rolle, jedoch ist der Verlust an Nutzen durch Zeitverzögerung etwa ab der 3. Stunde deutlich geringer. Neuere, möglicherweise noch effektivere Lyseverfahren, die Thrombolytika in reduzierter Dosis in Kombination mit Glykoprotein-IIb/IIIa-Rezeptor-Antagonisten einsetzen [58, 59, 60], werden z. Z. in größeren innerklinischen Studien getestet (ASSENT 3, GUSTO V). Sollte sich dieser Therapieansatz bei breiter Anwendung als sicher und möglicherweise der konventionellen Lysetherapie als überlegen erweisen, so wäre diese Behandlung zweifellos auch ohne Probleme in der Prähospitalphase realisierbar und in Anbetracht des frühen Zeitfensters der prähospitalen Therapie von herausragendem Interesse.

Prähospitale Lyse und Akutintervention

Die akute Koronarintervention ist die grundsätzliche therapeutische Alternative zur Thrombolysetherapie. Sie ist von größter Bedeutung für Patienten mit kardiogenem Schock sowie für die (relativ seltenen) Patienten mit absoluten Kontraindikationen für die Thrombolysetherapie. Es ist deshalb zu fragen, welche Rolle der Kombinationstherapie Lyse/Intervention zukommt.

Klar ist, dass die Thrombolysetherapie nur bei einem begrenzten Prozentsatz der Patienten zu einer Wiedereröffnung der thrombotisch verschlossenen Koronargefäße führt [61]. Es kam sehr früh schon die Überlegung auf, die Thrombolysetherapie durch Koronarintervention zu ergänzen [62]. Die Ergebnisse früher Untersuchungen waren enttäuschend. Nur für eine kleine Subgruppe von Patienten mit akutem Vorderwandinfarkt und persistierendem Verschluss der Infarktgefäße wurde ein Nutzen nachgewiesen [63]. Im Übrigen waren sowohl sofortige als auch verzögerte Interventionsansätze komplikationsträchtig und ohne Vorteil für den Patienten [64, 65, 66]. In jüngster Zeit sind jedoch mehrere Studien durchgeführt worden, die zeigen, dass die Bedingungen der älteren Studien nicht mehr in die heutige Zeit übertragen werden müssen. Dies dürfte zum Teil einer verbesserten und schonenderen Kathetertechnik zuzuschreiben sein. Sowohl bei vorausgehender intrahospitaler Thrombolyse mit Bolusinjektion von t-PA [67] als auch bei vorausgehender prähospitaler Thrombolyse [68] konnten sehr gute Ergebnisse mit niedriger Mortalität erzielt werden. In der Studie mit prähospitaler Thrombolyse und Angiographien 90 min nach Lysebeginn mit verschiedenen Thrombolytika ist außerdem der hohe Prozentsatz primär offen gefundener Koronargefäße (TIMI-Fluss Grad III) von 64% erstaunlich hoch. Dies könnte u. a. Folge der besonders frühen Therapie sein.

Die routinemäßige Koronarangiographie sofort nach (prähospitaler) Thrombolyse mit dem Ziel einer eventuellen Intervention kann natürlich schon aus Kosten- und Logistikgründen nicht der generelle Grundsatz der Behandlung sein. Die Rückbildung der ST-Strecken-Hebung, die bei Beginn der Thrombolyse bestand, scheint sich als hervorragender Parameter zur Beurteilung der fehlenden bzw. eingetretenen Myokardperfusion herauszustellen. Die Beobachtung der ST-Strecke könnte damit auch als Indikator für die Notwendigkeit der sekundären Intervention geeignet sein [69, 70, 71, 72]. Neuere Untersuchungen weisen sogar darauf hin, dass die Rückbildung der ST-Strecken-Hebung ein besserer Indikator für die Perfusion des Myokards selbst sein könnte, als der Nachweis eines offenen epikardialen Koronargefäßes [70, 71, 72, 73]. Das Problem der Rückbildung der ST-Strecken-Hebung ist allerdings, dass sie zwar die Prognose des Patienten hervorragend definieren kann, für den Fall jedoch, dass es nicht zur Rückbildung der ST-Strecke kommt, bedeutet die verzögerte Beurteilungsmöglichkeit für einen wesentlichen Teil der Patienten wiederum einen nicht mehr aufholbaren Zeitverlust im Sinne der fortschreitenden Myokardnekrose. In diesem Zusammenhang ist die prähospitale Thrombolyseeinleitung wiederum von großem Vorteil, da sie das Zeitfenster zwischen Lysebeginn und Entscheidung zur möglicherweise notwendigen „Rescue-PTCA“ (bei Patienten ohne Rückbildung der ST-Hebung) um die durchschnittlichen 60 min verkürzt, die nach Studienlage durch prähospitale Lyseeinleitung gewonnen werden. Damit ist bereits kurz nach Aufnahme bei vielen Patienten die Entscheidung über ein evtl. invasives weiteres Vorgehen möglich.

Wahl des Thrombolytikums

Bei der Wahl des Thrombolytikums sind neben der im absoluten Vordergrund stehenden Sicherheit des zu wählenden Medikaments die Praktikabilität der Anwendung und nicht zuletzt die Kosten wesentliche Aspekte. Die neu entwickelten, als Einfachbolus (Tenekteplase) bzw. als Doppelbolus (Reteplase) injizierbare Thrombolytika vom t-PA-Typ stellen für den Notarzt einen wichtigen Fortschritt dar. Die bei Gabe dieser direkten Plasminogenaktivatoren notwendige zusätzliche Therapie mit Heparin (die möglicherweise besser steuerbare Behandlung mit niedermolekularem Heparin wird z. Z. in der ASSENT-3+-Studie geprüft) kann sich prähospital in der Regel auf die initiale Bolusinjektion beschränken. Nur in Ausnahmefällen bei Transportzeiten deutlich über 60 min sollte bereits prähospital mit einer zusätzlichen Heparininfusion begonnen werden. Während die Thrombolytika vom t-PA-Typ vor allem bei jüngeren Patienten mit kurzer Symptomdauer und Vorderwandinfarkt im Analogieschluss zur GUSTO-I-Studie bevorzugt werden sollten [37], kann die deutlich preisgünstigere Streptokinase vor allem bei älteren Patienten (jenseits des 70.–75. Lebensjahres) bzw. längerer Symptomdauer in Frage kommen. Für Streptokinase spricht die etwas geringere Rate an Blutungen bei älteren Patienten [37]. Seltene Allergien, gelegentlich beobachtete kurze Blutdruckabfälle bei Infusionsbeginn sowie hohe Antikörpertiter nach vorausgegangenem Streptokokkeninfekt oder Streptokinasebehandlung innerhalb des letzten Jahres, grenzen jedoch die Indikation ein. Darüber hinaus ist unter Streptokinase generell eine etwas geringere Wirksamkeit im Sinne einer geringeren Wiedereröffnungsrate des Infarktgefäßes zu erwarten. Heparin ist bei Streptokinasetherapie nicht indiziert, sondern führt zu einem erhöhten Blutungsrisiko ohne zusätzlichen Nutzen für den Patienten. Die Anwendung von Glykoprotein-IIb/IIIa-Rezeptor-Blockern nach Streptokinasetherapie bei eventuell notwendiger früher Intervention ist darüber hinaus mit einem extrem hohen Blutungsrisiko verbunden [58].

Fazit

Auch wenn nach Lage der Daten die Akutintervention vor allem mit zusätzlichem Stenting bei frischem Myokardinfarkt z. Z. noch die möglicherweise bessere Alternative zur Reperfusion eines verschlossenen Koronargefäßes sein sollte, wird gegenwärtig und in der absehbaren Zukunft nur ein relativ kleiner Prozentsatz von Patienten mit akutem Myokardinfarkt davon profitieren können. Die Thrombolyse ist dementsprechend nach wie vor die Reperfusionsmethode der Wahl für die meisten Patienten mit Infarkt. Der Nutzen der Thrombolyse ist eindeutig vom Zeitpunkt der Behandlung nach Symptombeginn abhängig. Patienten, die in den ersten 60–120 min nach Symptombeginn behandelt werden können, profitieren überproportional von der Thrombolysebehandlung [9].

Die prähospitale Lyse ermöglicht die Nutzung dieses optimalen frühen Zeitfensters für einen nicht unerheblichen Teil der Patienten. Darüber hinaus wird durch prähospitale Lyse immer ein Zeitgewinn erzielt, der grundsätzlich von Vorteil für die Patienten ist. Bei einem Zeitgewinn von 90 min und mehr ist dieser Nutzen eindeutig statistisch gesichert. Die prähospitale Thrombolyse ist offensichtlich ohne zusätzliche Risiken, und die Diagnostik ist sicher. Entsprechend fordert die Task Force der European Society of Cardiology und des European Resuscitation Concil, dass die Thrombolyse von der ersten, hierzu befähigten Person durchgeführt wird [24]. In den jüngsten *International Guidelines for Cardiopulmonary Resuscitation and Emergency Cardiac Care* wird die prähospitale Lyse bei Herzinfarkt als eine Klasse-IIa-Maßnahme in Gegenwart eines Notarztes oder bei einem Zeitgewinn von über 60 min betrachtet [74]. In den Leitlinien der Deutschen Gesellschaft für Kardiologie zur prähospitalen Diagnostik und Therapie des akuten Myokardinfarkts [23] wird die prähospitale Lyse als grundsätzlich sinnvoll betrachtet und ihr Nutzen für besonders groß erachtet, wenn ein Zeitgewinn von über 90 min zu erwarten ist bzw. Symptome weniger als 90 min bestehen. Die prähospitale Lyse behindert ein sekundäres invasives Vorgehen nicht, macht es jedoch in vielen Fällen durch frühes Wiedereröffnen der thrombotischen Koronarie in der Akutphase überflüssig. Durch den Einsatz von Notärzten im deutschsprachigen Raum sollte der prähospitalen Thrombolyse daher eigentlich nichts im Wege stehen. Neuere Therapieschemata mit Kombination von niedrig dosiertem Thrombolytikum und Glykoprotein-IIb/IIIa-Rezeptor-Blockern versprechen einen möglicherweise noch weiter steigerbaren Nutzen einer frühen prähospitalen Lysebehandlung bei akutem Myokardinfarkt. Dieses Konzept könnte ebenfalls erfolgversprechend mit der Option der späteren „Rescue-PTCA“ verbunden werden [75].

Literatur

1. Schröder J, Arntz HR, Stern R, Beneker J. Overbeck M, Schröder R (1992) Die prästationäre Thrombolyse bei akutem Myokardinfarkt als Herausforderung für das NAW-System. Intensivmed 29:377(V10)
2. Arntz HR, Klatt S, Stern R, Willich SN, Beneker J (1996) Sind Notarztdiagnosen zuverlässig? Anaesthesist 45:163–170
3. Löwel H, Engel S, Hörmann A, Gostomzyk J, Bolte HD, Keil U (1999) Akuter Herzinfarkt und plötzlicher Herztod aus epidemiologischer Sicht. Intensiv Notfallmed 36:652–661
4. Wagner S, Schneider S, Schiele R et al. (1999) Acute myocardial infarction in Germany between 1996 and 1998: Therapy and intrahospital course. Results of the myocardial infarction registry (MIR) in Germany. Z Kardiol 88:857–867
5. Reimer KA, Lowe JE, Rasmussen MM et al. (1977) The wavefront phenomenon of ischemic cell death. I. Myocardial infarct size vs duration of coronary occlusion in dogs. Circulation 56:786–794
6. Yellon DM, Baxter GF (2000) Protecting the ischaemic and reperfused myocardium in acute myocardial infarction: distant dream or near reality? Heart 83:381–7
7. Fibrinolytic Therapy Trialists Collaborative Group (1994) Indications for fibrinolytic therapy in suspected acute myocardial infarction: collaborative overview of early mortality and major morbidity results from all randomised trials of more than 1000 patients. Lancet 343:311–322
8. Arntz HR, Perchalla G, Roll D, Heitz J, Schäfer JH, Schröder R (1992) Blood rheology in acute myocardial infarction: effects of highdose iv streptokinase compared to placebo. Eur Heart J 13:275–280

9. Boersma E, Maas ACP, Deckers JE, Simoons ML (1996) Early thrombolytic treatment in acute myocardial infarction: reappraisal of the golden hour. Lancet 348:771–775
10. Linderer T, Schröder R, Arntz HR et al. (1993) Prehospital thrombolysis: benefical effects of very early treatment on infarct size and left ventricular function. J Am Coll Cardiol 22:1304–1310
11. GISSI Study Group (1995) Epidemiology of avoidable delay in the care of patients with acute myocardial infarction in Italy. A GISSI-generated study. GISSI–Avoidable Delay Study Group. Arch Intern Med. 155:1481–1488
12. Herlitz J, Hartford M, Blohm M et al. (1989) Effect of media campaign on delay times and ambulance use in suspected acute myocardial infarction. Am J Cardiol 64:90–93
13. Dracup K, Alonzo AA, Atkins JM et al. (1997) The physician's role in minimizing prehospital delay in patients at high risk for acute myocardial infarction: recommendations from the National Heart Attack Alert Program. Working Group on Educational Strategies To Prevent Prehospital Delay in Patients at High Risk for Acute Myocardial Infarction. Ann Intern Med 126:645–651
14. Rustige J, Burczyk U, Wener A et al. (1990) Akuter Herzinfarkt. Verkürzung der Prähospitalphase durch Massenaufklärung möglich. Dtsch Ärzteblatt 18:1450–1454
15. Eppler E, Eisenberg MS, Schaeffer S, Meischke H, Larson MP (1994) 911 and emergency department use for chest pain: results of a media campaign. Ann Emerg Med 23:202–208
16. Rustige J, Schiele R, Burczyk U et al. (1997) The 60 minutes myocardial infarction project. Treatment and clinical outcome of patients with acute myocardial infarction in Germany. Eur Heart J 18/9:1438–1446
17. Birkhead JS (1992) Time delays in provision of thrombolytic treatment in six district hospitals Br Med J 305:445–448
18. Bippus PH, Haux R, Schröder R (1987) Prehospital intravenous streptokinase in evolving myocardial infarction: a randomized study about feasibility, safety, and time gain. Eur Heart J 8 [Suppl]:103
19. Weaver WD (1995) Time to thrombolytic treatment factors affecting delay and their influence on outcome. J Am Coll Cardiol 25 [Suppl]:3S–9S
20. Schröder R, Biamino G, Leitner ER von et al. (1983) Intravenous short-term infusion of streptokinase in acute myocardial infarction. Circulation 67:536–548
21. Fath-Ordoubadi F, Al-Mohammad A, Huehns TY et al. (1994) Meta-analysis of randomised trials of prehospital versus hospital thrombolysis. Circulation 90:I-325
22. Morrison LJ, Verbeek PR, McDonald AC, Sawadsky BV, Cook DJ (2000) Mortality and prehospital thrombolysis for acute myocardial infarction: A meta-analysis. JAMA 283:2686–2692
23. Arntz HR, Tebbe U, Schuster HP, Sauer G, Meyer J (2000) Leitlinien zur Diagnostik und Therapie des akuten Herzinfarktes in der Prähospitalphase (Herausgegeben von der Deutschen Gesellschaft für Kardiologie Herz- und Kreislaufforschung). Z Kardiol 89:364–374
24. Task Force Report (1998) The pre-hospital management of acute heart attacks. Eur Heart J 19:1140–1164
25. Selvester RH (1993) The 12-lead ECG and the initiation of thrombolytic therapy for acute myocardial infarction. J Electrocardiol 26:114–121
26. Nyman I, Areskog M, Areskoh NH, Swahn E, Wallentin L (1993) Very early risk stratification by electrocardiogram at rest in men with suspected unstable coronary heart disease. J Intern Med 234:293–301
27. Arntz HR, Stern R, Linderer T (1992) Efficiency of a physician-operated mobile intensive care unit for prehospital thrombolysis in acute myocardial infarction. Am J Cardiol 80:417–420
28. Kudenchuk PJ, Ho MT, Weaver WD et al. (1991) Accuracy of computer-interpreted electrocardiograpy in selecting patients for thrombolytic therapy. J Am Coll Cardiol 17:1486–1491

29. Hamm CW, Goldmann BU, Heeschen C, Kreymann G, Berger J, Meinertz T (1997) Emergency room triage of patients with acute chest pain by means of rapid testing for cardiac troponin T or troponin I. N Engl J Med 337:1648–1653
30. Hamm CW, Heeschen C, Goldmann B et al. (1999) Benefit of Abciximab in patients with refractory unstable angina in relation to serum troponin T levels. N Eng J Med 340:1623–1629
31. Hamm CW (1999) Risk stratifying acute coronary syndromes Gradient of risk and benefit. Am Heart J 138:S6-S11
32. Hamm CW, Braunwald E (2000) A classification of unstable angina revisited. Circulation 102:118–122
33. Arntz HR, Bischoff N, Fitzner R, Schmidt S, Schnitzer L, Schultheiss HP (1998) Der Wert des Troponin-Schnelltests für die Differentialdiagnose akuter Koronarsyndrome in der Prähospitalphase. Intensiv Notfallmed 35:V42
34. Schuchert A, Hamm CW, Scholz J, Klimmeck S, Goldmann B, Meinertz T (1999) Prehospital testing for troponin T in patients with suspected acute myocardial infarction. Am Heart J 138:45–48
35. Luscher MS, Ravkilde J, Thygesen K (1998) Clinical application of two novel rapid bedside tests for the detection of cardiac troponin T and creatine kinase-MB mass/myoglobin in whole blood in acute myocardial infarction. Cardiology 89:222–228
36. Gruppo Italiano per lo Studio della Sopravvivenza nell'Infarto Miocardico (1990) GISSI-2: a factorial randomised trial of alteplase versus streptokinase and heparin versus no heparin among 12,490 patients with acute myocardial infarction. Lancet 336:65–71
37. The GUSTO Investigators (1993) An international randomized trial comparing four thrombolytic strategies for acute myocardial infarction. N Engl J Med 329:673–682
38. Thiemann DR, Coresh J, Schulman SP, Gerstenblith G, Oetgen WJ, Powe NR (2000) Lack of benefit for intravenous thrombolysis in patients with myocardial infarction who are older than 75 years. Circulation 101:2239
39. White HD (2000) Thrombolytic therapy in the elderly. Lancet 356:2028–2030
40. Berger AK, Schulman KAQ, Gersh BJ, Pirzada S, Breall JA, Johnson AE, Every NR (1999) Primary Coronary Angioplasty vs Thrombolysis for the Management of Acute Myocardial Infarction in Elderly Patients. JAMA 282:341–348
41. The European Myocardial Infarction Project Group (1993) Prehospital thrombolytic therapy in patients with suspected acute mycardial infarction. N Engl J Med 329:383–389
42. The ISAM Study Group (1986) A Prospective Trial of Intravenous Streptokinase in Acute Myocardial Infarction. N Engl J Med 314:1465–1471
43. Arntz HR, Dißmann R, Marschalk A et al. (1996) Prehospital thrombolysis after cardiopulmonary resuscitation: a high risk procedure? Resuscitation 31 [Suppl]:1–69
44. Schiele R, Rustige J, Burczyk U et al. (1995) Thrombolysis after resuscitation in acute myocardial infarction. Eur Heart J 16 [Suppl]:126
45. Scholz KH, Tebbe U, Herrmann C et al. (1992) Frequency of complications of cardiopulmonary resuscitation after thrombolysis during acute myocardial infarction. Am J Cardiol 69:724–728
46. van Campen LCN, van Leeuwen GR, Verheught FWA (1994) Safety and efficacy of thrombolysis for acute myocardial infarction in patients with prolonged out-of-hospital cardiopulmonary resuscitation. Am J Cardiol 73:953–955
47. Gramann J, Lange-Braun P, Hochrein H (1988) Einsatzmöglichkeiten der Thrombolyse in der Reanimation. Intensivmed 27:302–305
48. Böttiger BW (1997) Fibrinolyse während der kardiopulmonalen Reanimation. Fibrinolyse 1:7–9
49. Böttiger BW, Bode C, Kern S et al. (2000) Efficacy and safety of thrombolytic therapy after initially unsuccessful cardiopulmonary resuscitation: a prospective clinical trial. Lancet 357:1583–1550

50. Schreiber W, Pieper O, Herkner H, Laggner A, Huber K (2000) „Unberechtigte“ Thrombolyse bei suspektem Myokardinfarkt. Wien Klin Wochenschr 21:912–916
51. GREAT Group (1992) Feasibility, safety, and efficacy of domicilary thrombolysis by general practitioners: Grampian Region Early Anistreplase Trial. Br Med J 305:548–553
52. Weaver WD, Cerqueira M, Hallstorm AP, Litwin PE, Martin JS, Kudenchuk PJ, Eisenberg M (1993) Prehospital-initiated vs hospital-initiaed thrombolytic therapy. The MITI trial. J Am Med Assoc 270:1211–1216
53. Barbash GI, Roth A, Hod H et al. (1990) Improved survival but not left ventricular function with early and prehospital treatment with plasminogen activator in acute myocardial infarction. Am J Cardiol 66:261–266
54. Boersma E, Akkerhuis M, Simoons ML (2000) Primary angioplasty versus thrombolysis for acute myocardial infarction. N Engl J Med 342:890–891
55. Rawles J (1994) Halving of mortality at 1 year by domiciliary thrombolysis in the Grampian Region Early Anistreplase Trial (GREAT) J Am Coll Cardiol 23:1–5
56. Arntz HR, Overbeck M, Stern R, Schnitzer L, Beneker J, Schultheiss HP (1998) Der Patient mit akutem Koronarsyndrom: Vergleich der prähospitalen Versorgungsqualität durch Internisten und Anästhesisten. Intensiv- und Notfallmed 35:448 (V4)
57. Stern R, Arntz HR, Klatt S et al. (1992) Ist die prästationäre Thrombolyse bei akutem Myokardinfarkt als Routinemaßnahme sinnvoll? Z Kardiol 81:199–204
58. Antman EM, Giugliano RP, Gibson CM et al. (1999) Abciximab facilitates the rate and extent of thrombolysis: results of the thrombolysis in myocardial infarction (TIMI) 14 trial. Circulation 99:2720–2732
59. SPEED Group (2000) Trial of Abciximab with and without low-dose Reteplase for acute myocardial infarction. Circulation 101:2788–2794
60. Zeymer U, Schuster P, Altmann E et al. (2000) Integrilin mit reduzierter t-PA Dosis bei Patienten mit akutem Herzinfarkt. Ergebnisse der INTRO-AMI Studie. Z Kardiol 89 [Suppl]:513
61. Kleiman NS, White HD, Ohman EM et al. (1994) Mortality within 24 hours of thrombolysis for myocardial infarction. The importance of early reperfusion. The GUSTO Investigators, Global Utilization of Streptokinase and Tissue Plasminogen Activator for Occluded Coronary Arteries. Circulation 90:2658–2665
62. Meyer J, Merx W, Schmitz H et al. (1982) Percutaneous transluminal coronary angioplasty immediately after intracoronary streptolysis of transmural myocardial infarction. Circulation 66:905–913
63. Ellis SG, da Silva ER, Heyndrickx G et al. (1994) Randomized comparison of rescue angioplasty with conservative management of patients with early failure of thrombolysis for acute anterior myocardial infarction. Circulation 90:2280–2284
64. The TIMI Research Group (1988) Immediate vs delayed catheterization and angioplasty following thrombolytic therapy for acute myocardial infarction. TIMI II A results. JAMA 260:2849–2858
65. Simoons ML, Arnold AE, Betriu A et al. (1988) Thrombolysis with tissue plasminogen activator in acute myocardial infarction: no additional benefit from immediate percutaneous coronary angioplasty. Lancet 1:197–203
66. SWIFT (Should We Intervene Following Thrombolysis?) Trial Study Group (1991) SWIFT trial of delayed elective intervention v conservative treatment after thrombolysis with anistreplase in acute myocardial infarction. Br Med J 302:555–560
67. Ross AM, Coyn KS, Reiner JS et al. (1999) A randomized trial comparing primary angioplasty with a strategy of short-acting thrombolysis and immediate planned rescue angioplasty in acute myocardial infarction: The PACT trial. J Am Coll Cardiol 34:1954–1962
68. Juliard JM, Himbert D, Cristofini P et al. (1999) A matched comparison of the combination of prehospital thrombolysis and standby rescue angioplasty with primary angioplasty. Am J Cardiol 83:305–310

69. Schröder R, Wegscheider K, Schröder K et al. (1995) Extent of early ST segment elevation resolution: a strong predictor of outcome in patients with acute myocardial infarction and a sensitive measure to compare thrombolytic regimens. A substudy of the International Joint Efficacy Comparison of Thrombolysis (INJECT) trial. J Am Coll Cardiol 26:1657–1664
70. Zeymer U, Schröder R, Molhoek P et al. (1997) 90-min patency, 90-min and 180-min resolution of ST-segment elevation are equally effective predictors of 30-day mortality after thrombolysis in patients with acute myocardial infarction. Results of the HIT-4 study. Circulation 96 [Suppl.]:I-203
71. de Lemos JA, Antman EM, Giugliano RP et al. (2000) Comparison of a 60- versus 90-minute determination of ST-segment resolution after thrombolytic therapy for acute myocardial infarction. In TIME-II Investigators. Intravenous nPA for Treatment of Infarcting Myocardium Early-II. Am J Cardiol 86:1235–1237
72. de Lemos JA, Antman EM, Giugliano RP et al. (2000) ST-segment resolution and infarct-related artery patency and flow after thrombolytic therapy. Thrombolysis in Myocardial Infarction (TIMI) 14 investigators. Am J Cardiol 85:299–304
73. Shah A, Galen S, Wagner MD et al. (2000) Prognostic implications of TIMI flow grade in the infarct related artery compared with continuous 12-lead ST-segment resolution analysis. J Am Coll Cardiol 35:666–672
74. Anonym (2000) Guidelines 2000 for cardiopumonary resuscitation and emergency cardiovascular care – An international consensus on science, part 7: The era of reperfusion. Resuscitation 46:203–238
75. Hermann HC, Moliterno DJ, Betriu A et al. (1999) Combination of Abciximab and reduced-dose reteplase facilitates early pci in acute MI: results from the SPEED trial. Circulation 100 [Suppl]:I-188

Kapitel 6

Komplikationen

6.1 Tachykarde und bradykarde Rhythmusstörungen beim akuten Myokardinfarkt

Steffen Behrens · Markus Zabel · Dirk Müller · Felix Lampe
Peter Gödde · Heinz-Peter Schultheiss

Das Spektrum infarktassoziierter Arrhythmien ist weit und reicht von Sinusbradykardien und Sinustachykardien über supraventrikuläre und ventrikuläre Extrasystolen, Vorhofflimmern, Vorhofflattern bis hin zu malignen Arrhythmien wie Kammertachykardien, Kammerflimmern sowie schwerwiegenden Leitungsstörungen mit der Gefahr der Asystolie. Während ein Teil dieser Arrhythmien keinen prognostischen Einfluss hat und damit auch keiner spezifischen antiarrhythmischen Behandlung bedarf, erfordern bestimmte Arrhythmieformen eine rasche oder sofortige therapeutische Intervention. Grundsätzlich gilt, dass Rhythmusstörungen im Rahmen eines akuten Myokardinfarktes immer dann einer konsequenten Therapie bedürfen, wenn es infolge der Arrhythmie zu Hypotension oder zu einem erhöhten myokardialen Sauerstoffbedarf kommt oder das Auftreten maligner ventrikulärer Tachyarrhythmien droht [3]. Insbesondere in der frühen Phase des akuten Myokardinfarkt ist das Risiko lebensbedrohlicher Arrhythmien hoch [45]. Der richtigen Einschätzung, der Prävention und der Therapie von Arrhythmien kommt daher nicht nur im stationären Bereich, sondern auch in der Prähospitalphase eine wesentliche Bedeutung zu. In diesem Zusammenhang sei jedoch bereits an dieser Stelle darauf hingewiesen, dass es im Gegensatz zu dem im stationären Bereich nachgewiesenen Nutzen bestimmter Therapieformen – etwa dem Einsatz von Betablockern – bislang für die prähospitale Behandlung keine Studien und entsprechenden Therapierichtlinien gibt. Dieser Artikel befasst sich mit der klinischen Bedeutung und der Behandlung der verschiedenen Arrhythmieformen beim akuten Myokardinfarkt unter Berücksichtigung der prähospitalen Phase.

Mechanismus

Infarktassoziierte Arrhythmien sind bedingt durch eine Vielzahl pathophysiologischer Mechanismen, die im direkten oder indirekten Zusammenhang mit der akuten Ischämie auftreten. Infolge einer erhöhten sympathischen Aktivität kommt es vor allem in ischämischen Arealen zu einer gesteigerten myokardialen Automatizität mit der Folge supraventrikulärer und ventrikulärer Ektopien. Hierbei begünstigen Hypoxie, Elektrolytstörungen, Azidose, erhöhte Konzentrationen zirkulierender und lokal freigesetzter Katecholamine sowie eine Imbalance des autonomen Nervensystems die Arrhythmieentstehung [3]. Infolge der Ischämie vermindert sich aufgrund einer Abnahme der Depolarisationsgeschwindigkeit die intramyokardiale Leitung bis hin zu Leitungsblockierungen [30]. Dieses ist vor allem durch eine extrazelluläre Akkumulation von Kalium bedingt [58, 59]. Langsame Impulsleitung und unterschiedliche Ausprägungen von Leitungsblockierungen insbesondere in der Randzone des Infarktes schaffen dabei die Voraussetzungen für Reentry [46]. Aufgrund einer Verkürzung der myokardialen Aktionspotentiale in ischämischen Arealen [59] kommt es ferner zu einer Zunahme der Dispersion der ventrikulären Repolarisation [8, 34]. Hierdurch vergrössert sich das vulnerable Fenster und erleichtert die Induktion supraventrikulärer und ventrikulärer Tachyarrhythmien [8]. Neben tachykarden Arrhythmien kommt es insbesondere in der frühen Infarktphase auf dem Boden vagaler Reflexe oder durch direkte Aktivierung parasympathischer afferenter Rezeptoren zum Auftreten von Sinusbradykardien [3]. In Abhängigkeit von der Infarktlokalisation können als direkte Folge der Ischämie Leitungsstörungen im Erregungsleitungssystem auftreten und zu AV- oder Schenkelblockierungen führen. Insgesamt gilt, dass sowohl die Inzidenz maligner Arrhythmien als auch die Verminderung der Fibrillationsschwelle mit der Größe des Infarktes assoziiert ist [18].

Ventrikuläre Rhythmusstörungen

Bedeutung einer ventrikulären Extrasystolie

Früher war man davon ausgegangen, dass häufige ventrikuläre Extrasystolen, ventrikuläre Paare sowie insbesondere früh einfallende ventrikuläre Extrasystolen („R-auf-T"-Phänomen) „Vorboten" von Kammertachykardien und Kammerflimmern sind [36]. In den 70er und 80er Jahren wurde daher vielfach zur Prävention maligner Tachyarrhythmien eine antiarrhythmische Therapie, zumeist mit Lidocain durchgeführt. Es zeigte sich jedoch, dass in der akuten Infarktsituation die Häufigkeit einer ventrikulären Extrasystolie bei Patienten mit und ohne Kammerflimmern nicht unterschiedlich ist und dass Kammerflimmern ebenso häufig auch ohne vorausgehende ventrikuläre Ektopien auftritt [16, 57]. Eine ventrikuläre Extrasystolie stellt somit keinen geeigneten Parameter zur Risikostratifikation maligner Arrhythmien dar.

Auch das Vorhandensein akzelerierter ventrikulärer Rhythmen (definiert als ventrikulärer Rhythmus mit breitem Kammerkomplex und einer Frequenz zwischen 60–120/min) ist nicht mit einer erhöhten Inzidenz von Kammerflimmern assoziiert [9]. Solche häufig nach Reperfusion des Infarktgefäßes auftretenden Rhythmen [63] werden vermutlich durch eine erhöhte Automatizität in den Purkinje-Fasern hervorgerufen. Akzelerierte ventrikuläre Rhythmen treten bei bis zu 20% der Patienten mit akutem Myokardinfarkt auf (meist innerhalb der ersten 2 Tage) und terminieren meist spontan [3, 63]. Eine Beeinflussung der Prognose wird nicht angenommen.

Pharmakologische Prävention maligner Arrhythmien

Eine spezifische antiarrhythmische Therapie beim akuten Myokardinfarkt wird heute auch bei ventrikulärer Extrasystolie einschließlich ventrikulärer Paare, ventrikulärer Salven und akzelerierter ventrikulärer Rhythmen nicht empfohlen [47]. Diese Empfehlung basiert auf der Analyse zahlreicher Studien in den vergangenen 30 Jahren zur pharmakologischen Prävention von Kammerflimmern beim akuten Myokardinfarkt [22, 38, 48, 52]. Unter einer Therapie mit Lidocain wird zwar die Häufigkeit von Kammerflimmern vermindert [35, 38], gleichzeitig gibt es jedoch Hinweise dafür, dass hierdurch die Inzidenz bradykarder Rhythmusstörungen und vor allem die Gesamtmortalität erhöht wird [22, 27, 32]. In einer Metaanalyse aus 21 randomisierten Studien (n=12.385) konnten diese Befunde auch unter Einbeziehung neuerer Studien in der Thrombolyseära bestätigt werden [48]. Hier zeigte sich, dass eine prophylaktische Therapie mit Lidocain zwar die Inzidenz von Kammerflimmern tendenziell verringert (relatives Risiko 0,71, 95%-Konfidenzintervall 0,47–1,09), die Mortalität jedoch eher erhöht (relatives Risiko 1,12, 95%-Konfidenzintervall 0,91–1,36). Zudem steigt die Defibrillationsschwelle unter Lidocain an [13, 56]. Entsprechend hat der Einsatz von Lidocain zur primären Prävention maligner Arrhythmien beim akuten Myokardinfarkt in den letzten 10 Jahren deutlich abgenommen. So betrug der Anteil präventiv mit Lidocain behandelter Patienten in der GUSTO-I-Studie [19] (Randomisierung der Patienten zwischen 1990 und 1993) noch 16% und fiel in der GUSTO-IIb-Studie [20] (Randomisierung zwischen 1994 und 1995) auf 3,5% ab [1].

Betablocker sollten dagegen bereits in der frühen Phase eines akuten Myokardinfarktes bei gleichzeitig bestehender Sinustachykardie und fehlenden Kontraindikationen (s. unten) gegeben werden [3]. Es konnte gezeigt werden, dass durch eine frühzeitige intravenöse Behandlung mit Betablockern die Inzidenz von Kammerflimmern gesenkt wird [25, 44, 62]. Darüber hinaus konnten randomisierte, placebokontrollierte Studien eine Prognoseverbesserung bei frühzeitiger Betablockertherapie zeigen, wobei der Effekt insbesondere bei älteren Patienten deutlich wurde. So fand sich im Göteborg-Trial [23] (Metoprolol i. v. innerhalb von 48 h, nachfolgend orale Therapie) nach 3 Monaten eine 21%ige Mortalitätreduktion bei 917 Patienten unter 65 Jahren und eine 45%ige Mortalitätsreduktion bei 478 Patienten zwischen 65 und 74 Jahren. Im MIAMI-Trial [41] (Metoprolol i. v. innerhalb von 24 h, nachfolgend orale Therapie) bestand nach 2 Wochen eine Mortalitätsreduktion von 3% bei jüngeren Patienten (n=2965, Alter=60 Jahre) und 18% bei älteren Patienten (n=2813, Alter=61–74 Jahre). In der ISIS-I-Studie [28] (Atenolol i.v. innerhalb von 12 h, nachfolgend orale Therapie) wurde die Mortalität nach 1 Woche bei den jüngeren Patienten (n=10.805, Alter<65 Jahre) um 4% und bei den älteren Patienten (n=5222, Alter=65 Jahre) um 23% gesenkt. Bei einer gepoolten Analyse der Daten dieser 3 Studien [23, 28, 41] weisen jüngere Patienten durch frühzeitige i. v.-Gabe von Betablockern keine signifikante Prognoseverbesserung auf (Mortalitätsreduktion von 5%, p=nicht signifikant), während sich bei älteren Patienten eine signifikante Reduktion der Mortalität um 23% ergibt [4]. Diese in der Präthrombolyseära durchgeführten Betablockerstudien werden durch weitere Studien ergänzt, in denen eine Betablockertherapie bei gleichzeitiger Thrombolyse untersucht wurde. In der TIMI-IIb-Studie wurde Metoprolol entweder intravenös innerhalb von 2 h nach Thrombolysebeginn oder oral nach 6 Tagen gegeben. Ein Mortalitätsunterschied konnte in dieser Studie nicht nachgewiesen werden, allerdings bestand im frühzeitigen Metoprololarm eine fast 50%ige Reduktion von Rezidivinfarkten innerhalb der ersten 6 Tage. In der GUSTO-I-Studie [19] konnte durch intravenöse Betablockertherapie die Mortalität von 16,5% (ohne Betablocker) auf 3,8% (mit Betablocker) gesenkt werden. Aufgrund dieser Daten wird bei fehlenden Kontraindikationen die intravenöse Gabe von Betablockern (insbesondere bei älteren Patienten [4]) in der frühen Phase des akuten Myokardinfarkt empfohlen [47]. Allerdings muss einschränkend festgestellt werden, dass sich diese Empfehlung auf die stationäre Behandlung des akuten Myokardinfarktes bezieht. Daten und Empfehlungen zu einer Betablockertherapie in der prähospitalen Behadlung des akuten Myokardinfarktes liegen dagegen nicht vor. Betablocker sollten daher in der prähospitalen Phase nur in individuell begründeten Fällen unter Abwägung von Nutzen und Risiken gegeben werden. Kontraindikationen gegen eine Betablockertherapie sind hierbei eine manifeste Herzinsuffizienz, eine Sinusbradykardie von unter 45/min, ein systolischer Blutdruck unter 100 mmHg, höhergradige AV-Blockierungen sowie pulmonale Erkrankungen mit Bronchialobstruktion und Asthma [4]. Für Metoprolol wird eine initiale i. v.-Gabe von 15 mg (verteilt über 3 Einzeldosen von jeweils 5 mg in 5- bis 10-minütigen Abständen) empfohlen mit nachfolgender oraler Therapie; für Atenolol wird eine initiale i. v.-Gabe von 10 mg (verteilt über 2 Einzeldosen von jeweils 5 mg in 10-minütigem Abstand) empfohlen mit nachfolgender oraler Therapie [4]. Die initiale intravenöse Therapie kann bei Patienten mit fraglichen Kontraindikationen auch mit Esmolol (25–200 µg/kg/min) eingeleitet werden [29], das den Vorteil einer sehr kurzen Halbwertzeit besitzt und daher bei hämodynamischer Verschlechterung oder anderen Komplikationen einer Betablockertherapie rasch wieder abgesetzt werden kann.

Von wesentlicher Bedeutung zur Prävention maligner Arrhythmien beim akuten Myokardinfarkt ist neben der metabolischen Situation und einer ausreichenden Oxygenierung die konsequente Überwachung der Elektrolyte (Kalium, Magnesium). Es konnte gezeigt werden, dass die Inzidenz von Kammerflimmern bei einer Serumkaliumkonzentration von 3 mmol/l 4-mal häufiger auftrat als bei einem Wert von 4,1–4,5 mmol/l [43]. Eine entsprechende Substitution sollte daher bei dokumentierter Hypokaliämie oder Hypomagnesiämie und insbesondere bei vorausgegangener diuretischer Therapie erfolgen [47]. Da allerdings in der Prähospitalphase laborchemische Analysen nicht möglich sind, ist eine Elektrolytsubstitution i. Allg. erst unter stationären Bedingungen umsetzbar. In der prähositalen Behandlung sollte jedoch eine optimale Oxygenierung des Patienten erfolgen.

Ein zukünftiger therapeutischer Ansatz zur Verhinderung ischämisch induzierter maligner Arrhythmien könnte in der gezielten pharmakologischen Blockierung spezifischer Ionenkanäle bestehen [37, 60]. So konnte gezeigt werden, dass die selektive Inhibition eines ATP-sensitiven myokardialen Kaliumkanals durch ein neues Sulfonylharnstoffpräparat den ischämiebedingten Kaliumausstrom aus der Myokardzelle und die damit verbundene Verkürzung der Aktionspotentiale in ischämischen Arealen verhindert [60]. Eine entsprechende medikamentöse Blockierung dieser Kanäle führt zu einer Verringerung der Heterogenität der myokardialen Repolarisation und zu einer Abnahme der Arrhythmiebereitschaft. Dieses konnte kürzlich in tierexperimentellen Untersuchungen eindrucksvoll gezeigt werden [10, 61]. Einer solchen gezielten, gegenwärtig jedoch noch experimentellen Therapie zur Prävention maligner Kammerarrhythmien könnte in Zukunft eine wesentliche klinische Bedeutung auch bei der prähospitalen Behandlung des akuten Myokardinfarkt zukommen.

Ventrikuläre Tachykardien

Nichtanhaltende ventrikuläre Tachykardien werden definiert als 3 Schläge und eine Dauer von bis zu 30 s. In einer Studie an 49 Patienten war bei Vorhandensein nichtanhaltender ventrikulärer Tachykardien kein Einfluss auf die Prognose feststellbar [17]. Eine neuere Analyse mit 112 Patienten zeigt jedoch, dass die Inzidenz von Kammerflimmern bei Patienten mit nichtanhaltenden ventrikulären Tachykardien erhöht ist [12]. Die Beeinflussung der Prognose hängt vom Zeitpunkt des Auftretens der nichtanhaltenden ventrikulären Tachykardien ab. Treten diese Arrhythmien in den ersten Stunden des Infarktes auf, haben sie keinen prognostischen Einfluss; dagegen ist die Prognose jener Patienten belastet, bei denen nichtanhaltende ventrikuläre Tachykardien später (etwa ab der 13. Stunde nach Krankenhausaufnahme) auftreten (Anstieg des relativen Risikos auf 7,5) [12]. Bei der Behandlung steht unter stationären Bedingungen die Substitution von Elektrolyten (Kalium, Magnesium) im Vordergrund, zusätzlich möglichst Betablocker (s. oben). Eine spezifische antiarrhythmische Pharmakotherapie nichtanhaltender ventrikulärer Tachykardien wird nicht empfohlen [47].

Von anhaltenden ventrikulären Tachykardien spricht man bei Persistenz der Arrhythmie über mehr als 30 s oder bei Auftreten interventionspflichtiger hämodynamischer Auswirkungen (Hypotension, Synkopen). Das Auftreten anhaltender ventrikulärer Tachykardien innerhalb der ersten 48 h beim akuten Myokardinfarkt ist mit einer hohen Mortalität von 20–34,5% assoziiert [17, 42]. Treten sowohl anhaltende ventrikuläre Tachykardien als auch Kammerflimmern innerhalb der ersten 2 Tage auf, steigt nach einer Analyse der GUSTO-1-Studie die Krankenhausmortalität sogar auf 43,2% an [42]. Anhaltende polymorphe ventrikuläre Tachykardien sollten mit initial 200 J (unsynchronisiert) kardiovertiert werden [47]. Bei instabilen monomorphen ventrikulären Tachykardien (d. h. bei Auftreten von Angina pectoris, Lungenödem oder Hypotension <90 mmHg) sollte eine Kardioversion mit einem synchronisierten Schock von 100 J erfolgen [47]. Bei anhaltender monomorpher ventrikulärer Tachykardie und hämodynamischer Stabilität wird die intravenöse Gabe von Lidocain oder Amiodaron empfohlen [3]. Lidocain wird initial als Bolus von 1–1,5 mg/kg gegeben (bei persistierender ventrikulärer Tachykardie ggf. weitere Gabe von 0,5–0,75 mg/kg alle 5–10 min bis zu einer maximalen initialen Dosis von 3 mg/kg), nachfolgend kontinuierliche Lidocaininfusion von 2–4 mg/min [47] (Dosisreduktion bei Niereninsuffizienz [3]). Amiodaron wird initial über 10 min in einer Dosis von 150 mg gegeben, nachfolgend Infusion von zunächst 1 mg/min über die nächsten 6 h und anschließende Dosisreduktion auf 0,5 mg/min [47]. Alternativ zur antiarrhythmischen Pharmakotherapie kann unter einer Kurznarkose eine elektrische synchronisierte Kardioversion (initial mit 50 J) durchgeführt werden [47]. Neben dieser spezifischen antiarrhythmischen Behandlung ist der Ausgleich von Elektrolytdefiziten (unter stationären Bedingungen), die hämodynamische Stabilisierung, eine ausreichende Oxygenierung und eine antiischämische Therapie mit möglichst rascher Revaskularisation von entscheidender Bedeutung.

Kammerflimmern

Die Inzidenz von Kammerflimmern beim akuten Myokardinfarkt hat in den letzten 30 Jahren abgenommen. Während sie Anfang der 70er Jahre auf der Intensivstation bei ca. 4,5% lag, tritt Kammerflimmern jetzt bei ca. 1% der Patienten auf [2]. Dieses wird einer verbesserten Therapie mit Sedativa, Betablockern, ACE-Hemmern, einem konsequenteren Elektrolytausgleich (i. e. Kaliumsubstitution) und der Anwendung von Reperfusionstherapien (Thrombolyse, Akut-PTCA) zugeschrieben. Eine allgemeine prophylaktische antiarrhythmische Pharmakotherapie wird daher heute zur Verhütung von Kammerflimmern nicht mehr empfohlen (s oben).

Das Risiko von Kammerflimmern ist in der frühen Phase des Infarktes am größten und nimmt innerhalb der ersten 12 h deutlich ab [11]. Dabei spricht man von *primärem* Kammerflimmern dann, wenn das Kammerflimmern unvorhergesehen und bei hämodynamischer Stabilität auftritt [3]. Bei etwas erhöhter Krankenhausmortalität [55] ist die Langzeitprognose dieser Patienten gegenüber Patienten ohne Kammerflimmern nicht eingeschränkt [53]. Von *sekundärem* Kammerflimmern spricht man dagegen bei gleichzeitig bestehender hämodynamischer Instabilität infolge eines ausgedehnten Infarktes oder bei kardiogenem Schock [54]. Die Mortalität dieser Patienten ist hoch und liegt bei 40–60% [6].

Bei Kammerflimmern ist die sofortige Defibrillation mit einem unsynchronisierten Schock erforderlich. Die Defibrillation sollte möglichst unmittelbar nach Eintreten der Bewusstlosigkeit erfolgen, um die zerebrale Ischämie so kurz wie möglich zu halten. Darüber hinaus ist die Effektivität einer Defibrillation um so höher, je kürzer das Kammerflimmern bestand. Der 1. Schock wird mit 200 J abgegeben. Bei Persistenz des Kammerflimmern wird ein 2. Schock mit 200–300 J, bei Erfolglosigkeit ein 3. Schock mit 360 J abgegeben [47]. In Zukunft ist davon auszugehen, dass die externe Defibrillation durch den Einsatz biphasischer Schocks erleichtert wird. Bei biphasischen Schocks (die bereits seit fast 10 Jahren bei implantierbaren Defibrillatoren verwendet werden) kehrt sich die Stromrichtung während des Impulses um. Hierdurch wird die Defibrillationsschwelle erniedrigt und die Effektivität eines Defibrillationsschocks erhöht. Neuere Defibrillatoren weisen daher anstelle der bislang verwendeten monophasischen Schocks eine biphasische Schockkonfiguration auf. Wenn Kammerflimmern trotz 3-maliger Defibrillation persistiert, sollte 1 mg Adrenalin intravenös appliziert und die Defibrillation wiederholt werden [3]. Unklar ist, ob bei weiterhin ineffektiver Defibrillation eine Therapie mit Amiodaron sinnvoll ist. Die kürzlich publizierte AREST-Studie [33] hat gezeigt, dass die intravenöse Gabe von 300 mg Amiodaron (versus Placebo) nach 3 oder mehr ineffektiven Schocks bei Kammerflimmern außerhalb des Krankenhauses dazu führt, dass mehr Patienten lebend im Krankenhaus aufgenommen werden (44% versus 34%, p<0,03). Allerdings war dieser Unterschied bei Entlassung nicht mehr feststellbar (13,4% versus 13,2%), sodass der Nutzen einer solchen Behandlung kritisch betrachtet wird [5]. Häufig ist bei Patienten mit Kammerflimmern zunächst nicht klar, ob ein akuter Myokardinfarkt vorliegt. In einer Studie von Spaulding et al. [50] fand sich bei überlebtem plötzlichem Herztod außerhalb des Krankenhauses bei 48% der Patienten ein akuter Koronararterienverschluss als Ursache des Kammerflimmerns. In einer multivariaten Analyse zeigte sich, dass die erfolgreiche Rekanalisation des verschlossenen Gefäßes im Rahmen einer Akut-PTCA einen unabhängigen Parameter für das Überleben der Patienten darstellte.

Zur Verhütung wiederholter Episoden von Kammerflimmern ist der Elektrolytausgleich, die Korrektur metabolischer und hämodynamischer Störungen, eine ausreichende Oxygenierung und vor allem die adäquate Therapie einer Myokardischämie (akute Koronarintervention) erforderlich [3]. Neben einer Betablockertherapie kann zusätzlich für 6–24 h eine antiarrhythmische Pharmakotherapie mit Lidocain oder Amiodaron durchgeführt werden [47]. In der prähospitalen Phase sollte bei rezidivierendem Kammerflimmern neben der hämodynamische Stabilisierung und optimalen Oxygenierung eine sekundärpräventive Behandlung mit Lidocain oder Amiodarone erfolgen.

Supraventrikuläre Rhythmusstörungen

Sinustachykardie

Eine Sinustachykardie (definiert als über 100/min) beim akuten Myokardinfarkt ist Ausdruck einer gesteigerten sympathomimetischen Aktivität und führt einerseits zu einem Anstieg des myokardialen Sauerstoffverbrauchs, andererseits infolge der Verkürzung der Diastole zu einer Reduktion des Koronarflusses. Entsprechend kann hierdurch die myokardiale Ischämie verstärkt werden. Untersuchungen haben gezeigt, dass eine Sinustachykardie beim akuten Myokardinfarkt mit einer erhöhten Mortalität assoziiert ist [14]. So betrug in einer Studie [24] die 1-Jahres-Mortalität bei Patienten mit einer Frequenz von 110/min im initialen EKG 48% versus 15% bei Patienten mit einer initialen Frequenz unter 110/min. In einer anderen Untersuchung [15] lag die 1-Jahres-Mortalitat bei einer initialen Herzfrequenz von 90/min bei 11,8% versus 4,3% bei einer Herzfrequenz von unter 70/min.

Die Klärung der Ursache ist für eine kausale Behandlung der Sinustachykardie von entscheidender Bedeutung. Bei Vorliegen einer hyperdynamischen Kreislaufsituation infolge von Angst und Schmerzen sollte neben einer sedierenden und analgetischen Behandlung unter stationären Bedingungen eine Therapie mit Betablockern durchgeführt werden [3]. Betablocker sind auch zur Behandlung der Ischämie sinnvoll. Dagegen sind Betablocker bei einer Sinustachykardie infolge einer schweren Herzinsuffizienz (niedriger Blutdruck, Lungenstauung, hoher linksventrikulärer Füllungsdruck und niedriges Herzzeitvolumen) oder bei Hypovolämie kontraindiziert [3]. In nicht eindeutigen Fällen ist eine probatorische Behandlung mit dem nur sehr kurz wirksamen Betablocker Esmolol (25–200 μg/kg/min) zu erwägen [29].

Supraventrikuläre Extrasystolen

Atriale Extrasystolen beim akuten Myokardinfarkt bedürfen keiner spezifischen antiarrhythmischen Therapie. Sie können jedoch Ausdruck eines gesteigerten Drucks im linken oder rechten Vorhof (und damit Ausdruck einer Herzinsuffizienz) sein. Darüber hinaus können durch supraventrikuläre Extrasystolen anhaltende supraventrikuläre Tachyarrhythmien wie Vorhoflimmern oder Vorhofflattern induziert werden.

Vorhofflimmern, Vorhofflattern

Die Inzidenz von Vorhofflimmern beim akuten Myokardinfarkt beträgt ca. 10% [7, 39, 49]. Ursächlich wird eine Ischämie der Vorhöfe, des rechten Ventrikels oder des Sinusknotens sowie eine Herzinsuffizienz bei großen Infarkten angenommen [26, 51]. Infolge der fehlenden atrialen Kontraktion kommt es beim Vorhofflimmern zu einem Abfall des Herzzeitvolumens. Bei neu aufgetretenem Vorhofflimmern im Rahmen des akuten Infarktes ist sowohl die Krankenhausmortalität als auch die Langzeitprognose ungünstiger als bei Patienten mit Sinusrhythmus [49]. Die Behandlung umfasst neben der Gabe von Heparin zur Verhütung thromboembolischer Komplikationen zunächst die Frequenzregulation. Therapie der Wahl ist die Gabe von Betablockern (z. B. Metoprolol 15 mg i. v., verteilt über 3 Einzeldosen von jeweils 5 mg in Abständen von 5–10 min, nachfolgend orale Therapie mit 25–50 mg), da hierdurch gleichzeitig die erhöhte sympathomimetische Aktivität und die Ischämie behandelt werden [3]. Alternativ können bei fehlenden Zeichen einer Herzinsuffizienz auch Verapamil (5–10 mg i. v.) oder Diltiazem (0,25 mg/kg i. v.) gegeben werden [64]. Herzinsuffiziente Patienten (mit Kontraindikation für Betablocker) sollten mit Digitalis behandelt werden, wobei der Therapieeffekt meist erst nach Stunden zu beobachten ist. Zur pharmakologischen Rezidivprophylaxe von Vorhofflimmern beim akuten Infarkt erscheint Amiodaron am meisten geeignet, da es gleichzeitig die AV-Überleitung bei tachysystolischem Vorhofflimmern bremst und nur geringe proarrhythmische Effekte auf die Kammern aufweist [3]. Klasse-I-Antiarrhythmika sollten dagegen aufgrund der hohen proarrhythmischen Wirkung (insbesondere bei bestehender Ischämie) nicht gegebenen werden.

Vorhofflattern beim akuten Infarkt ist selten und tritt am ehesten bei Patienten mit Herzinsuffizienz auf. Die Therapie unterscheidet sich dabei nicht prinzipiell von der Behandlung des Vorhofflimmern. Vorhofflattern wie auch Vorhofflimmern sollte bei ausgeprägter Herzinsuffizienz und gleichzeitig persistierender tachykarder Überleitung elektrisch kardiovertiert werden [47]. Bei Vorhofflattern sollte mit 25–50 J und bei Vorhofflimmern mit 50–100 J begonnen werden (mit ansteigender Energie bei erfolglosen Kardioversionsversuchen) [3].

Paroxysmale supraventrikuläre Tachykardien

Paroxysmale supraventrikuläre Tachykardien sind beim akuten Infarkt selten. Wegen der oft hohen Frequenz solcher Tachykardien mit der Gefahr einer sich progressiv entwickelnden Ischämie ist eine rasche Terminierung erforderlich. Hierfür wird bei fehlender Herzinsuffizienz die intravenöse Gabe von Adenosin (6–12 mg), Betablockern (z. B. Metoprolol 5–15 mg), Verapamil (5–10 mg) oder Diltiazem (15–20 mg) empfohlen [3]. Bei ausgeprägter hämodynamischer Instabilität oder Hypotension sollte eine elektrische Kardioversion (initial 50 J) erfolgen.

Bradykarde Rhythmusstörungen

Sinusbradykardie

In der Initialphase eines akuten Myokardinfarktes findet sich häufig eine Sinusbradykardie. Sie ist i. Allgemeinen durch einen vasovagalen Reflex bedingt (u. a. infolge der Schmerzen) und ist in diesem Zusammenhang nicht selten mit einer Hypotension vergesellschaftet. Eine Sinusbradykardie findet sich häufiger bei Hinterwandinfarkten infolge einer Stimulation vagaler Afferenzen in der inferoposterioren Region des linken Ventrikels (Bezold-Jarisch-Reflex) [40].

Sofern die Sinusbradykardie keine Symptome verursacht, ist eine spezifische Therapie nicht erforderlich. Bei ausgeprägter Sinusbradykardie, häufig einfallenden ventrikulären Extrasystolen oder klinischer Symptomatik mit Hypotension, Herzinsuffizienz oder Zeichen einer zerebralen Minderperfusion ist eine Therapie mit Atropin indiziert [47]. Atropin wird in einer Dosis von 0,3–0,6 mg i. v. gegeben (bei Ineffektivität ggf. erneute Gabe alle 3–10 Min bis zu einer maximalen Gesamtdosis von 2 mg). Nur selten ist es erforderlich, dass bei weiterhin persistierender, symptomatischer Sinusbradykardie eine temporäre Schrittmacherstimulation notwendig wird. Eine persistierende Hypotension trotz ausreichenden Frequenzanstiegs spricht für das Vorliegen eines Volumenmangels, der durch intravenöse Flüssigkeitssubstitution ausgeglichen werden sollte. Bei der Behandlung einer Sinusbradykardie ist zu bedenken, dass durch den Frequenzanstieg die Auswirkungen der myokardialen Ischämie infolge des erhöhten Sauerstoffbedarfes zunehmen können.

AV-Blockierungen

AV-Blockierungen beim akuten Infarkt werden entweder infolge einer stark erhöhten parasympathischen Aktivität reflektorisch verursacht (meist im Zusammenhang mit einer Sinusbradykardie) oder treten im Zusammenhang mit einer Ischämie und/oder Myokardnekrose innerhalb der spezifischen Leitungsstrukuren auf. In Abhängigkeit von der anatomischen Lokalisation der AV-Blockierung können prognostisch günstige von ungünstigen AV-Blockierungen unterschieden werden. Leitungsstörungen oberhalb des HIS-Bündels gehen nur selten in einen kompletten AV-Block über; eine Asystolie ist daher i. Allg. nicht zu befürchten. Demgegenüber besteht bei Blockierungen unterhalb des HIS-Bündels die Gefahr, dass es plötzlich zu einem kompletten AV-Block mit der Folge einer Asystolie kommt. Die Lokalisation der Leitungsstörungen ist von der Koronarperfusion und damit von der Infarktlokalisation abhängig. Die suprahisären Anteile des AV-Knotens werden über atrioventrikuläre Äste aus der rechten Koronararterie, seltener auch über AV-Äste aus dem Ramus circumflexus sinister versorgt. AV-Blockierungen oberhalb des HIS-Bündels werden daher meistens bei Hinterwandinfarkten beobachtet. Die infrahisären Anteile des Erregungsleitungssystems werden aus Septalästen aus dem Ramus interventrikularis anterior (RIVA) versorgt. Entsprechend treten prognostisch ungünstige Leitungsblockierungen unterhalb des HIS-Bündels bei proximalem RIVA-Verschluss (d. h. bei ausgedehnten Vorderwandinfarkten) auf.

AV-Block I. Grades

Beim AV-Block I. Grades kommt es zu einer Leitungsverzögerung mit Verlängerung des PQ-Intervals auf mehr als 0,2 s. Die Leitungsstörung ist hierbei in nahezu allen Fällen oberhalb des HIS-Bündels lokalisiert und damit prognostisch günstig. Die Entwicklung eines kompletten AV-Blockes ist i. Allg. nicht zu befürchten und eine spezifische Therapie nicht erforderlich. Bei ausgeprägtem AV-Block I. Grades sollte eine Therapie mit negativ dromotropen Substanzen (Digitalis, Betablocker, Kalziumantagonisten vom Verapamil- oder Diltiazemtyp) pausiert werden.

AV-Block II. Grades

Beim AV-Block II. Grades wird unterschieden zwischen dem häufigeren AV-Block II. Grades Typ 1 (Wenckebach) und dem selteneren AV-Block II. Grades Typ 2 (Mobitz).

Beim AV-Block II. Grades Typ 1 (Wenckebach) findet sich im EKG eine progressive Verlängerung der PQ-Zeit, bis schließlich eine Vorhoferregung nicht mehr auf die Kammer übergeleitet wird. Die Leitungsstörung liegt oberhalb des HIS-Bündels, sodass der Kammerkomplex schmal ist. Entsprechend der Koronarversorgung des AV-Knotens tritt der AV-Block II. Grades Typ 1 vorwiegend bei Hinterwandinfarkten auf. Er ist als prognostisch günstig einzuschätzen und verschwindet meist innerhalb von 2–3 Tagen. Die Entwicklung eines kompletten AV-Blocks ist selten und ein in diesem Fall zumeist einsetzender Ersatzrhythmus (in der Regel mit schmalem Kammerkomplex) hat üblicherweise eine Frequenz von 45–60/min. Eine spezifische Behandlung ist bei einer Frequenz von über 50/min, stabiler Hämodynamik und fehlenden Schenkelblockierungen nicht erforderlich [3]. Bei symptomatischer Bradykardie sollte Atropin (0,5–1 mg i. v.) gegeben werden. Eine temporäre oder permanente Schrittmacherbehandlung ist i. Allg. nicht erforderlich.

Beim AV-Block II. Grades Typ 2 (Mobitz) kommt es zu einem intermittierenden Ausfall der Überleitung zwischen Vorhöfen und Kammern, wobei charakteristischerweise die vorausgehenden PQ-Intervalle im EKG nicht variieren. Der AV-Block II. Grades Typ 2 wird durch eine (ischämischbedingte) Leitungsstörung unterhalb des HIS-Bündels hervorgerufen. Es besteht das Risiko eines plötzlich einsetzenden kompletten AV-Blocks, wobei Ersatzrhythmen meist langsam (<30/min) und häufig nicht stabil sind, einen breiten Kammerkomplex (>0,12 s) aufweisen und insgesamt das Risiko für eine Asystolie erhöht ist [3]. Beim Auftreten eines AV-Block II. Grades Typ kann Atropin (0,5–1 mg i. v.) gegeben werden. Gleichzeitig sollten in der prähospitalen Phase alle Vorbereitungen getroffen werden, um bei Auftreten einer Asystolie eine sofortige transkutane Schrittmacherstimulation vornehmen zu können [47]. Bei Persistenz eines AV-Block II. Grades Typ 2 auch nach stationärer Aufnahme sollte die rasche Anlage eines transvenösen passageren Schrittmachers erfolgen [47].

AV-Block III. Grades

Beim kompletten AV-Block können aufgrund der Lokalisation innerhalb des Reizleitungssystems suprahisäre von infrahisären AV-Blockierungen unterschieden werden. Der oberhalb des HIS-Bündels (suprahisär) gelegene AV-Block III. Grades ist etwas häufiger und tritt meist beim Hinterwandinfarkt auf. Er entwickelt sich typischerweise über einen AV-Block I. und II. Grades Typ 1 (Wenckebach) und ist mit einem schmalen Ersatzrhythmus von über 40/min assoziiert. Er spricht häufig auf eine Therapie mit Atropin an und verschwindet i. Allg. innerhalb weniger Tage. Eine passagere Schrittmacherstimulation sollte bei symptomatischen Patienten oder langsamem Ersatzrhythmus erfolgen; ein permanenter Schrittmacher ist dagegen meist nicht erforderlich [3]. Der unterhalb des HIS-Bündels (infrahisär) gelegene AV-Block III. Grades ist dagegen weniger häufig und tritt meist bei ausgedehnteren Vorderwandinfarkten auf. Üblicherweise gehen ihm ein AV-Block II. Grades Typ 2 (Mobitz) oder intraventrikuläre Leitungsstörungen voraus. Ein Ersatzrhythmus ist meist langsam, instabil und durch einen verbreiterten Kammerkomplex charakterisiert. Die Mortalität ist weniger infolge des AV-Blocks, sondern aufgrund der Infarktgröße deutlich erhöht. Therapeutisch sollte rasch ein passagerer Schrittmacher gelegt werden. Bis dieses umgesetzt ist, sollte in Abhängigkeit von der klinischen Symptomatik eine Therapie mit Atropin oder eine transkutane Schrittmacherstimulation erfolgen. In der prähospitalen Phase sollten alle Vorbereitungen für eine solche transkutane Stimulation (d. h. Bereithalten des Gerätes und Aufkleben der Stimulationspatches) getroffen werden. Bei persistierendem infrahisären AV-Block III. Grades oder passagerem AV-Block III. Grades und Schenkelblockierungen (mit Ausnahme eines linksanterioren Hemiblocks) besteht die Indikation für eine permanente Schrittmachertherapie.

Intraventrikuläre Leitungsstörungen

Ein linksanteriorer Hemiblock (LAHB) tritt bei ca. 3–5 %, ein linksposteriorer Hemiblock (LPHB) bei 1–2 % und ein Rechtsschenkelblock (RSB) bei ca. 2% der Infarktpatienten auf [21]. Die Kombination aus zwei der oben genannten Blockbilder wird als bifaszikulärer Block bezeichnet. Bei neu aufgetretenem RSB im Rahmen eines Vorderwandinfarktes sowie beim bifaszikulären Block (mit und ohne AV-Block I. Grades) ist das Risiko für einen kompletten AV-Block erhöht [21, 31]. Dabei korreliert das Ausmaß der Leitungsstörungen mit der Infarktgröße.

Entsprechend ist die Mortalität bei neu aufgetretenen bifaszikulären Blockbildern erhöht. Allerdings ist es in der prähospitalen Behandlung häufig nicht möglich, zu klären, ob ein vorhandener Schenkelblock bereits schon früher vorhanden war.

Bei erhöhtem Risiko für das Auftreten eines kompletten AV-Blocks sollten in der prähospitalen Phase alle Vorkehrungen getroffen werden, um notfallmäßig eine transkutane Stimulation durchführen zu können. Dieses betrifft Patienten mit neu aufgetretenem LSB oder RSB (bei Vorderwandinfarkt), neu aufgetretenem RSB und LAHB bzw. RSB und LPHB sowie alternierenden Blockbildern (Wechsel zwischen LSB und RSB sowie RSB in Verbindung mit einem Wechsel zwischen LAHB und LPHB) [47]. In diesem Falle sollten Kliniken angefahren werden, in denen die Voraussetzungen für eine rasche transvenöse Schrittmacherstimulation gegeben sind. Bei alternierenden Blockbildern (Wechsel zwischen LSB und RSB sowie RSB in Verbindung mit einem Wechsel zwischen LAHB und LPHB), bei neu aufgetretenem bifaszikulären Block sowie bei neu aufgetretenem RSB in Verbindung mit einem AV-Block I. Grades und Vorderwandinfarkt besteht die Indikation für einen passageren transvenösen Schrittmacher [3, 47].

Literatur

1. Alexander JH, Granger CB, Sadowski Z et L: for the GUSTO-I and GUSTO-IIb Investigators (1999) Prophylactic lidocaine use in acute myocardial infarction: incidence and outcomes from two international trials. Am Heart J 137:799–805
2. Antman EM, Berlin JA (1992) Declining incidence of ventricular fibrillation in myocardial infarction. Implications for the prophylactic use of lidocaine. Circulation 86:764–773
3. Antman EM, Braunwald E (1997) Acute myocardial infarction. In: Braunwald E (Hrsg) Heart disease. Saunders, pp 1184–1288
4. Aronow WS (1998) Use of beta-blockers during and after myocardial infarction. Comp Ther 24:327–331
5. Ballew KA, Philbrick JT (2000) Amiodarone in out-of-hospital cardiac arrest (letter). N Engl J Med 342:216–217
6. Behar S, Reicher-Reiss H, Shechter M et al. (1993) Frequency and prognostic significance of secondary ventricular fibrillation complicating acute myocardial infarction. SPRINT Study Group. Am J Cardiol 71:152–156
7. Behar S, Zahavi Z, Goldbourt H, Reass R and SPRINT Study Group (1992) Long-term prognosis of patients with paroxysmal atrial fibrillation complicating acute myocardial infarction. Eur Heart J 13:45–50
8. Behrens S, Li C, Franz MR (1997) Effects of myocardial ischemia on ventricular fibrillation inducibility and defibrillation efficacy. J Am Coll Cardiol 29:81724
9. Bigger JR, Dresdale RJ, Heissenbuttel RH, Weld FM, Wit AL (1977) Ventricular arrhythmias in ischemic heart disease: mechanism, prevalence, significance, and management. Prog Cardiovasc Dis 19:255–300
10. Billman GE, Englert HC, Schölkens BA (1998) HMR 1883, a novel cardioselective inhibitor of the ATP-sensitive potassium channel. Part II: Effects on susceptibility to ventricular fibrillation induced by myocardial ischemia in conscious dogs. J Pharmacol Exp Ther 286:1465–1473
11. Campbell RWF, Murray A, Julian DG (1981) Ventricular arrhythmias in first 12 hours of acute myocardial infarction. Br Heart J 46:351–357
12. Cheema AN, Sheu K, Parker M, Kadish AH, Goldberger JJ (1998) Nonsustained ventri-

cular tachycardia in the setting of acute myocardial infarction. Tachycardia characteristics and their prognostic implications. Circulation 98:2030–2036
13. Chow MS, Kluger J, Lawrence R, Fieldman A (1986) The effect of lidocaine and bretylium on the defibrillation threshold during cardiac arrest and cardiopulmonary resuscitation. Proc Soc Exp Biol Med 182:63–67
14. Crimm A, Severance HWJ, Coffey K, McKinnis R, Wagner GS, Califf RM (1984) Prognostic significance of isolated sinus tachycardia during first three days of acute myocardial infarction. Am J Med 76:983–988
15. Disegni E, Goldbourt U, Reicher-Reiss H, Kaplinsky E, Zion M, Boyko V, Behar S (1995) The predictive value of admission heart rate on mortality in patients with acute myocardial infarction. SPRINT Study Group. Secondary Prevention Reinfarction Israeli NifedipineTrial. J Clin Epidemiol 48:1197–1205
16. El-Sherif N, Myerburg RJ, Scherlag BJ, Befeler B, Aranda JM, Castellanos A, Lazzarra R (1976) Electrocardiographic antecedents of primary ventricular fibrillation: value of the R-on-T phenomenon in myocardial infarction. Br Heart J 38:415–422
17. Eldar M, Sievner Z, Goldbourt U, Reicher-Reiss H, Kaplinsky E, Behar S (1992) Primary ventricular tachycardia in acute myocardial infarction: clinical characteristics and mortality. Ann Intern Med 117:31–36
18. Geltman EM, Ehsani AA, Campbell MK, Schechtman K, Roberts R, Sobel BE (1979) The influence of location and extent of myocardial infarction on long-term ventricular dysrhythmia and mortality. Circulation 60:805–814
19. The GUSTO Investigators (1993) An international randomized trial comparing four thrombolytic strategies for acute myocardial infarction. N Engl J Med 329:673–682
20. The GUSTO-IIb Investigators (1996) A comparison of recombinant hirudin with heparin for the treatment of acute coronary syndromes. N Engl J Med 335:775–782
21. Hindman MC, Wagner GS, Jaro M et al. (1978) The clinical significance of bundle branch block complicating acute myocardial infarction: II. Indications for temporary and permanent pacemaker insertion. Circulation 58:689–699
22. Hine LK, Laird N, Hewitt P, Chalmers TC (1989) Meta-analytic evidence against prophylactic use of lidocaine in acute myocardial infarction. Arch Intern Med 149:2694–2698
23. Hjalmarson A, Elmfeldt D, Herlitz J et al. 1981) Effect on mortality of metoprolol in acute myocardial infarction. A double-blind randomised trial. Lancet 2:823–827
24. Hjalmarson A, Gilpin EA, Kjekshus J, Schieman G, Nicod P, Henning H, Ross JJ (1990) Influence of heart rate on mortality after acute myocardial infarction. Am J Cardiol 65:547–553
25. Hjalmarson A, Olsson G (1991) Myocardial infarction. Effects of beta-blockade. Circulation 84:VI101–107
26. Hod H, Lew AS, Keltai M, Cercek B, Geft IL, Shah PK, Ganz W (1987) Early atrial fibrillation during evolving myocardial infarction: a consequence of impaired left atrial perfusion. Circulation 75:146–150
27. The IMPACT Reseach Group (1984) International Mexiletine and Placebo Antiarrhythmic Coronary Trial, I: report on arrhythmia and other findings. J Am Coll Cardiol 4:1148–1163
28. ISIS-1 (1986) Randomised trial of intravenous atenolol among 16,027 cases of suspected acute myocardial infarction. ISIS-1. First International Study of Infarct Survival Collaborative Group. Lancet 2(8498):57–66
29. Kirshenbaum JM, Kloner RF, McGowan N, Antman EM (1988) Use of an ultrashort-acting beta receptor blocker (esmolol) in patients with acute myocardial ischemia and relative contraindications to beta-blockade therapy. J Am Coll Cardiol 12:773–780
30. Kleber AG, Janse MJ, Wilms-Schopmann FJG, Wilde AA, Coronel R (1986) Changes in conduction velocity during acute ischemia in ventricular myocardium of the isolated porcine heart. Circulation 73:189–198

31. Klein RC, Vera Z, Mason DT (1984) Intraventricular conduction defects in acute myocardial infarction: incidence, prognosis, and therapy. Am Heart J 108:1007–1013
32. Koster RW, Dunning AJ (1985) Intramuscular lidocaine for prevention of lethal arrhythmias in the prehospitalization phase of acute myocardial infarction. N Engl J Med 313:1105–1110
33. Kudenchuk PJ, Cobb LA, Copass MK et al. (1999) Amiodarone for resuscitation after out-of-hospital cardiac arrest due to ventricular fibrillation. N Engl J Med 341:871–878
34. Kurz RW, Xiao-Lin R, Franz MR (1993) Increased dispersion of ventricular repolarization and ventricular tachyarrhythmias in the globally ischaemic rabbit heart. Eur Heart J 14:1561–1571
35. Lie KI, Wellens HJ, van Capelle FJ, Durrer D (1974) Lidocaine in the prevention pf primary ventricular fibrillation: a double-blind, randomized study of 212 consecutive patients. N Engl J Med 291:1324–1326
36. Lown B, Calvert AF, Armington R, Ryan M (1975) Monitoring for serious arrhythmias and high risk of sudden death. Circulation 52:III189–198
37. Lynch JJ, Houle MS, Stump GL et al. (1999) Antiarrhythmic efficacy of selective blockade of the cardiac slowly activating delayed rectifier current, I_{Ks}, in Canine models of malignant ischemic ventricular arrhythmia. Circulation 100:1917–1922
38. MacMahon S, Collins R, Peto R, Koster RW, Yusuf S (1988) Effects of prophylactic lidocaine in suspected acute myocardial infarction: an overview of results from randomized, controlled trials. JAMA 260:1910–1916
39. Madias JE, Patel DC, Singh D (1996) Atrial fibrillation in acute myocardial infarction. A prospective study based on data from a consecutive series of patients admitted to the coronary care unit. Clin Cardiol 19:180–186
40. Mark AL (1983) The Bezold-Jarisch reflex revisited: clinical implications of inhibitory reflexes originating in the heart. J Am Coll Cardiol 1:90–102
41. MIAMI (1985) Metoprolol in acute myocardial infarction (MIAMI): a randomised placebo-controlled international trial. The MIAMI Trial Research Group. Eur Heart J 6:199–226
42. Newby KH, Thompsen T, Stebbins A, Topol EJ, Califf RM, Natale A for the GUSTO Investigators (1998) Sustained ventricular arrhythmias in patients receiving thrombolytic therapy: incidence and outcomes. Circulation 98:2567–2573
43. Nordrehaug JE, van der Lippe G (1983) Hypokalemia and ventricular fibrillation in acute myocardial infarction. Br Heart J 50:525–529
44. Norris RM, Barnaby PF, Brown MA, Geary GG, Clarke ED, Logan RL, Sharpe DN (1984) Prevention of ventricular fibrillation during acute myocardial infarction by intravenous propranolol. Lancet 2:883–886
45. O'Doherty M, Tayler DI, Quinn E, Vincent R, Chamberlain DA (1983) Five hundred patients with myocardial infarction monitored within one hour of symptoms. Br Med J 289:1405–1408
46. Pogwizd SM, Corr PB (1990) Mechanisms underlying the development of ventricular fibrillation during early myocardial ischemia. Circ Res 66:672–695
47. Ryan TJ, Antman EM, Brooks NH et al. (1999) 1999 update: ACC/AHA guidelines for the management of patients with acute myocardial infarction: executive summary and recommendations: a report of the American College of Cardiology/American Heart Association Task Force on Practice Guidelines (Committee on Management of Acute Myocardial Infarction). Circulation 100:1016–1030
48. Sadowski ZP, Alexander JH, Skrabucha B et al. (1999) Multicenter randomized trial and a systemic overview of lidocaine in acute myocardial infarction. Am Heart J 137:792–798
49. Sakata K, Kurihara H, Iwamori K, Maki A, Yoshino H, Yanagisawa A, Ishikawa K (1997) Clinical and prognostic significance of atrial fibrillation in acute myocardial infarction. Am J Cardiol 80:1522–1527

50. Spaulding CM, Joly LM, Rosenberg A, Monchi M, Weber SN, Dhainaut JF, Carli P (1997) Immediate coronary angiography in survivors of out-of-hospital cardiac arrest. N Engl J Med 336:1629–1633
51. Sugiura T, Iwasaka T, Takahashi N et al.(1991) Factors associated with atrial fibrillation in Q wave anterior myocardial infarction. Am Heart J 121:1409–1418
52. Teo KK, Yusuf S, Furberg CD (1993) Effects of prophylactic antiarrhythmic drug therapy in acute myocardial infarction: an overview of results from randomized controlled trial. JAMA 270:1589–1595
53. Volpi A, Cavalli A, Franzosi MG, Maggioni A, Mauri F, Santoro E, Tognoni G (1989) One-year prognosis of primary ventricular fibrillation complicating acute myocardial infarction. The GISSI (Gruppo Italiano per lo Studio della Streptochinasi nell'Infarto miocardico) investigators. Am J Cardiol 63:1174–1178
54. Volpi A, Cavalli A, Santoro E, Tognoni G (1990) Incidence and prognosis of secondary ventricular fibrillation in acute myocardial infarction. Evidence for a protective effect of thrombolytic therapy. GISSI Investigators. Circulation 82:1279–1288
55. Volpi A, Maggioni A, Franzosi MG, Pampallona S, Mauri F, Tognoni G (1987) In-hospital prognosis of patients with acute myocardial infarction complicated by primary ventricular fibrillation. N Engl J Med 317:257–261
56. Ware DL, Atkinson JB, Brooks MJ, Echt DS (1993) Ventricular defibrillation in canines with chronic infarction, and effects of lidocaine and procainamide. PACE Pacing Clin Electrophysiol 16:337–346
57. Weinberg B, Zipes D (1989) Strategies to manage the post-MI patient with ventricular arrhythmias. Clin Cardiol 12:86–90
58. Weiss J, Shine KI (1982) Extracellular K+ accumulation during myocardial ischemia in isolated rabbit heart. Am J Physiol 242:H619-H628
59. Wilde AA, Escande D, Schumacher CA, Thuringer D, Mestre M, Fiolet JW, Janse MJ (1990) Potassium accumulation in the globally ischemic mammalian heart. A role for the ATP-sensitive potassium channel. Circ Res 67:835–843
60. Wirth KJ, Klaus E, Englert HC, Schölkens BA, Linz W (1999) HMR 1883, a cardioselective K_{ATP} channel blocker, inhibits ischemia- and reperfusion-induced ventricular fibrillation in rats. Naunyn-Schmiedeberg's Arch Pharmacol 360:295–300
61. Wirth KJ, Rosenstein B, Uhde J, Englert HC, Busch AE, Schölkens BA (1999) ATP-sensitive potassium channel blocker HMR 1883 reduces mortality and ischemia-associated electrocardiographic changes in pigs with coronary occlusion. J Pharmacol Exp Ther 291:474–481
62. Yusuf S, Sleight P, Rossi P et al. (1983) Reduction in infarct size, arrhythmias and chest pain by early intravenous beta blockade in suspected acute myocardial infarction. Circulation 67:I32–41
63. Zabel M, Hohnloser SH, Koster W, Prinz M, Kasper W, Just H (1993) Analysis of creatine kinase, CK-MB, myoglobin, and troponin T time-activity curves for early assessment of coronary artery reperfusion after intravenous thrombolysis. Circulation 87:1542–1550
64. Zipes DP (1997) Management of cardiac arrhythmias: pharmacological, electrical, and surgical techniques. In: Braunwald E (Herausgeber) Heart disease. Saunders, pp 593–639

6.2 Kardiopulmonale Reanimation

HANS-RICHARD ARNTZ · JÖRG CARLSSON

Im Folgenden werden die Grundlagen der kardiopulmonalen Reanimation beim Erwachsenen in gestraffter Form dargestellt. Besondere Berücksichtigung sollen dabei die im August 2000 erschienenen „International Guidelines 2000 for Cardiopulmonary Resuscitation and Emergency Cardiovascular Care – an International Consensus of Science" finden. Der Consensus wurde gleichlautend in *Circulation* und *Resuscitation* veröffentlicht [1, 2]. In diesen sehr ausführlichen Leitlinien, die eine Zusammenfassung des aktuellen Wissens um das optimale Vorgehen bei der kardiopulmonalen Wiederbelebung und bei kardiovaskulären Notfällen darstellen, haben sich die American Heart Assosiation und das International Liaison Committee on Resuscitation (ILCOR) in einer gemeinsamen Plattform zusammengefunden. Diese Leitlinien bilden die Grundlage für das praktische Vorgehen bei der Reanimation. Selbstverständlich können die Leitlinien nicht als starres Zwangskorsett angesehen werden, sondern bedürfen situationsabhängig häufig mehr oder weniger ausgeprägter Modifikationen. Zum Beispiel erfordern bestimmte organisatorische oder rechtliche Gründe Änderungen im Vorgehen.

Da es sich im Rahmen des vorliegenden Kapitels um die Reanimation aus primär kardial bedingtem Kreislaufstillstand handelt, beschränkt sich die folgende Darstellung auf die Grundsätze und Neuerungen bei der Reanimation des Erwachsenen, die sich in 3 wesentliche Schritte zusammenfassen lässt:

1. die Basismaßnahmen der kardiopulmonalen Wiederbelebung beim Erwachsenen,
2. die Rolle (halb-)automatischer Defibrillatoren im Rahmen der Reanimation und schließlich
3. die erweiterten Reanimationsmaßnahmen.

Zusammengeführt ergeben diese Schritte die sog. Überlebenskette, die primär aus den Gliedern „frühe Alarmierung", „frühe Basisreanimation", „frühe Defibrillation" und „früher Einsatz erweiterter Maßnahmen" besteht.

Basismaßnahmen der Wiederbelebung beim Erwachsenen

Bewusstseinsprüfung und Alarmierung

Abbildung 6.2-1 stellt die Reihenfolge der Maßnahmen der Basisreanimation zusammen. Der 1. Schritt beim vermuteten Kreislaufstillstand des Erwachsenen be-

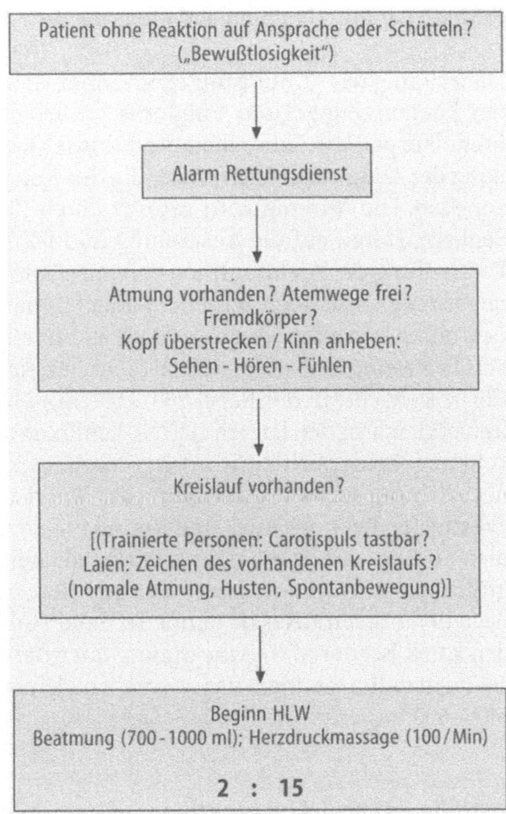

Abb. 6.2-1. Grundzüge der Basismaßnahmen der Herz-Lungen-Wiederbelebung (HLW) beim Erwachsenen

steht allein in der Prüfung des Bewusstseins. Ist ein Erwachsener plötzlich bewusstlos geworden oder wird bewusstlos vorgefunden, ist prinzipiell von einer für ihn bedrohlichen Situation auszugehen. Dazu ist bei tatsächlich eingetretenem Kreislaufstillstand ein Überleben ohne frühzeitige professionelle Hilfe nicht möglich. Von besonderer Bedeutung ist, dass beim weit überwiegenden Teil der Erwachsenen mit plötzlichem Kreislaufstillstand Kammerflimmern auslösende Ursache ist. Dieses kann nur durch Defibrillation beendet werden, wobei die Erfolgschancen der Defibrillation jede Minute um etwa 10% sinken [3]. Aus diesen beiden Gründen ergibt sich zwangsläufig der 2. notwendige Schritt im Ablauf der Maßnahmen, d. h. die Aktivierung des Rettungssystems. Dies erfolgt in Deutschland üblicherweise über die Telefonnummer 112, die auch europaweit eingeführt werden soll. In manchen Gegenden Süd- und Südwestdeutschlands ist der Rettungsdienst jedoch auch unter der Telefonnummer 19222 zu erreichen.

Prüfung der Atemfunktion und Atemspende

Die Prüfung der Atmung folgt konventionellen Regeln: Beim bewusstlosen Patienten können Zunge und Epiglottis zurückgleiten und die Atemwege verlegen. Fremdkörper wie Erbrochenes oder lose Gebissteile sind zu entfernen. Zur Öffnung der Atemwege ist es notwendig den Kopf zu überstrecken sowie das Kinn anzuheben. Die Atmung wird geprüft durch Blick auf den Brustkorb (Heben und Senken), Hören auf die Ausatmung und Fühlen des Luftstroms bei der Atmung. Die Prüfung der Atemfunktion soll innerhalb von 10 s abgeschlossen sein. Ist keine Atmung vorhanden, wird der Patient 2-mal beatmet, wobei die Mund-zu-Nase-Beatmung vor allem dann in Frage kommt, wenn Mundverletzungen vorliegen. Die Beatmung soll nach tiefem Einatmen mit einem Volumen von ca. 10 ml/kg Körpergewicht (in der Regel 700–1000 ml) über einen Zeitraum von 2 s erfolgen. Im Vergleich zu den letzten ILCOR-Leitlinien aus dem Jahre 1997 ist das Atemzugvolumen wieder erhöht worden, obwohl es klar ist, dass das Risiko der Magenüberblähung während der Mund-zu-Mund oder Mund-zu-Nase-Beatmung mit eventueller Regurgitation und konsekutiver Aspiration durch das größere Volumen erhöht wird. Die Gefahr einer möglichen Hypoventilation wurde jedoch für größer erachtet. Eine bessere Oxygenation ist auch Grund für die Atemspende nach tiefer Inspiration, da damit der Sauerstoffgehalt der Ausatemluft erhöht werden kann. Bei der Maskenbeatmung mit externer Sauerstoffzufuhr bleibt entsprechend der alten Leitlinie das wesentlich kleinere Atemvolumen von 6–7 ml/kg KW (400–600 ml) erhalten.

Prüfung der Kreislauffunktion und Herzdruckmassage

Die anschließende Prüfung der Kreislauffunktion folgt neuen Überlegungen in Anbetracht der Tatsache, dass die Ergebnisse des Karotispulschecks hinsichtlich der Sensitivität, Spezifität und Verlässlichkeit ausgesprochen schlecht sind [4, 5]. Der „Profi" (Ärzte, Krankenschwestern, Rettungsdienstpersonal) tastet in konventioneller Weise den Karotispuls an typischer Stelle lateral des Kehlkopfes, wobei diese Prüfung auf beiden Seiten erfolgen kann, insgesamt jedoch nicht mehr als 10 s dauern soll. Der „Laie" soll dagegen nur „Zeichen für das Vorhandensein des Kreislaufes" prüfen. Dazu gehören die normale Atmung (nicht terminale Schnappatmung!), Husten oder Spontanbewegungen. Für diesen „Check" sollten ebenfalls max. nur 10 s beansprucht werden. Ist bei Karotispulsprüfung ein Puls nicht sicher zu tasten bzw. liegen keine „Zeichen des Kreislaufs" vor, ist mit der Herzdruckmassage zu beginnen. Eine gute Orientierung und optimale Herzdruckmassage erfordert das Freimachen des Oberkörpers des Patienten. Unverändert liegt der optimale Druckpunkt in der Mitte der unteren Hälfte des Sternum, der Druck soll senkrecht auf das Sternum ausgeübt werden, die Eindrücktiefe beträgt 4–5 cm. Die Kompressionsfrequenz ist nach den neuen Leitlinien nunmehr eindeutig auf 100/min festgelegt worden. Mit dieser höheren Kompressionsfrequenz kann ein günstigeres Kreislaufergebnis erzielt werden, das sich sowohl am erhöhten koronaren Perfusionsdruck als auch an erhöhter endexpiratorischer CO2-Abgabe nachweisen lässt [6, 7].

Der Aufbau eines minimal ausreichenden koronaren und zerebralen Perfusionsdrucks von mindestens 15 mmHg erfordert mehrere aufeinanderfolgende Kompressionen, die erst am Ende des bisher üblichen Zyklus von 5 Kompressionen und 1 Beatmung bei der 2-Helfer-Methode erreicht werden [7]. Aus diesem Grund wird nunmehr empfohlen sowohl bei der 1- als auch bei der 2-Helfer-Methode 15 Kompressionen mit 2 Beatmungen abzuwechseln. Dies war zuvor nur bei der 1-Helfer-Methode vorgesehen.

Alleinige Herzdruckmassage ohne (Mund-zu-Mund/Nase-)Beatmung

Die Angst vor Infektionen sowie ästhetische Aspekte bei der Mund-zu-Mund- oder Mund-zu-Nase-Beatmung hindern offensichtlich eine Vielzahl von Menschen bei der Durchführung der kardiopulmonalen Reanimation [8,9]. Zahlreiche Tierversuchsmodelle und Ergebnisse aus klinischen Studien bei Erwachsenen [9, 10, 11, 12] lassen es möglich erscheinen, dass in den ersten Minuten des Kreislaufstillstandes beim Erwachsenen die Herzdruckmassage allein genügen könnte. Dies gilt insbesondere für den Patienten mit Kammerflimmern. In dieser Situation können die im Körper vorhandenen Sauerstoffreservoire (Pulmonalvenen, linker Vorhof, linker Ventrikel, arterielles System und selbst das venöse System) groß genug sein um bei Durchführung der Herzdruckmassage für maximal 6–12 min eine ausreichende Organoxygenierung zu erreichen. Ein weiteres Argument für die Wirksamkeit der alleinigen Herzdruckmassage ist die Restventilation, die auch noch bei Schnappatmung beobachtet wird. Schließlich wird argumentiert, dass eine relativ geringere O_2-Abgabe bei unter Herzdruckmassage erheblich vermindertem Herzzeitvolumen immer noch eine relativ günstige Ventilations-Perfusions-Relation ergibt. Die alleinige Herzdruckmassage stellt jedoch prinzipiell nur eine Ausnahmemöglichkeit dar, die in Frage kommt bei Unwilligkeit [12] des Helfers zur Mund-zu-Mund/Nase-Beatmung bzw. bei der „Telefonreanimation" (telefonische Anleitung zur Reanimation durch Rettungsleitstellenmitarbeiter bis zum Eintreffen der Rettungskräfte).

(Halb-)automatische Defibrillatoren in der Hand von Nichtärzten

Die herausragende Bedeutung der möglichst frühzeitigen Defibrillation im Rahmen der Rettungskette einerseits durch ersteintreffende nichtärztliche Rettungskräfte (in Deutschland in der Regel Rettungssanitäter oder Rettungsassistenten, aber auch Krankenschwestern) ist als wesentlicher Schritt zur Verbesserung von Reanimationsergebnissen inzwischen zweifelsfrei anerkannt und wird entsprechend in den neuen Leitlinien herausgestellt. Die Anwendung halbautomatischer Defibrillation durch Rettungskräfte wird auch als „Frühdefibrillation" bezeichnet. Die Entwicklung geeigneter Geräte war Anfang der 80er Jahre in den USA vorangetrieben worden. Sie folgte der Erkenntnis, dass in gestaffelten Rettungsdiensten weniger qualifizierte Rettungskräfte (z. B. Rettungssanitäter) dichter stationiert sind und damit häufig früher eintreffen als höher qualifizierte Retter (z. B. Notärzte), die bis dahin allein befähigt waren, Kammerflimmern zu diagnostizieren und mit manuellen Defibrillatoren zu behandeln. Erste nachfolgende Untersuchungen in Europa und schließlich auch in Deutschland [13, 14] zeigten, dass auch unter den logistisch und personell anderen Bedingungen hierzulande die Frühdefibrillation mit großem Erfolg eingesetzt werden kann. In den letzten Jahren ist dieses System um die sog. „first responder defibrillation“ erweitert worden. Das Potential dieser jüngsten Entwicklung wird in den neuen Guideline besonders betont. Unter „First Respondern“ sind Personen zu verstehen, die im Rahmen von Sicherungs- oder Versorgungsdiensten mit einer relativ großen Wahrscheinlichkeit mit Reanimationssituationen konfrontiert werden, wie z. B. Polizisten oder nicht im Rettungsdienst tätige Feuerwehrleute und anderes Sicherheitspersonal. Zu dieser Entwicklung beigetragen hat eine Weiterentwicklung der Defibrillatoren, die mit Sprachdokumentation den Anwender im Reanimationsablauf führen. Dabei ist eine individuelle Programmierung auf das im jeweiligen Rettungsdienstbereich anzuwendende Ablaufprotokoll möglich. Diese interessante Entwicklung steht erst am Anfang und wird wohl in Zukunft auch im Sinne eines „Beratungssystems“ noch weiter ausgebaut werden [15]. Als Größenordnung für den sinnvollen Einsatz der First Responder Defibrillation wird eine erwartete Anwendungshäufigkeit von etwa 1 plötzlichen Kreislaufstillstand/1000 Personen/Jahr angesehen. Weitere Bedingungen für ein sinnvolles Programm sind, dass mit dem Eintreffen des Rettungsdienstes nicht innerhalb von 5 min sicher gerechnet werden kann bzw. innerhalb von 5 min trainierte First Responder in der Lage sind, den Rettungsdienst zu alarmieren und die Basismaßnahmen einschließlich der Defibrillation mit Halbautomaten durchzuführen. Weitere Anwendungsmöglichkeiten ergeben sich unter bestimmten Umständen. So sind professionelle Rettungsdienste grundsätzlich in Flugzeugen, auf Schiffen sowie auch in Eisenbahnzügen nicht primär verfügbar. Eine zunehmende Zahl von Untersuchungen zeigt, dass das in Frage kommende Servicepersonal in der Lage ist mit ausgesprochen hoher Effizienz halbautomatische Defibrillatoren lebensrettend einzusetzen. Es wurden Reanimationserfolge erzielt, die auf konventionellem Wege bisher nicht vorstellbar waren [16, 17, 18, 19] und die dazu führten, eine noch weitere Verbreitung der Geräte im Sinne der sog. „public access defibrillation“ anzudenken.

In den neuen Richtlinien wird für die Gesamtheit der Anwendung von Halbautomaten durch nicht professionelle Rettungskräfte der Begriff „public access defibrillation“ verwandt. Dabei werden allerdings unterschiedliche Levels potentieller Anwender definiert. Zu Level 1 gehören die unter First Responder genannten Personengruppen, zu Level 2 gehören z. B. Personen, die in Betrieben eine Minimalausbildung als Erste-Hilfe-Personal haben. Zu Level 3 gehören Angehörige von Hochrisikopatienten. Prinzipiell folgen diese Überlegungen der gleichen Ideen wie bereits die Frühdefibrillation: Der Defibrillationserfolg und damit die Überlebenschance der Patienten sinkt rapide mit vergehender Zeit [3]. Die Chance, einen Patienten mit Kammerflimmern erfolgreich zu reanimieren, ist optimal bei sofortige Defibrillation und erreicht Überlebensquoten von 70%, wenn z. B. innerhalb von 3 min nach Kollaps defibrilliert werden kann, wie es in einem First Responder Projekt gezeigt werden konnte [19].

Die z. Z. erhältlichen sprachgeführten automatischen externen Defibrillatoren sind zweifellos von einer herausragenden Präzision bzgl. Sensitivität und Spezifität der Arrhythmieerkennung und sind im Prinzip als technisch ausgereift zu betrachten. Ihre Effizienz bzgl. der Beendigung von Kammerflimmern scheint durch die neu entwickelte Technologie des biphasischen Schocks auch für die externe Defibrillation sogar noch steigerbar zu sein [20, 21]. Dennoch ist an einer Anwendung durch untrainierte Personen, im Sinne von Public Access im Augenblick zumindest in Deutschland nicht wirklich zu denken. Dagegen spricht zunächst, dass die „Frühdefibrillation" durch professionelle Rettungskräfte noch keineswegs flächendeckend durchgesetzt ist. Der Anwendung von geeigneten Defibrillatoren durch jedermann stehen auch juristische Bedenken entgegen. Auch ist bei einem solchen System zu bedenken, dass prinzipiell Gefährdungen des Anwenders oder seiner Umgebung z. B. in explosionsgefährdetem Umfeld durch unbeabsichtigtes Berühren des Patienten bei Auslösung des Schocks oder Lagerung des Patienten im Nassen etc. bei Unausgebildeten nicht ausreichend sicher auszuschließen sind. Insofern ist die Public Access Defibrillation wohl eher eine Entwicklung in weiterer Zukunft.

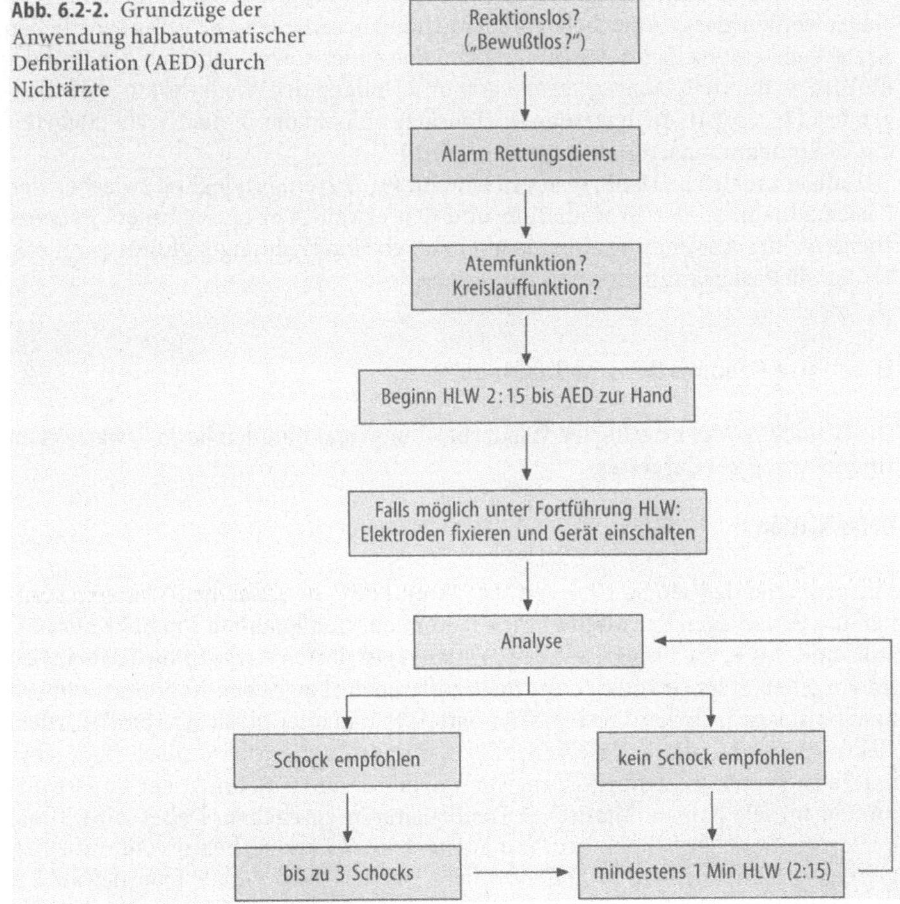

Abb. 6.2-2. Grundzüge der Anwendung halbautomatischer Defibrillation (AED) durch Nichtärzte

Ein wichtiger Aspekt bei der Anwendung halbautomatischer Defibrillatoren ist die technische Sicherheit der Geräte, die eine regelmäßige fachkundige Überprüfung erfordert. Aus Gründen der Qualitätssicherung ist darüber hinaus eine Überwachung der Anwendung der Geräte notwendig. Im Rahmen von Frühdefibrillationsprogrammen (routinemäßige Anwendung von Halbautomaten durch Primärrettungskräfte) ergibt sich diese Möglichkeit relativ einfach. Im Rettungsdienst sind es entsprechend qualifizierte Notärzte, die das Programm koordinieren, verantworten und überwachen. Die auf dem Markt befindlichen Geräte mit integrierter Dokumentationseinrichtung, die auch die Sprache der Anwender dokumentieren, sind hervorragende Instrumente zur Überwachung des Programms. Sie erlauben die Rekonstruktion des Einsatzes, die Erkennung von Fehlerquellen im Reanimationsablauf bzw. im Handling der Halbautomaten und bewähren sich als optimales Instrument im Qualitätsmanagement. Die Überwachung der Frühdefibrillationsprogramme ist auch aus juristischen Gründen notwendig, da es sich bei der routinemäßigen Anwendung um die Delegation einer ärztlichen Maßnahme handelt [22].

Auch bei der Etablierung von First-Responder-Programmen muss darauf geachtet werden, dass sie ärztlicher Überwachung unterliegen. Die verantwortlichen Ärzte legen einerseits die Ausbildung der Anwender sowie – ähnlich der Frühdefibrillation durch Rettungsdienste – Art und Umfang der Wiederholungsschulungen fest [15, 23, 24]. Auch werden die Einsätze anhand der in die Geräte integrierten Dokumentationseinrichtungen überprüft.

Halbautomatische Defibrillatoren sind im Prinzip ein Bindeglied zwischen den Basismaßnahmen der Reanimation und den erweiterten Maßnahmen. Entsprechend ist ihre Anwendung einzubauen in einen Handlungsalgorithmus (Abb. 6.2-2), der die Basisreanimation mit einbezieht.

Erweiterte Reanimationsmaßnahmen

Die Grundzüge der erweiterten Wiederbelebungsmaßnahmen beim Erwachsenen sind in Abb. 6.2-3 dargestellt.

Defibrillation

Entsprechend der bereits 1997 von ILCOR und ERC vereinfachten Strategie beruhen die Grundlagen der Maßnahmen zur erweiterten Reanimation bei Kreislaufstillstand des Erwachsenen auf der primär registrierten Arrhythmie. Dabei wird im Vorgehen ohne Grundsatz nur noch differenziert zwischen Kammerflimmern bzw. pulsloser Tachykardie einerseits und Asystolie oder pulsloser (bradykarder) elektrischer Aktivität andererseits. Bei Kammerflimmern bzw. pulsloser Tachykardie ist primär zu defibrillieren, wenn nicht schon im Rahmen der Basisreanimation mittels halbautomatischer Defibrillatoren geschehen. Dabei wird 3-mal bei konventioneller Schockform mit aufsteigender Energie, beginnend mit 200 J, gesteigert schließlich auf 360 J defibrilliert. Welches die optimale Energiewahl bei den jüngst entwickelten biphasischen Schockformen ist, ist bisher ungeklärt. Die

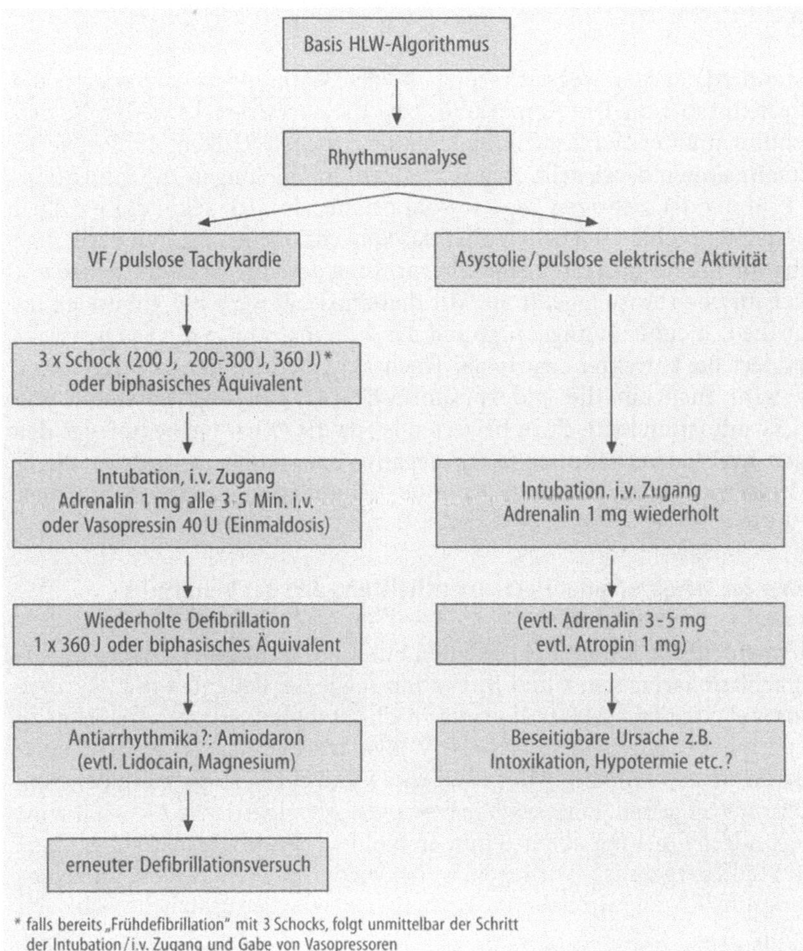

Abb. 6.2-3. Grundzüge der erweiterten Wiederbelebungsmaßnahmen beim Erwachsenen

bislang vorliegenden Daten – so auch das Statement in den neuen Empfehlungen lassen den Rückschluss zu, dass eine Energie von unter 200 J biphasisch mindestens gleichwirksam ist, wie ein konventioneller Schock mit ansteigender Energie [20, 21]. Die Bedeutung technischer Details beim biphasischen Impuls wie z.B. Impedanzsteuerung, rektanguläre Energieabgabe oder „Tilt"-Form der Energieabgabe sowie Sinnhaftigkeit alternativer niedriger oder höherer bzw. auch ansteigender Energieabgaben sind Fragen, die erst durch zukünftige Studien geklärt werden können. Auch das Problem der Analyse der Flimmercharakteristik gehört mit in diesen Problembereich. Kammerflimmern zeigt mit zunehmender Persistenz eine Abnahme der mittleren Frequenz begleitet von einer zunehmenden Schockresistenz. Dies könnte sowohl für die Energiewahl als auch für alternative Möglichkeiten des Vorgehens bei Kammerflimmern von Bedeutung sein.

Intubation

Der Goldstandard der Atemwegssicherung und der Beatmung ist nach wie vor die endotracheale Intubation. Der Kombitubus bzw. die Larynxmaske werden in den neuen Richtlinien unter Herausstellung ihrer spezifischen Risiken und Probleme als Ersatzmaßnahmen dargestellt. Neu ist bei den Empfehlungen zur Intubation, dass eine Prüfung der richtigen Lage sowohl primär als auch sekundär erfolgen soll. Die neuen Empfehlungen gehen über das konventionelle Abhören der Lunge nach Intubation hinaus und raten eine Überprüfung der korrekten Tubuslage mit einem mechanischen Ansauggerät an. Mit diesem Gerät wird bei Tubuslage im Ösophagus die Schleimhaut angesaugt und der Lufteinstrom in die Saugvorrichtung verhindert. Bei korrekter Lage in der Trachea wird erkennbar Luft angesaugt. Alternativ wird auch auf die endexpiratorische CO_2-Messung verwiesen, die jedoch bei Reanimation kritisch zu bewerten ist, da die CO_2-Abgabe in Folge der ungünstigen Kreislaufverhältnisse falsch-negative bzw. falsch zu niedrige Werte anzeigen kann und damit unnötige Ex- und Reintubationen nach sich ziehen kann.

Medikamente zur Steigerung der Herzauswurfleistung und des Blutdrucks

Die Medikamentengabe erfolgt bei Patienten mit Kammerflimmern nach vergeblichen Defibrillationsversuchen und Intubation sowie bei Patienten mit Asystolie bzw. pulsloser elektrischer Aktivität primär nach Intubation. Ein venöser Zugang über eine periphere Vene (sinnvollerweise V. jugularis externa) ermöglicht, optimal Medikamente zur Anhebung des Blutdrucks und zur Verbesserung der Herzauswurfleistung zu geben. Bei Asystolie bzw. pulsloser elektrische Aktivität wird unverändert Adrenalin 1 mg alle 3–5 min empfohlen. Obwohl bisher keine überzeugenden Studienergebnisse vorliegen, ist bei wiederholter Gabe eine Einzeldosissteigerung auf 3–5 mg Adrenalin möglich, ebenso wie die zusätzliche Gabe von 1 mg Atropin.

Bei Kammerflimmern wird in den neuen Leitlinien Vasopressin (Einmaldosis 40 U) als Alternative zu der bisher üblichen Gabe von 1 mg Adrenalin akzeptiert. Vasopressin hat eine längere Plasmahalbwertzeit, führt zu einer überwiegenden Konstriktion von Gefäßen, die primär für das Überleben nicht bedeutend sind (Haut, Muskulatur), zu höheren koronaren Perfusionsdrücken, zu einer besseren zerebralen O_2-Abgabe und zu einem Anstieg der mittleren Flimmerfrequenz [25, 26, 27]. In Tierversuchen war Vasopressin dem Adrenalin überlegen. Bei Anwendung beim Menschen wurden bei extrahospitaler Reanimation günstigere Ergebnisse unter Vasopressin erzielt [28]. Bei einer intrahospitalen Studie waren dagegen keine Unterschiede im Langzeitergebnis zu registrieren [29]. Eine z. Z. in Österreich und Deutschland laufende Vergleichsstudie zu Vasopressin versus Adrenalin bei allen Formen des vermuteten primär kardial bedingten Kreislaufstillstandes wird möglicherweise mehr Klarheit in die noch offenen Fragen bringen.

Antiarrhythmika

Wesentliche Änderungen haben sich beim Einsatz von Antiarrhythmika bei defibrillationsrefraktärem Kammerflimmern ergeben. Prinzipiell haben Antiarrhythmika eine sehr kritische Würdigung beim Konsens der Leitlinie gefunden. Dies ist einerseits damit begründet, dass alle Antiarrhythmika grundsätzlich auch proarrhythmische Effekte haben. Zusätzlich erhöhen sie die Defibrillationsschwelle. Darüber hinaus haben sie mehr oder weniger ausgeprägt negativ-inotrope Eigenschaften. Daneben liegen für die Reanimationssituation keine ausreichenden placebokontrollierten Studien vor. Insgesamt schließlich hat die Gabe von Antiarrhythmika bei persistierendem Flimmern einen nachrangigen Platz erhalten. Amiodaron stellt bzgl. Effizienz und Nebenwirkungen eine akzeptable Ausnahme dar [30]. Aus diesem Grunde ist Amiodaron (Bolus von 300 mg i. v.) die primäre Empfehlung mit als „akzeptabel" beurteilter Wirksamkeitsevidenz bei refraktärem Kammerflimmern. Lidocain (1–1,5 mg/kg i. v.) wird nachrangig gelistet. Magnesiumsulfat (1–2 g i. v.) ist bei „Torsades de pointes" artiger Morphologie des Kammerflimmerns eine zusätzliche Therapieoption. Andere Antiarrhythmika finden bei der Reanimation keine Erwähnung mehr bzw. werden nicht empfohlen.

Geräte zur mechanischen Kreislaufunterstützung

Verschiedene Techniken wurden entwickelt, um die mechanische Kreislaufunterstützung in ihrer Wirksamkeit zu steigern. Sie haben sich im Experiment am Tier als auch in einzelnen Untersuchungen am Menschen als wirksam hinsichtlich einer Verbesserung der Kreislaufsituation erwiesen. Generell haben jedoch die klinischen Studien bisher keine überzeugenden Resultate erkennen lassen. Zu den Alternativen mechanischer Reanimationstechniken gehören die „IAC-CPR" mit intermittierend (I) abdomineller (A) Kompression (C) [31, 32]. Ausreichende Daten zur Beurteilung dieser Technik fehlen ebenso wie bei der sog. Hochfrequenz-CPR [6, 33]. Die Methode der gleichzeitigen Ventilation und Kompression des Thorax hat sich in einer Studie als eher ungünstig erwiesen [34]. Die „Vest-CPR" nutzt ein westenartiges Gerät zum Aufbau eines zirkumferentiellen Drucks auf den Thorax. Experimentelle Daten sind vielversprechend, ebenso erste klinische Ergebnisse [35, 36]. Das Gerät wird aufgrund seiner Größe und Kosten jedoch prinzipiell nur begrenzt einsetzbar sein. Die aktive Kompression/Dekompression („ACD-CPR") nutzt die Entwicklung eines Unterdrucks im Thorax in der Vorstellung, den venösen Rückfluss zu verbessern [37, 38, 39, 40]. Neben der Problematik des optimalen Trainings werden die mechanischen Verletzungsmöglichkeiten als Problem der ACD-CPR angesehen [41]. Eine klinische Studie hat mit dem Gerät günstige Ergebnisse erzielt [42, 43]. Die Mehrheit der anderen Studien war nicht eindeutig. Eine ausdrückliche Empfehlung zur Anwendung dieses Geräts wird in den neuen Leitlinien nicht ausgesprochen. Eine Klappe, die den inspiratorischen Widerstand in den Ausatemwegen (am Tubus angebracht) erhöht, führt zu weiteren Verbesserungen des venösen Rückstroms bei Thoraxdekompression [44, 45]. Die phasische thorakoabdominale Kompression-Dekompression-CPR versucht die Methode der IAC-CPR mit der ACD-CPR zu kombinieren. In Tierversuchen waren die Ergebnisse vielversprechend, Untersuchungen beim Menschen liegen nicht in ausreichendem Umfang vor [46, 47, 48]. Ein neues Gerät (zur minimalinvasiven offenen Herzdruckmassage) wird über einen kleinen Hautschnitt im 4. ICR zum Perikard vorgeführt, dort schirmartig aufgespannt, sodass eine direkte minimalinvasive Herzdruckmassage erfolgen kann [49, 50, 51]. Das Gerät ist darüber hinaus in seiner neuesten Version mit einem Defibrillator zur internen Defibrillation ausgestattet. Eine größere Studie, die mehr als 1000 Patienten umfassen und das Gerät mit konventioneller Reanimationstechnik vergleichen soll, ist soeben angelaufen.

Ethische Aspekte der kardiopulmonalen Reanimation

Der sehr komplexen und schwierigen Fragestellung der ethischen Aspekte der Reanimation wird in den neuen Leitlinien ein ausführliches Kapitel gewidmet. Dem Prinzip der Patientenautonomie wird dabei größter Vorrang eingeräumt. Das Problem bei der Reanimation ist natürlich, den Willen des Patienten selbst zu erkennen. Auch wenn z. B. nach Krankenhausaufnahme Gespräche über die subjektive Einstellung des Patienten über evtl. zu ergreifende Reanimationsmaßnahmen geführt werden könnten, kann seine Entscheidungsfähigkeit durch die aktuelle Erkrankung, Medikamente und andere Bedingungen eingeschränkt sein. Im tatsächlichen Notfall bleibt keine Zeit diese Dinge zu diskutieren. Selbst die sog. DNR-Order („Do not resuscitate") ist in vielen Situationen nicht hilfreich, da sie z. B. bei prähospitaler Reanimation von den Rettungskräften nicht angemessen bearbeitet werden kann oder auch in der notwendigen Eile nicht zur Verfügung steht. Der Einspruch Dritter zufällig anwesender Bekannter oder Verwandter zu dieser Frage dürfte auch nur gelegentlich hilfreich bei der Entscheidungsfindung sein.

Obwohl es sehr schwierig sein kann, die Lebenssituation des Patienten in die Entscheidung zur Reanimation mit einzubeziehen, sollten doch von vorneherein erkennbar sinnlose Reanimationsversuche abgebrochen bzw. nicht aufgenommen werden. Wichtige Entscheidungskriterien hierzu sind insbesondere die Dauer der laufenden Reanimation. Anderen Überlegungen, wie Beurteilung der „Lebensqualität" des Patienten durch den Rettungsdienst, die theoretische Überlebenschance, der Wunsch der Familie (der umgekehrt auch im Wunsch nach Fortführung erkennbar sinnloser weiterer Maßnahmen bestehen kann) sind kritische Faktoren, die nicht unmittelbar, sondern wenn überhaupt nur im Vorfeld einer Reanimation entschieden werden können und damit für die prähospitale Reanimation nur von geringer Bedeutung sein können. Der Einsatz von Notärzten ist zweifellos im Vergleich zu den Regelungen in anderen Ländern ein Weg dieser Problematik angemessen zu begegnen.

In einem weiteren Punkt sind die Probleme zu diskutieren, die mit wissenschaftlichen Untersuchungen an soeben Verstorbenen auf der einen Seite sowie mit randomisierten Reanimationsstudien auf der anderen Seite in Verbindung gebracht werden müssen. Bei Reanimationsstudien liegt das Hauptproblem darin, dass eine Einwilligungserklärung der Patienten zumal bei prähospitalen Reanimationsuntersuchungen grundsätzlich vorab nicht vorliegen kann. So entstehen teilweise nur schwer lösbare Konfliktpotentiale, die in jedem Einzelfall in der Diskussion mit den zuständigen Ethikkommissionen gelöst werden müssen. Reanimationsstudien beim Menschen wegen fehlender Einwilligungsfähigkeit von vornherein als prinzipiell unethisch zu betrachten, würde dem gerade auf diesem Sektor der Medizin dringend notwendigen Fortschritt jede Möglichkeit nehmen.

Literatur

1. The European Resuscitation Council (2000) Guidelines 2000 for Cardiopulmonary Resuscitation and Emergency Cardiovascular Care - An International Consensus on Science. Resuscitation 46:1–448
2. ECC (2000) Guidelines 2000 for Cardiopulmonary Resuscitation and Emergency Cardiovascular Care - An International Consensus on Science. Circulation 102:I-291
3. Larsen MP, Eisenberg MS, Cummins RO, Hallstrom AP (1993) Predicting survival from out-of-hospital cardiac arrest: a graphic model. Ann Emerg Med 22:1652–1658
4. Eberle B, Dick WF, Schneider T, Wisser G, Doetsch S, Tzanova I (1996) Checking the carotid pulse check: diagnostic accuracy of first responders in patients with and without a pulse. Resuscitation 33:107–116
5. Flesche CW, Breuer S, Mandel LP, Brevik H, Tarnow J (1994) The ability of health professionals to check the carotid pulse. Circulation 90 [Suppl]:I-288
6. Kern KB, Sanders AB, Raife J, Milander MM, Otto CW, Ewy GA (1992) A study of chest compression rates during cardiopulmonasry resuscitation in humans. Arch Intern Med 152:145–149
7. Kern KB, Hilwig RW, Berg RA, Ewy GA (1998) Efficacy of chest compression-only BLS CPR in the presence of an occluded airway. Resuscitation 39:179–188
8. Hew P, Brenner B, Kaufman J (1997) Reluctance of paramedics and emergency medical technicians to perform mouth-to-mouth resuscitation. J Emerg Med 15:279–284
9. Brenner BE, Kauffmann J (1993) Reluctance of internists and medical nurses to perform mouth-to-mouth resuscitation. Arch Intern Med 153:1763–1769
10. Berg RA, Kern KB, Sanders AB, Otto CW, Hilwig RW, Ewy GA (1993) Bystander crdiopulmonary resuscitation: is ventilation necessary? Circulation 88:1907–1915
11. Noc M, Weil MH, Tang W, Turner T, Fukui M. Mechanical ventilation may not be essential for initial cardiopulmonary resuscitation. Chest 1995 108:821–827
12. Hallstrom A, Cobb L, Johnson E, Copass M (2000) Cardiopulmonary resuscitation by chest compression alone or with mouth-to-mouth ventilation. N Engl J Med 342:1546–1553
13. Storch WH, Gieselmann U, Haux R, Poppinger J, Schröder R (1989) Is Frühdefibrillation im Notarztsystem sinnvoll? Dtsch Med Wochenschr 114:975–979
14. Schneider T, Mauer D, Diehl P et al. (1994) Early defibrillation by emergency physicians or emergency medical technicians? A controlled, prospective multi-centre study. Resuscitation 27:197–206
15. Wallmeyer S, Schmermund A, Sack R, Erbel R (2000) Erstdefibrillation durch trainierte Laien vor Eintreffen des Rettungsdienstes. Intensivmed 37:573–578
16. White RD, Asplin BR, Bugliosi TF, Hankins DG (1996) High discharge survival rate after out-of-hospital ventricular fibrillation with rapid defibrillation by police and paramedics. Ann Emerg Med 28:480–485
17. O'Rourke MF, Donaldson E, Geddes JS (1997) An airline cardiac arrest program. Circulation 96: 2849–2853

18. Page RL, Joglar JA, Kowal RC et al. (2000) Use of Automated External Defibrillators by a U. S. Airline. N Engl J Med 343:1210–1216
19. Valenzuela TD, Roe DJ, Nichol G, Clark LL, Spaite DW, Hardman RG (2000) Outcomes of Rapid Defibrillation by Security Officers after Cardiac Arrest in Casinos. N Engl J Med 343:1206–1209
20. Poole JE, White RD, Kanz KG et al. (1997) Low-energy impedance-compensating biphasic waveforms terminate ventricular fibrillation at high rates in victims of out-of-hospital cardiac arrest. LIFE Investigators. J Cardiovasc Electrophysiol 8:1373–1385
21. Schneider T, Martens PR, Paschen H et al. (2000) Multicenter, randomized, controlled trial of 150-J biphasic shocks compared with 200- to 360-J monophasic shocks in the resuscitation of out-of-hospital cardiac arrest victims. Circulation 102:1780–1787
22. Lippert HD (1997) Rechtliche Grundlagen in: Arbeitsgemeinschaft Frühdefibrillation. Koch B, Pohl-Meuthen U (Hrsg): Frühdefibrillation durch qualifiziertes nichtärztliches Personal. (Schriftenreihe zum Rettungswesen des Instituts für Rettungsdienst des DRK, Bd 17, Nottuln)
23. Kanz KG (1997) Algorithmus Frühdefibrillation in: Arbeitsgemeinschaft Frühdefibrillation. Koch B, Pohl-Meuthen U (Hrsg): Frühdefibrillation durch qualifiziertes nichtärztliches Personal. (Schriftenreihe zum Rettungswesen des Instituts für Rettungsdienst des DRK, Bd 17, Nottuln)
24. Mauer D. (1997) Qualitätssicherung – Fallauswertung in: Arbeitsgemeinschaft Frühdefibrillation. Koch B, Pohl-Meuthen U (Hrsg): Frühdefibrillation durch qualifiziertes nichtärztliches Personal. (Schriftenreihe zum Rettungswesen des Instituts für Rettungsdienst des DRK, Bd 17, Nottuln)
25. Babar SI, Berg RA, Hilwig RW, Kern KB, Ewy GA (1999) Vasopressin versus epinephrine during cardiopulmonary resuscitation: a randomized swine outcome study. Resuscitation 41:185–192
26. Wenzel V, Lindner KH, Prengel AW, Maier C, Voelckel W, Lurie KG, Strohmenger HU (1992) Vasopressin improves vital organ blood flow after prolonged cardiac arrest with postcountershock pulseless electrical activity in pigs. Crit Care Med 27 486–492
27. Strohmenger HU, Lindner KH, Prengel AW, Pfenninger EG, Bothner U, Lurie KG (1996) Effects of epinephrine and vasopressin on median fibrillation frequency and defibrillation success in a porcine model of cardiopulmonary resuscitation. Resuscitation 31:65–73
28. Lindner KH, Dirks B, Strohmenger HU (1997) Randomized comparison of epinephrine and vasopressin in patients with out-ofhospital ventricular fibrillation. Lancet 349:535–537
29. Stiell IG, Hebert P, Wells G (2000) Evaluation of the myocardial ischemia subgroup in the vasopressin epinephrine cardiac arrest (VECA) trial. Acad Emerg Med 7:439/041
30. Kudenchuck PJ, Cobb LA, Copass MK (1999) Amiodarone for resuscitation after out-of-hospital cardiac arrest due to ventricular fibrillation. N Eng J Med 341:871–878
31. Sack JB, Kesselbrenner MB, Bregman D (1992) Survival from in-hospital cardiac arrest with interposed abdominal counterpulsation during cardiopulmonary resuscitation. JAMA 267:379–385
32. Sack JB, Kesselbrenner MB, Jarrad A (1992) Interposed abdominal compression-cardiopulmonary resuscitation and resuscitation outcome during asystole and electromechanical dissociation. Circulation 86:1692–1700
33. Swenson RD, Weaver WD, Niskanen RA, Martin J, Dahlberg S (1988) Hemodynamics in humans during conventional and experimental methods of cardiopulmonary resuscuitation. Circulation 78:630–639
34. Krischer JP, Fine EG, Weisfeldt ML, Guerci AD, Nagel E, Chandra N (1989) Comparison of pehospital conventional and simultaneous compression-ventilation cardiopulmonary resuscitation. Crit Care Med 17:1263–1269
35. Halperin HR, Tsitlik JE, Guerci AD (1986) Determinants of blood flow to vital organs during cardiopulmonary resuscitation in dogs. Ciruclation 73:539–550

36. Halperin HR, Tsitlik JE, Gelfand M, Weisfeldt ML, Gruben KG, Levin HR (1993) A preliminary study of cardiopulmonary resuscitation by circumferential compression of the chest with use of a pneumatic vest. N Engl J Med 329:762–768
37. Shultz JJ, Coffeen P, Sweeney M et al. (1994) Evaluation of Standard and Active Compression-Decompression CPR in an Acute Human Model of Ventricular Fibrillation. Circulation 89:684–693
38. Lurie KG, Shultz JJ, Callaham ML (1994) Evaluation of active compression-decompression CPR in victims of out-of-hospital cardiac arrest. JAMA 271:1405–1411
39. Cohen TJ, Goldner BG, Maccaro PC (1993) A comparison of active compression-decompression cardiopulmonary resuscitation with standard cardiopulmonary resuscitation for cardiac arrests occuring in the hospital. N Engl J Med 329:1918–1921
40. Lindner KH, Pfenninger EG, Lurie KG (1993) Effects of active compression-decompression resuscitation on myocardial and cerebral blood flow in pigs. Circulation 88:1254–1263
41. Schneider T, Wik L, Baubin M (1996) Active compression-decompression cardiopulmonary resuscitation: instructor and student manual for teaching and training. I. The workshop. Resuscitation 32:203–206
42. Plaisance P, Adnet F, Vicaut E (1997) Benefit of active compression-decompression cardiopulmonary resuscitation as a prehospital advanced cardiac life support. A randomized multicenter study. Circulation 95:955–961
43. Plaisance P, Lurie K, Vicaut E (1999) Comparison of standard cardiopulmonary resuscitation and active compression decompression for out-of-hospital cardiac arrest. N Engl J Med 341:569–575
44. Plaisance P, Lurie KG, Payen P (2000) Inspiratory impedance during active compression-decompression cardiopulmonary resuscitation-a randomized evaluation in patients in cardiac arrest. Circulation 101:989–994
45. Lurie K, Voelckel W, Plaisance P (2000) Use of an inspiratory impedance threshold valve during cardiopulmonary resuscitation: a progress report. Resuscitation 44:219–230
46. Tang W, Weil MH, Schock RB, Sato Y, Lucas J, Sun B, Bisera J (1997) Phased chest and abdominal compression-decompression: a new option for cardiopulmonary resuscitation. Circulation 95:1335–1340
47. Sterz F, Behringer W, Berzlanovich A et al. (1996) Active compression-decompression of thorax and abdomen (Lifestick CPR) in patients with cardiac arrest. Circulation 94[Suppl]:I-9
48. Arntz HR, Schmidt S, Richter H, Rescheleit T (2001) Phased Chest and Abdominal Compression-Decompression versus Conventional Cardiopulmonary Resuscitation in Out-of-Hospital Cardiac Arrest. Circulation
49. Paradis NA, Martin GB, Rivers EP (1992) Use of open chest cardiopulmonary resuscitation after failure of standard closed chest CPR: illustrative cases. Resuscitation 24:61–71
50. Buckman RF Jr, Badellino MM, Eynon CA et al. (1997) Open-chest cardiac massage without major thoracotomy: metabolic indicators of coronary and cerebral perfusion. Resuscitation 34:247–253
51. Buckman RF Jr, Badellino MM, Mauro LH, Aldridge SC, Milner RE, Malaspina PJ, Merchant NB (1995) Direct cardiac massage without major thoracotomy: feasibility and systemic blood flow. Resuscitation 29:237–248

6.3 Akutes Pumpversagen und kardiogener Schock

Gerald S. Werner · Hans Reiner Figulla

Epidemiologie

Im Laufe der letzten 20 Jahre sind erhebliche Erfolge in der Behandlung des akuten Myokardinfarktes erzielt worden, sowohl im Hinblick auf die Senkung der Sterblichkeit als auch die Reduzierung der Spätfolgen durch die Infarktbegrenzung. So rechnen wir heute mit einer Hospitalsterblichkeit von etwa 10–15%. Trotz dieser Erfolge durch die Behandlung der Rhythmuskomplikationen, der kausalen Infarkttherapie durch Fibrinolyse und interventionelle Therapie liegt die Sterblichkeit des durch einen kardiogenen Schock komplizierten Infarktes unverändert hoch bei 50–70% [1].

In den wenigen Studien, die auch Patienten mit kardiogenem Schock eingeschlossen hatten, wie die GUSTO-I-Studie, war die Sterblichkeit durch den kardiogenen Schock für 50% der Gesamtmortalität der Studie verantwortlich. Aus diesen Studien ist uns auch eine Einschätzung der derzeitigen Häufigkeit des kardiogenen Schocks beim Infarkt möglich [2]. Er trat in der GUSTO-I-Studie bei 7,2% aller Patienten auf, allerdings entwickelte sich bei der Mehrzahl der Patienten der Schock erst während des stationären Aufenthalts. Bei 0,8% der Patienten war der Schock bei der Erstmanifestation des Infarktereignisses und zum Zeitpunkt der Krankenhauseinlieferung bereits evident [3].

Ursachen

In 80% der Fälle ist ein kardiogener Schock die Folge des Verlustes an Myokard und damit der Pumpleistung. Aus Post-mortem-Studien wissen wir, dass der Verlust von über 40% des Myokards durch einen akuten Infarkt in der Regel zum Schock führt. Entsprechende Vorschädigungen durch vorausgegangene Infarkte und die hochgradige Stenosierung der das verbleibende Myokard versorgenden Koronargefäße schränken diese Kompensationsgrenze weiter ein. In der Tat weisen über 75% der Patienten mit Schock mehr als 75%ige Stenosen aller drei großen Koronargefäße und einen thrombotischen Verschluss des Infarktgefäßes auf [4].

Patienten, die den Schock im Laufe der Hospitalisation entwickeln, weisen häufig eine Expansion der Infarktzone auf, während für Patienten mit Schock als initialem Symptom eine entsprechende Vorgeschichte früherer Infarkte oder eine vorbestehende Herzinsuffizienz typisch ist.

Bei jedem kardiogenen Schock muss auch an eine mechanische Komplikation als Ursache gedacht werden, die sowohl im Laufe der Hospitalisation auftreten kann, aber häufig bereits bei der Erstpräsentation des Patienten vorliegt. In erster Linie muss die ischämische Ventrikelseptumruptur und der ischämische Papillarsehnenabriss mit akuter Mitralinsuffizienz in Betracht gezogen werden. Die freie Ventrikelwandruptur dagegen führt in der Regel zum plötzlichen Herztod und ist nur in Ausnahmefällen therapierbar. Die Diagnose dieser mechanischen Ursachen ist essentiell für das weitere Management des Patienten, da hier immer eine akute operative Therapie erforderlich ist.

Pathophysiologie

Der Verlust an Myokard führt zu einem Verlust an kontraktiler Funktion und damit zu einem Verlust an kardialer Auswurfleistung. Die Kompensationsmechanismen, um diesen Verlust auszugleichen und zu korrigieren, sind zum einem funktionelle Anpassungsmechanismen, die die physikalisch-mechanischen Eigenschaften des kardiovaskulären Systems betreffen und unmittelbar wirksam werden, vor allem der Frank-Starling-Mechanismus, sowie humorale Steuerungssysteme. Zu Letzteren zählt in erster Linie die Aktivierung des sympathischen Nervensystems mit einer Steigerung des inotropen Stimulus für das verbleibende Restmyokard, und die Erhöhung des peripheren vaskulären Widerstandes. Daneben werden all die übrigen bei der chronischen und subakuten Herzinsuffizenz aktivierten Mechanismen wirksam wie das Renin-Angiotensin-Aldosteron-"System", die ADH-Sekretion und die ANP-Aktivierung. Allerdings ist die über die letztgenannten Wege erzielte Volumenveränderung und Erhöhung des peripheren Gefäßwiderstandes in der akuten Situation des prähospital zu erkennenden und zu behandelnden kardiogenen Schockbildes von untergeordneter Rolle.

Ziel der akuten Kompensationsmechanismen ist die Aufrechterhaltung der Perfusion lebenswichtiger Organsysteme durch Umverteilung der Blutdistribution, allerdings auf Kosten der Effektivität des kardialen Energiegleichgewichts. Die vermehrte positive Inotropie erhöht den myokardialen Sauerstoffverbrauch bei gleichzeitig durch den Infarkt reduziertem Sauerstoffangebot. In den Grenzzonen des Infarktgebietes kann dieses zunehmende Ungleichgewicht bei ohnehin kritischer Sauerstoffversorgung zu einer Infarktexpansion führen und damit zu einer zunehmenden Myokardinsuffizienz. Dieser Mechanismus ist vor allem für die größere Zahl der Schockereignisse verantwortlich, die sich nach stationärer Aufnahme vor allem in den ersten 24–48 h entwickeln. Beim prästationären Schockpatienten kann natürlich der Infarkt klinisch unbemerkt oder unbehandelt bereits Stunden oder sogar Tage alt sein, sodass auch hier der Mechanismus der Infarktexpansion ursächlich eine Rolle spielen kann.

Der am schnellsten wirkende Anpassungsmechanismus, um durch Änderung der Vorlast und der Nachlast ein akut abnehmendes Schlagvolumen auszugleichen, ist das Frank-Starling-Prinzip. Es darf an dieser Stelle bereits darauf hingewiesen werden, dass viele der ärztlichen Routinemaßnahmen beim Infarktpatienten, wie die Applikation von Vasodilatatoren und gefäßwirksamen Sedative, diesen für den akut betroffenen Patienten essentiellen Adaptionsvorgang beeinträchtigen und daher bei jedem Patienten mit einer beginnenden oder manifesten Schocksituation äußerst vorsichtig und zurückhaltend eingesetzt werden sollten (Abb. 6.3-1).

Die Erhöhung des enddiastolischen Druckes im Rahmen des Frank-Starling-Mechanismus zum Ausgleich des Schlagvolumenverlustes führt allerdings in einen Circulus vitiosus, der letzlich ohne weitergehende kausale Intervention in das Infarktgeschehen fatal enden würde. Nicht nur erhöht die Inotropie der Sympathikusaktivierung den Sauerstoffbedarf, sondern auch die durch höhere Füllungsvolumina erhöhte enddiastolische Wandspannung verstärkt diesen Bedarf. Andererseits ist der Gradient zwischen arteriellem Druck und enddiastolischem Druck der für die Koronarperfusion bestimmende Parameter, da diese überwiegend diastolisch erfolgt. Der enddiastolische Druck nimmt zu, gleichzeitig gelingt es nicht, den arteriellen Druck im sich entwickelnden oder manifesten Schock ausreichend hoch zu erhalten. Das Sauerstoffangebot sinkt und der in der Energiebilanz ineffektive anaerobe Stoffwechsel führt statt dessen zur Freisetzung von Laktat mit pH-Abfall, welcher zu einem weiteren Kontraktilitätsverlust beiträgt. Die systemische Umstellung auf den anaeroben Stoffwechsel führt im Weiteren zu einer zunehmenden generalisierten Azidose und damit zu einem für die Hormon-

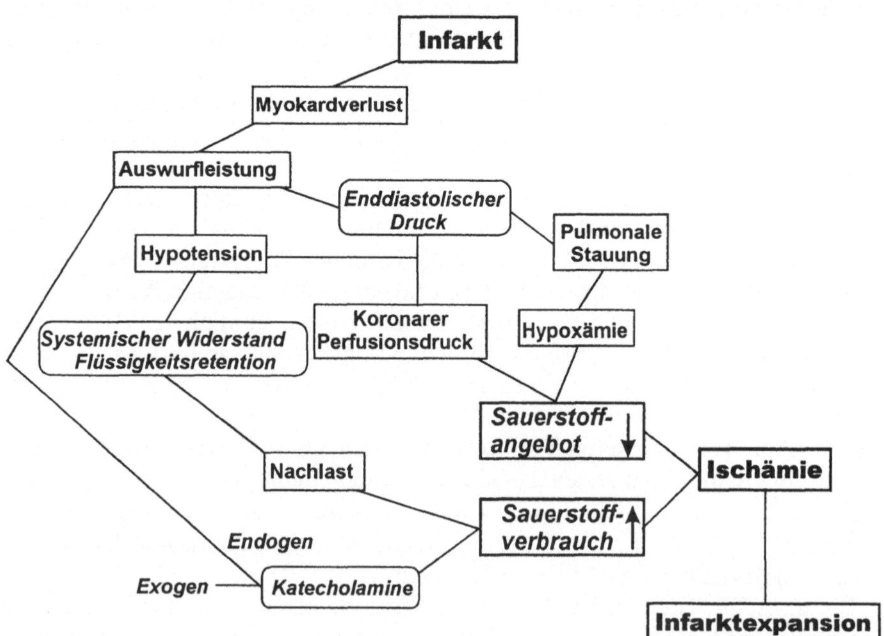

Abb. 6.3-1. Circulus vitiosus der pathophysiologischen Folgen und Kompensationsmechanismen bei kardiogenem Schock.

wirkung ungünstigeren Milieu. Hier ist vor allem der pH-sensitive Mechanismus der adrenergen Myokardstimulation betroffen.

Die Gesamtsituation des Kreislaufs wird zusätzlich bestimmt durch die Vorgeschichte des Patienten. Für die pathophysiologische Situation ist diese klinische Vorgeschichte vor allem im Hinblick auf die Volumensituation des Patienten relevant. Bei einem ersten und akuten Infarkt können wir von einem ausgeglichenen Volumenhaushalt bis zum Ereignisbeginn ausgehen, während der chronisch herzinsuffiziente Patient unter chronischer Diuretikatherapie sich vermutlich eher in einem Status des Volumenmangels befinden kann.

Definition

Der kardiogenen Schock ist wie jede andere Schockform durch die Hypotension charakterisiert, d. h. durch einen systolischer Blutdruck von unter 90 mmHg über mehr als 30 min ohne exogene Katecholaminzufuhr. Gleichzeitig müssen Zeichen der peripheren Minderzirkulation erkennbar sein, also der kompensatorischen Zentralisation durch Anstieg des periphervaskulären Widerstandes. Anders als bei anderen Schockzuständen wie dem hypovolämischen Schock ist die Herzfrequenz kein Kriterium für die Feststellung eines kardiogenen Schocks, da infarktbedingte Beeinträchtigungen des Erregungsleitungssystems auftreten und die adaptive Herzfrequenzsteigerung beeinträchtigen können. Eine erhöhte Frequenz kann andererseits nur ein Epiphänomen des Infarktes sein z. B. durch supraventrikuläre Arrhythmien, eine neu aufgetretene Arhythmia absoluta, die per se nicht den sonst bekannten Schockindex begründen (Tabelle 6.3-1).

Die neben den einfach zugänglichen klinischen Parametern für das Management und die Differentialdiagnose und -therapie des Schockpatienten wichtigen hämodynamischen Kriterien eines verminderten Herzzeitvolumens und eines erhöhten Pulmonalkapillardruckes stehen in der prästationären Phase nicht zur Verfügung. In der prästationären Situation muss die Einschätzung des Patienten als im kardiogenen Schock sich befindend oder von diesem bedroht vor allem klinisch gestellt werden. Als zusätzliche Hilfsmittel stehen im Notfalleinsatz häufig noch die transkutane Sauerstoffsättigung zur Verfügung, die eine Hypoxämie als Folge der zunehmenden Zentralisation und einer begleitenden pulmonalen Stauung zeigen kann.

Vor Ort muss bei den klinischen Zeichen eines Schocks an alternative Ursachen gedacht werden, die auch durchaus gemeinsam mit einer kardialen Ursache vor-

Tabelle 6.3-1. Hämodynamische Differenzierung des kardiogenen Schocks

	Herzindex <2,2 l/min/m2	Herzindex >2,2 l/min/m2
Pulmonalkapillardruck <18 mmHg	Volumenmangel, rechtsventrikulärer Infarkt	Kein kardiogener Schock
Pulmonalkapillardruck >18 mmHg	Systolisches Pumpversagen, mechanische Komplikationen	Diastolisches Pumpversagen, Volumenüberlastung

handen sein können. Vor allem die Rolle eines zusätzlichen Volumenmangels ist hier zu beachten, der durch akute Komplikationen des Infarktes oder der Behandlungsmaßnahmen bedingt sein kann, aber auch durch die banale Tatsache erklärt werden kann, dass die Infarktsymptomatik mit profusem Erbrechen und damit Flüssigkeitsverlust einhergegangen war. Andererseits kann die Infarktsituation auch andere Ursachen eines Schocks auslösen wie die Entgleisung eines Diabetes mellitus mit entsprechender metabolischer Schockkonstellation.

Klinische Diagnose

Die Gefahr der Entwicklung eines kardiogenen Schocks ist bei Patienten mit bereits vorbestehender Herzinsuffizienz zu erwarten, häufig findet sich eine bekannte koronare Herzkrankheit mit früheren Infarkten. Die Vermutung der kardiogenen Ursache einer Schocksituation gründet sich in erster Linie auf die unmittelbare Vorgeschichte einer thorakalen Schmerzsymptomatik und ein entsprechend verändertes EKG. Als klinische Beurteilungsparameter des Ausmaßes der vorhandenen kardialen Insuffizienz hat sich die von Kilipp beschriebene Klassifikation bewährt, die zwar zu einer Zeit entwickelt worden war, in der noch keine kausale Infarkttherapie zur Verfügung stand, die aber auch heute noch eine prognostische Relevanz hat [5]. Der Schock mit manifester Hypotension stellt die Kilipp-Klasse 4 dar, aber bereits zunehmende Zeichen der Herzinsuffizienz müssen als ungünstige Zeichen gewertet werden und sollten zu einem entsprechend gerichteten Patientenmanagement führen (Tabelle 6.3-2).

Der Patient im kardiogenen Schock erscheint typischerweise mit blasser, feuchtschweißiger Haut, kühlen Akren bei fortschreitender Zentralisation des Kreislaufs, und in unterschiedlichem Maße ausgeprägter Dyspnoe als Ausdruck einer pulmonalen Stauung. Die Entwicklung eines Lungenödems als Vorzeichen eines sich später entwickelnden Schockzustandes ist vor allem bei Patienten mit Zeichen einer chronischen Herzinsuffizienz zu erwarten. In dieser initialen Situation ist häufig noch ein eher erhöhter Blutdruck festzustellen.

Ein besonderes klinisches Erscheinungsbild ist der durch einen rechtsventrikulären Infarkt komplizierte kardiogene Schock. Dieser kann bei ganz proximalem

Tabelle 6.3-2. Kilipp-Klassifikation beim akuten Infarkt

Klasse	Definition	Mortalität 1967[a] [%]	Mortalität 1990[b] [%]
I	Keine Insuffizienzzeichen	6	4,6
II	S3-Galopp und basale RGs	17	17,8
III	Stauungszeichen >50% der Lunge	38	31,6
IV	Kardiogener Schock	81	71,5

[a] Nach Kilipp u. Kimball [5]
[b] Nach The International Study Group [13

Verschluss der rechten Kranzarterie auftreten, häufig begleitet von bradykarden Rhythmusstörungen wie sie für den Hinterwandinfarkt typisch sind. Klassische klinische Zeichen sind der Hinterwandinfarkt im EKG, die Stauung der Jugularvenen mit Kußmaul-Zeichen (paradoxer Anstieg bei Inspiration) bei gleichzeitig fehlender pulmonaler Stauung. Die Ableitung eines rechtspräkordialen EKG (V_{4R}) mit Nachweis von ST-Hebungen ist ein sensitiver Parameter.

Differentialdiagnose

Eine Übersicht zur Differentialdiagnose des kardiogenen Schocks findet sich in Tabelle 6.3-3.

Neben der Abgrenzung gegen andere Schockformen muss bei der Feststellung eines kardiogenen Schocks an alternative Ursachen gedacht werden, vor allem an mechanische Komplikationen im Rahmen des akuten Infarktes (akuter Papillarsehnenabriss, Ventrikelseptumruptur, Perikardtamponade bei freier Wandruptur) die generell die Differentialdiagnose des thorakalen Schmerzereignisses einschließen wie die Lungenembolie, die Aortendissektion und die Myokardits. Im Register der SHOCK-Studie war das linksventrikuläre Versagen mit 74,5% die füh-

Tabelle 6.3-3. Differentialdiagnose des kardiogenen Schocks

Primärkomplikationen des Infarktes	Pumpversagen des linken Ventrikels Rechtsventrikulärer Infarkt Ventrikelseptumruptur Papillarsehnenabriss mit akuter Mitralinsuffizienz Tamponade durch begleitenden Erguss (freie Wandruptur)
Sekundärkomplikationen des Infarktes	Embolische Komplikationen: cerebral, intestinal, peripher Entgleister Diabetes mellitus
Andere Ursachen	Aortendissektion Myokarditis Lungenembolie Dekompensierte Vitien (Aortenstenose, Mitralstenose) Akute Aorteninsuffizienz bei Endokarditis Akute Mitralinsuffizienz bei degenerativem Papillarsehnenabriss Perikarditis mit Tamponade
Andere Schockformen	Volumenmangelschock bei Hämorrhagie Septischer Schock Anaphylaktischer Schock Metabolische Schockursache

rende Ursache, gefolgt von einem nicht unerheblichen Anteil der mechanischen Komplikationen akute Mitralinsuffizienz (8,3%) und Ventrikelseptumruptur (4,6%). Der isolierte Rechtsinfarkt fand sich bei 3,4%, und die Perikardtamponande bei 1,7%. Bei 8% der Patienten fanden sich alternative Ursachen des kardiogenen Schocks, die nicht auf einen akuten Infarkt zurückzuführen waren [6].

In der Regel wird das EKG die Diagnose leiten, wobei hier die folgenden charakteristischen Punkte zu beachten sind:

1. Liegt ein neu aufgetretener Linksschenkelblock (LSB) vor, so ist dies bei einem akuten Infarkt als prognostisch besonders ungünstig zu werten. Ein LSB ist ein wichtiges Diagnosekriterium.
2. Das EKG ist im Ausmaß der ST-Hebungen ein guter Indikator des Ausmaßes der myokardialen Schädigung, sowohl in der Höhe der Amplitude der ST-Hebung als auch in der Ausdehnung auf die Zahl der betroffenen Ableitungen. Fehlen Zeichen eines früheren Infarktes ist bei einem sich entwickelnden kardiogenen Schock ein ausgedehnter Infarkt vor allem im Vorderwandbereich zu erwarten.
3. Bei früherer Infarktanamnese und vorbestehender eingeschränkter Ventrikelfunktion genügt auch ein kleineres zusätzliches Infarktareal für die Entwicklung eines kardiogenen Schocks.
4. Ausgedehnte ST-Strecken-Senkungen können im Zusammenhang mit einem Schockgeschehen auf die ischämische Ursache hinweisen.

Der reanimierte Patient

Schwierig ist die Entscheidung, ob bei einem eben reanimierten Patienten ein kardiogener Schock vorliegt. Aufgrund der äußerst schlechten Prognose von reanimierten Patienten muss in der Regel mit einer fortbestehenden hämodynamischen Kompromittierung gerechnet werden. Jeder mehrminütige Kreislaufstillstand wird durch die zusätzliche Hypoxie auch des nicht infarzierten Myokards zu einer erheblichen Beeinträchtigung der myokardialen Kompensationsmechanismen führen und birgt damit die Gefahr der zunehmenden Kreislaufinsuffizienz.

Eine Ausnahme von dieser Einschätzung der Prognose dürfte nur jener Patient darstellen, der unter der Beobachtung des behandelnden Arztes aus vorher stabiler Kreislaufsituation heraus eine Rhythmuskomplikation erleidet, z. B. Kammerflimmern, das unverzüglich und erfolgreich elektrisch konvertiert werden kann. Tritt dann wieder ein stabiler Kreislauf auf, so ist hier bei begrenztem Infarktareal keine progrediente hämodynmaische Verschlechterung zu befürchten. Anders verhält es sich bei dem erst nach mehrfachen DC-Schockabgaben beherrschten Kammerflimmern eines ausgedehnten Vorderwandinfarktes. Hier ist bei fortbestehender hämodynamischer Instabilität mit der Entwicklung eines progredienten Schockbildes zu rechnen.

Therapieziel

Am Beginn der therapeutischen Maßnahmen auch bei noch ungeklärter Differentialdiagnose stehen grundlegende Erstmaßnahmen, die in Übersicht 6.3-1 zusammengefasst sind.

Übersicht 6.3-1. Erstmaßnahmen bei kardiogenem Schock

- Diagnose des akuten Infarktes (Klinik und EKG)
- Großlumiger venöser Zugang
- Sauerstoffzufuhr, gegebenfalls Intubation und Beatmung
- Kontinuierliche Blutdruck- und O_2-Sättigungsmessung
- Kontinuierliches EKG-Monitoring
- Sedierung/Analgesie bei Bedarf
- Bei Patienten ohne pulmonale Stauung Volumengabe (250 ml NaCl) als Versuch der Blutdruckstabilisierung bei begleitender Hypovolämie
- Vermeiden von Vasodilatoren bei Hypotonie
- Bei Hypotonie initial Dopamin 50 mg i.v.
- Bei RR unter 80 mmHg Dopamin über Perfusor
- Bei RR über 80 mmHg Dobutamin über Perfusor
- Bei ausreichendem Blutdruck und pulmonaler Stauung Vasodilatoren und Diuretikum
- Transport in kardiologisches Zentrum mit invasiver Diagnostik und Therapieoption
- Falls dies nicht innerhalb von 30 min erreichbar ist, Beginn einer Fibrinolyse
- Bei Eintreffen in der Klinik und fortbestehender Katecholaminpflichtigkeit Implantation einer IABP (z. B. im Rahmen der diagnostischen Herzkatheter untersuchung)

Die bisherigen klinischen Beobachtungen über den Verlauf und die Prognose von Patienten mit kardiogenem Schock zeigen eindeutig, dass ein rein konservatives Vorgehen mit dem Versuch der hämodynamischen Stabilisierung selbst unter entsprechendem intensivmedizinischen Monitoring keine aussichtsreiche Option darstellt. Es muss hier mit einer Sterblichkeit von über 70% gerechnet werden. Auch der Einsatz von kreislaufunterstützenden Systemen wie der intraaortalen Ballongegenpulsation (IABP) bringt ohne weitere spezifische Maßnahmen keine Prognoseverbesserung. Dies ist nur durch den erfolgreichen Versuch einer Wiedereröffnung des ursächlichen Gefäßverschlusses zu erreichen.

Trotz der Vielzahl der Hinweise auf die Prognoseverbesserung durch rasche und erfolgreiche Revaskularisation beim Schockpatienten konnte dies in den beiden bisher unternommenen randomisierten Studienansätzen nicht bestätigt werden. Allerdings scheiterte die schweizerische SMASH-Studie bereits frühzeitig aufgrund mangelnder Rekrutierungszahlen und die beendete amerikanische SHOCK-Studie zeigte zwar keinen statistisch signifikanten Unterschied bezüglich der 30-Tages-Mortalität. Allerdings war die 6-Monats-Mortalität in der revaskularisierten Patientengruppe mit 50% günstiger als in der medizinisch behandelten

Gruppe mit 63%. In der medizinisch behandelten Gruppe war zudem ein häufiges Crossover im Therapieregime zur revaskulierenden Therapie festzustellen [6a]. Trotz fehlender eindeutiger Ergebnisse randomisierter Studien steht aufgrund der vorliegenden Analysen aus nichtrandomisierten Untersuchungen außer Frage, dass eine effektive Schocktherapie nur durch eine erfolgreiche Revaskularisation durch Angioplastie oder Bypasschirurgie erreicht werden kann.

Pharmakologische und adjuvante Therapie

Die Möglichkeiten der pharmakologischen Therapie sind beim kardiogenen Schock begrenzt und nahezu unvermeidlich von ungünstigem Einfluss auf die zugrunde liegende Problematik. Der durch den ausgedehnten Myokardverlust initiierte Circulus vitiosus kann durch konservative Therapiemaßnahmen nicht unterbrochen werden. Die pharmakologischen Maßnahmen müssen sich daher auf die Aufrechterhaltung eines ausreichenden Systemblutdrucks für die Perfusion von Gehirn, Herz und Niere beschränken bis zur Einleitung kausaler Therapiestrategien.

Die Gabe von Nitraten beim Patienten mit beginnender Kreislaufinsuffizienz sollte vermieden werden. Angesichts der im prästationären Bereich schwer einzuschätzenden Volumenbilanz eines hypotensiven Patienten mit Infarkt ist eine Volumengabe in Form von 250 ml 0,9%ige Kochsalzlösung möglich, sollte bei fehlendem Erfolg aber nicht fortgesetzt werden. Bei Zeichen der pulmonalen Stauung ist auf eine solche Volumenzufuhr aber zu verzichten.

Eine besondere Situation stellt das Vorliegen eines zusätzlichen rechtsventrikulären Infarktes dar. Hier ist eine Vorlastsenkung zu vermeiden, vielmehr sogar eine Vorlasterhöhung durch Volumengabe erforderlich.

Wie bei jedem Patienten mit akutem Koronarsyndrom gehört auch beim Patienten mit zusätzlichem kardiogenen Schock die initiale Gabe von Azetylsalizylsäure (250 mg i. v.) und einem Heparinbolus (5000 IE i. v.) zur ersten therapeutischen Maßnahme. Angesichts der hämodynamisch instabilen Situation sollte auch auf das Vorhandensein ausreichend großkalibriger und sicherer venöser Zugangswege Wert gelegt werden. Die Anlage eines zentralvenösen Zuganges ist vor Ort nicht notwendig und sollte allenfalls über die V. jugularis externa bei Versagen anderer peripherer Zugänge vorgenommen werden. Jede Fehlpunktion vor allem der V. subclavia kann in dieser Situation fatal sein. Die Anlage des zentralvenösen Zugangs sollte erst unter kontrollierten Bedingungen im Krankenhaus erfolgen.

Sedierende und analgetische Maßnahmen sind auf das notwendige Maß zu beschränken und sollten nicht routinemäßig verabreicht werden. Die vasodilatorische oder atemdepressorische Begleitwirkung sind in der Schocksituation unerwünscht. Auf eine ausreichende Oxygenierung ist zu achten, und diese sollte möglichst mit den auch ambulant verfügbaren Pulsoxymetern überwacht werden. Das Ziel ist eine ausreichend hohe Sauerstoffpartialsättigung von deutlich über 90%. Ist dies durch nasale Sauerstoffzufuhr bei Spontanatmung nicht erreichbar, sondern besteht eine Hypoxämie unter 90% fort, so ist eine frühzeitige Indikation zur Intubation und zur künstlichen Beatmung gegeben. Angesichts der kritischen Sauerstoffversorgungssituation des infarzierten Myokards und des erhöhten Bedarfes des nichtinfarzierten Myokards, muss das Sauerstoffangebot optimiert werden.

Katecholamintherapie

Die Katecholamintherapie ist selten zu vermeiden, obwohl sie über die Steigerung des myokardialen Sauerstoffbedarfes die Energiebilanz weiter ungünstig beeinflusst. Katecholamine führen meist zu einer hämodynamischen Stabilisierung des Patienten, aber es konnte bisher keine Prognoseverbesserung durch eine alleinige Katecholamintherapie nachgewiesen werden. Daher muss sie auf das geringst notwendige Maß beschränkt werden und kann nur als Überbrückung bis zur Einleitung kausaler Therapieansätze dienen; sie sollte frühzeitig durch mechanische Kreislaufunterstützungssysteme (s. unten) abgelöst werden.

Ziel der Katecholamingabe ist die Stabilisierung der Hypotension. Ein systolischer Blutdruck von über 80 mmHg und ein diastolischer Druck über 50 mmHg sind das therapeutische Ziel. Als Katecholamine oder katecholaminartige Pharmaka stehen Adrenalin, Noradrenalin, Dopamin und Dubutamin zur Verfügung. Für den stationären Bereich unter hämodynamischer Kontrolle eines Pulmonalarterienkatheters mit Thermodilution, der die Bestimmung der vaskulären Wi derstände ermöglicht, lässt sich eine solche Katecholamintherapie spezifisch einstellen und kombinieren. Hier ist eine Kombination von Dopamin, Dobutamin und Noradrenalin praktikabel, während Adrenalin der akuten Reanimationssituation vorbehalten sein sollte.

Im prästationären Bereich ist eine solche differenzierte Therapie nicht realistisch durchführbar, insbesondere die über die Bestimmung des peripheren Systemwiderstand gesteuerte Noradrenalingabe zur Hebung des arteriellen Mitteldrucks spielt hier keine praktische Rolle. Bei schwerer Hypotension ist die Bolusgabe von 0,1–0,5 mg Adrenalin häufig unumgänglich, um rasch einen ausreichenden Mitteldruck zu erreichen und schwere und irreversible Schädigungen von Gehirn und übrigem Organsystem zu vermeiden. Lässt sich aber nach diesen Bolusgaben unter einer folgenden Infusionstherapie z. B. mit Dopamin kein stabiler Blutdruck erreichen. So sollte an Stelle der wiederholten Gabe von Adrenalin in kumulativ extrem hohen Mengen versucht werden, den Patienten unter Intubation mehrere Minuten effektiv mechanisch zu unterstützen durch Herzkompressionsmassage.

Adrenalin wirkt über die myokardialen β1-Rezeptoren positiv inotrop und bewirkt über die peripheren α1- und β2-Rezeptoren an den Gefäßen in höheren Dosen eine Vasokonstriktion und damit eine Blutdrucksteigerung. Es führt gleichzeitig durch seine positiv chronotrope Wirkung zu Tachykardien bis hin zu schweren ventrikulären Arrhythmien, und damit neben der Erhöhung der Nachlast zu einer weiteren Steigerung des Sauerstoffverbrauchs. Dies schränkt seinen Einsatz als Dauertherapie beim kardiogenen Schock ein. Es hat vor allem praktische Bedeutung als Medikament im Rahmen der unmittelbaren Reanimation.

Dopamin als natürliches Katecholamin wirkt über dopaminerge und adrenerge Rezeptoren. In niedrigen Dosen, häufig als „Nierendosis“ bezeichnet (1–3 µg/kg/min), führt die dopaminerge Wirkung zu einer Vasodilatation der Nierenarterien. Höhere Dosen zwischen 5–10 µg/kg/min stimulieren α1-adrenerge Rezeptoren und verbessern die myokardiale Kontraktilität, weiter gesteigerte Dosen (bis 15 µg/kg/min) führen über periphere α-adrenerge Vasokonstriktion zu einer Blutdrucksteigerung. Diese höheren Dosen sind in der Situation des kardiogenen Schocks erforderlich, um einen minimalen, aber ausreichenden Perfusionsdruck zur Erhaltung vitaler Organfunktionen zu erreichen.

Dobutamin ist ein synthetisches Katecholamin mit β1-adrenerger Wirkung am Myokard, welches eine Kontraktilitätssteigerung bedingt. Daneben zeigt sich eine geringere α1-Wirkung und eine periphere β2-adrenerge Wirkung, die eher zu einer Senkung des Systemwiderstands führt. Damit eignet sich Dobutamin zwar für Patienten mit Linksherzinsuffizienz in Folge eines Infarktes, nicht aber für Patienten mit Hypotension im kardiogenen Schock. Es kann in Kombination mit einem vasopressorisch wirkenden Katecholamin eingesetzt werden in Konzentrationen 2–15 μg/kg/min.

Noradrenalin wirkt vorwiegend über die peripheren α1-adrenergen Rezeptoren der Gefäße und ist damit ein potentes Mittel zur Steigerung des peripheren Gefäßwiderstands und des Blutdrucks. Die β1-adrenerge myokardiale Steigerung der Kontraktilität ist dagegen weniger ausgeprägt. Noradrenalin spielt eine Rolle bei der Titrierung eines ausreichenden minimalen Perfusionsdrucks, wenn dies durch Dopamin allein nicht erreicht werden kann. Sein Einsatz erfordert aber ein engmaschiges und exaktes hämodynamisches Monitoring, welches im prästationären Bereich aber nicht zur Verfügung steht.

Damit eignet sich vor allem Dopamin für den praktischen Einsatz in der prästationären Behandlung des kardiogenen Schocks.

Fibrinolyse beim Schockpatienten

Ziel der Therapie muss die vollständige und rasche Eröffnung des Infarktgefäßes sein. Da bei der Mehrzahl der Patienten aber eine fortgeschrittene koronare Herzkrankheit besteht, wird die Situation des unter maximalem Sauerstoffbedarf stehenden Herzens durch diese zusätzliche Stenosierung weiter kompromittiert, und eine Beseitigung dieser Stenosen gehört zur effektiven kausalen Therapie. Aufgrund dessen und der Tatsache, dass eine vollständige Reperfusion (TIMI-III-Fluss) durch Fibrinolytika nur bei 50–60% der Fälle zu erreichen ist, sind die wenig überzeugenden Ergebnisse der Fibrinolyse beim kardiogenen Schock verständlich. Durch Fibrinolytika kann das Risiko der Entwicklung eines Schocks nach Fibrinolyse reduziert werden [7]. Allerdings konnte keine Studie bisher zeigen, dass bei manifestem kardiogenem Schock die Fibrinolyse einen Erfolg hinsichtlich der Mortalitätsreduktion bringt. In der GISSI-I-Studie war kein signifikanter Vorteil der Lyse bei Patienten in der Kilipp-Klasse IV erkennbar, die Mortalität war mit Streptokinase und mit Placebo gleich hoch bei 70% [8]. In der GUSTO-I-Studie erschien Streptokinase etwas wirksamer als t-PA bei Schockpatienten, ohne dass dieser Unterschied signifikant war. Die Mortalität der Schockpatienten in dieser Studie lag mit 58% niedriger als in der GISSI-Studie, dies ist aber nicht auf den Erfolg der Lysetherapie, sondern auf die zusätzliche häufige mechanische Revaskularisation und supportive Maßnahmen zurückzuführen [2,7].

Der durch Ischämie bedingte kardiogenen Schock kann nur durch Beseitigung der Ischämie behoben werden, andererseits ist die Ischämie nur bei einer optimal wirksamen Fibrinolyse zu erwarten. Gerade in der Schocksituation mit vermindertem koronarem Perfusionsdruck erscheint die Wirksamkeit der Fibrinolyse reduziert [9].

Transport des Schockpatienten in ein kardiologisches Zentrum

Die einzig wirksame und kausale Therapie des Patienten im kardiogenen Schock ist die Revaskularisation. Daher muss der erstversorgende Arzt vor Ort für einen Transport in ein Krankenhaus Sorge tragen, in dem die apparativen und personellen Voraussetzungen für eine solche effektive invasive und interventionelle Therapie bestehen. In einem solchen Fall sollte auf den Transport in das geographisch nächstgelegene Krankenhaus verzichtet werden, wenn dort solche Voraussetzungen nicht vorliegen, da nur ein unnötiger und prognostisch fataler Zeitverlust auftritt.

An dieser Stelle muss auch auf den häufigeren Fall hingewiesen werden, dass sich der Schock erst in den ersten 24–48 h manifestiert. Auch hier muss das erstbehandelnde Krankenhaus rechtzeitig, also sofort bei der Vermutungsdiagnose, den Patienten in ein entsprechend ausgestattetes Krankenhaus verlegen. Einige auch ohne Kathetermessplätze ausgestattete Krankenhäuser halten die unten erwähnten mechanischen Unterstützungssysteme für Patienten mit kardiogenem Schock bereit. Es ist aber zu betonen, dass die mechanische Kreislaufunterstützung allein keine Prognoseverbesserung bewirkt, sondern nur in Verbindung mit Revaskularisationsmaßnahmen. Ein vorhandenes Kreislaufunterstützungssystem ist aber ideal für den Transport des Patienten im kardiogenen Schock in ein weiterbehandelndes Krankenhaus.

Mechanische Assistsysteme

Die mechanische Kreislaufunterstützung hat das Ziel, die koronare und systemische Perfusion zu verbessern, ohne dass dies mit einem erhöhten Sauerstoffverbrauch des Herzens verbunden ist, wie dies bei der pharmakologischen Therapie mit Katecholaminen unvermeidlich ist. Von den verschiedenen Systemen ist das am weitesten verbreitete, technisch ausgereifte und in zahlreichen Studien bewährte System die in den 60er Jahren entwickelte intraaortale Ballongegenpulsationspumpe (IABP). Andere technische Ansätze haben sich entweder nicht bewährt (Hemopump) oder erfordern eine kardiotechnisch aufwendige Bedienung (perkutane Herzlungenmaschine). Für die IABP spricht ihre rasche und technisch einfache Implantation sowie die einfache Bedienung und damit die hohe Betriebssicherheit. Es handelt sich hierbei um eine EKG-getriggerte Heliumfüllung eines 40–50 ml großen Ballon, der in der Aorta descendens über eine 8–9 F große Femoralisschleuse platziert wird. Die Füllung findet in der Diastole statt, beginnt nach der Klappenschlussinzision in der Aortendruckkurve und endet vor dem Beginn der Systole. Moderne Pumpaggregate (Hersteller: Datascope, Kontron Instruments, Arrow) bieten eine sichere Triggerung auch bei kardialen Arrhythmien. Sie sind kompakt gebaut, können batteriegestützt arbeiten und sind fahrbar, sodass ein Transport sowohl innerhalb einer Klinik als auch zwischen Klinken möglich ist.

Ein prästationärer Einsatz eines solchen Systems für einen Patienten im kardiogenen Schock ist zwar wünschenswert, aber nicht praktikabel, da eine sichere Platzierung zwar nicht in einem Katheterlabor erfolgen muss, aber doch entweder einer röntgenologischen Kontrolle oder unter bestimmten Umständen unter transösophageal-echokardiographischer Kontrolle erfolgen kann; diese Techniken sind aber prästationär nicht verfügbar. Der auch in den größten Infarktstudien (GUSTO I) belegte Vorteil der IABP-Therapie beim kardiogenen Schock [3] sollte dem erstversorgenden Arzt bewusst sein und bei der Steuerung des Transportziels für die weitere stationäre Versorgung eine Rolle spielen. Im Krankenhaus selbst muss die Indikation zum Einsatz der IABP beim kardiogenen Schock großzügig gestellt werden. Die besseren Resultate der Infarkttherapie hinsichtlich der Mortalität vor allem bei Schockpatienten mit 50% in den Vereinigten Staaten gegenüber 66% außerhalb der USA, und hier eben auch der Bundesrepublik, wie sie in der GUSTO-I-Studie erkennbar waren, sind sicher teilweise durch eine in unseren Breiten weniger aggressive oder aktive Therapie des Schockpatienten erklärbar gewesen [10]. Der Einsatz der IABP lag in den USA zwar auch nur bei 35%, war damit aber eklatant höher als in Europa mit nur 7%. Desgleichen wurden Patienten in den USA doppelt so häufig invasiv diagnostiziert und revaskularisiert und auch andere Indikatoren einer aktiven Schocktherapie, wie die Rate der künstlichen Beatmung und des invasiven hämodynamischen Monitoring, waren doppelt so hoch wie in Europa. Es muss festgestellt werden, dass ein ähnliches Defizit in der effektiven Schocktherapie außerhalb der USA auch noch in der 5 Jahre später durchgeführten GUSTO-III-Studie zu verzeichnen war [11]. Hier besteht erheblicher Nachholbedarf und allein im Hinblick auf die IABP kann konstatiert werden, dass das Ziel einer effektiven Therapie neben der invasiven Diagnostik und Therapie den Einsatz eines solchen Systems bei jedem Patienten mit kardiogenem Schock erfordert. Ein zu später Einsatz der IABP führt andererseits zu einer ungünstigen und falsch negativen Einschätzung ihrer tatsächlichen therapeutischen Möglichkeiten [3].

Die IABP ist wie oben erwähnt, nicht an das Vorhandensein einer invasiven kardiologischen Einrichtung gebunden, sie könnte in jedem Krankenhaus mit kardiologisch ausgerichteter innerer Medizin vorgehalten werden, um in Verbindung mit der Lysetherapie beim kardiogenen Schock die Weiterverlegung in ein invasiv-kardiologisches Zentrum zu ermöglichen [12].

Fazit

Der kardiogene Schock ist die Ursache Nr. 1 für die Hospitalsterblichkeit des akuten Infarktes. Eine Therapie des Schockzustandes ist nur durch ein Durchbrechen des Circulus vitiosus der pathophysiologischen Adaptationsmechanismen möglich. Dies umfasst das Beheben der Ursache des Infarktes durch gezielte Revaskularisation des auslösenden Gefäßverschlusses und eventueller zusätzlicher limitierender Koronarstenosen (Prinzip der kompletten Revaskularisation) und den Einsatz von mechanischen Kreislaufunterstützungsmaßnahmen (IABP), die das myokardiale Sauerstoffangebot ohne Erhöhung des Sauerstoffverbrauchs verbessern. Lässt sich ein Patient unter diesen Maßnahmen zwar stabilisieren, aber nicht von der Kreislaufunterstützung innerhalb der folgenden Tagen nach Infarkt entwöhnen, so ist bei entsprechenden Voraussetzungen des Lebensalters und der Begleiterkrankungen ein Einschluss in ein Transplantationsprogramm mit hoher Dringlichkeit zu erwägen. In diesem Fall können dann mechanische Herzersatzsysteme als längerfristige Überbrückungsmaßnahmen eingesetzt werden.

Literatur

1. Goldberg RJ, Samad NA, Yarzebski J et al. (1999) Temporal trends in cardiogenic shock complicating acute myocardial infarction. N Engl J Med 340:1162–8
2. Holmes DR, Bates ER, Kleimann NS et al. (1995) Contemporary reperfusion therapy for cardiogenic shock: the GUSTO I trial experience. The GUSTO I Investigators. J Am Coll Cardiol 26:668–74
3. Anderson RD, Ohmann EM, Holmes DR et al. (1997) Use of intraaortic balloon counterpulsation in patients presenting with cardiogenic shock: Observations from the GUSTO-I study. J Am Coll Cardiol 30:708–15
4. Wackers FJ, Lie KI, Becker AE et al. (1976) Coronary artery disease in patients dying from cardiogenic shock or congestive heart failure in the setting of acute myocardial infarction. Br Heart J 38:906–10
5. Kilipp T, Kimball JT (1967) Treatment of myocardial infarction in a coronary care unit. A two year experience with 250 patients. Am J Cardiol 20:457–64
6. Hochman JS, Boland J, Sleeper LA et al. (1995) Current spectrum of cardiogenic shock and effect of early revascularization on mortality. Results of an international registry. SHOCK registry investigators. Circulation 91:873–81

6a. Hochman JS, Sleeper LA, Webb JG et. al. Early revasularization in acute myocardial infarction complicated by cardiogenic shock. N Engl J Med 1999; 341:625–634

7. The GUSTO Investigators (1993) An international randomized trial comparing four thrombolytic strategies for acute myocardial infarction. N Engl J Med 329:673–84
8. Gruppo Italiano per lo Studio della Streptochinasi nell'Infarcto Miocardico (GISSI) (1986) Effectiveness of intravenous thrombolysis in acute myocardial infarction. Lancet 1:397–402
9. Becker RC (1993) Hemodynamic, mechanical, and metabolic determinants of thrombolytic efficacy: a theoretic framework for assessing the limitations of thrombolysis in patients with cardiogenic shock. Am Heart J 125:919–29
10. Holmes DR, Califf RM, van de Werf F et al (1997) Differences in countries' use of resources and clinical outcome for patients with cardiogenic shock after myocardial infarction: results from the GUSTO trial. Lancet 349:75–78
11. Hasdai D, Holmes DR, Topol EJ et al (1999) Frequency and clinical outcome of cardiogenic shock during acute myocardial infarction among patients receiving reteplase or alteplase. Eur Heart J 20:128–135
12. Stomel RJ, Rasak M, Bates ER (1994) Treatment strategies for acute myocardial infarction complicated by cardiogenic shock in a community hospital. Chest 105:997-1002
13. The International Study Group (1990) In-hospital mortality and clinical course of 20891 patients with suspected acute myocardial infarction randomized between alteplase and streptokinase with or without heparin. Lancet 336:71–75

Übersichtsarbeiten

Hollenberg SM, Kavinsky CJ, Parillo JE (1999) Cardiogenic shock.. Ann Intern Med 131:47–59

Califf RM, Bengtson JR (1994) Cardiogenic shock. N Engl J Med 330:1724–1730

Santoro GM, Buonamici P (1999) Reperfusion therapy in cardiogenic shock complica ting acute myocardial infarction. Am Heart J 138:S126–131

Rawles J (1997) Prehospital coronary care. Prehosp Intermediate Care 1:12–18

6.4 Elektrische Therapie

Hans-Joachim Trappe

Die Behandlung von Patienten mit Herzrhythmusstörungen ist in der Prähospitalphase des akuten Koronarsyndroms vielfach schwierig und stellt den Arzt häufig vor große Probleme [31, 34]. Es ist gesichert, dass Herzrhythmusstörungen nicht als eigenständige Erkrankungen aufzufassen sind, sondern bei zahlreichen kardialen und extrakardialen Erkrankungen sowie bei Elektrolytstörungen auftreten können [17]. Bei Patienten mit akutem Koronarsyndrom werden vor allem ventrikuläre Rhythmusstörungen beobachtet, besonders bei eingeschränkter linksventrikulärer Pumpfunktion; bei diesen Patienten kommt vor allem dem Schweregrad der Herzinsuffizienz und dem Ausmaß der linksventrikulären Funktionsstörung als prognostische Parameter entscheidende Bedeutung zu [32]. Der plötzliche Tod durch einen Herz-Kreislauf-Stillstand ist als schwerwiegendste Form einer Herzrhythmusstörung auch beim akuten Koronarsyndrom nicht durch einzelne Parameter bedingt, sondern vielmehr als multifaktorielles Geschehen aufzufassen und oft die Erstmanifestation einer koronaren Herzerkrankung [33, 46]. In der Bundesrepublik Deutschland erliegen etwa 100.000 Patienten pro Jahr einem Herz-Kreislauf-Stillstand, der in 65–80% der Fälle durch eine tachykarde Rhythmusstörung hervorgerufen wird. Bradykardien spielen als ursächlicher Faktor eines Herz-Kreislauf-Stillstandes eine eher untergeordnete Rolle und werden bei 5–20% der Patienten beobachtet [31].

Für die Behandlung bradykarder bzw. tachykarder Rhythmusstörungen stehen uns bei Patienten mit akutem Koronarsyndrom eine Vielzahl von Antiarrhythmika zur Verfügung, die im Einzelfall zwar erfolgreich sein können, in Akut- oder Notfallsituationen aber oft nicht als therapeutische Maßnahmen der 1. Wahl anzusehen sind [35, 36]. Elektrotherapeutische Strategien wie transkutane, transösophageale oder transvenöse Schrittmacherstimulation bzw. elektrische Maßnahmen wie Kardioversion oder Defibrillation sind demgegenüber bei Patienten mit akutem Koronarsyndrom und lebensgefährlichen Rhythmusstörungen oft besser [44, 52].

Bradykarde Arrhythmien beim akuten Koronarsyndrom

Pathophysiologische Mechanismen

Eine Unterdrückung der dominanten Schrittmacheraktivität im Sinusknoten oder eine Beeinflussung der Weiterleitung der im Sinusknoten gebildeten Impulse führt zu Erregungsbildungs- oder Erregungsleitungsstörungen und damit zu bradykarden Arrhythmien [1]. Weitere Formen von Bradykardien werden durch Störungen der Erregungsleitung im AV-Knoten-, His-Bündel- oder Tawara-Schenkel-Bereich verursacht. Die pathophysiologischen Mechanismen bradykarder Rhythmusstörungen sind beim akuten Koronarsystem durch myokardiale Ischämie und/oder Nekrose der Arterien bedingt, die die Perfusion von Erregungsbildungs- bzw. Erregungsleitungssystem unterhalten [49]. Es ist daher leicht erklärbar, dass bradykarde Arrhythmien vor allem bei inferoposterioren Infarkten beobachtet werden, bei denen es durch Verschluss der rechten Koronararterie oder seltener der A. circumflexa zu einer Ischämie bzw. Nekrose des Erregungsbildungs- oder Erregungsleitungssystems durch Perfusionsstörung- bzw. ausfall von Sinusknotenarterie und/oder AV-Knoten-Arterie kommt, die aus der rechten (Sinusknotenarterie 53%, AV-Knoten-Arterie 84%) oder der A. circumflexa (Sinusknotenarterie 35%, AV-Knoten-Arterie 8%) abgehen [43]. Andere pathophysiologische Mechanismen bradykarder Rhythmusstörungen sind Änderungen autonomer Aktivität im Bereich des AV-Knotens bzw. der AV-nodalen Region.

Formen lebensbedrohlicher bradykarder Rhythmusstörungen

Bradykarde Herzrhythmusstörungen sind beim akuten Koronarsyndrom gefährlich, wenn eine ausreichende myokardiale Pumpfunktion nicht mehr gewährleistet ist [1, 4]. Die Häufigkeit von Bradykardien, die durch Sinusknotendysfunktionen, höhergradige AV-Blockierungen oder Schenkelblockbilder bedingt sind, schwanken zwischen 0,3–18% [26, 49]. Das Auftreten von Leitungsstörungen beim akuten Infarkt ist bei Vorder- und Hinterwandinfarkten mit einer erhöhten Klinikmortalität verbunden im Vergleich zu Patienten mit akuten Infarkten ohne entsprechende Blockierungen (Tabelle 6.4-1). Patienten mit Leitungsstörungen oder Leitungsblockierungen haben vielfach ausgeprägtere Infarkte mit deutlich schlechterer Pumpfunktion als Patienten ohne diese Rhythmusstörungen, wobei die verfügbaren Daten meistens aus der Zeit der Präthrombolyseära stammen [21, 49].

Tabelle 6.4-1. Formen bradykarder Arrhythmien bei Vorder- und Hinterwandinfarkt und deren prognostische Bedeutung

	Vorderwandinfarkt	Hinterwandinfarkt
Ort der Blockierung	Schenkelblöcke	AV-Knoten
Betroffenes Gefäß	RIVA	RCA
Ersatzrhythmus	Breiter QRS-Komplex, HF<40/min	
Blockierungsdauer	Vorübergehend	Vorübergehend
Mortalität im Vergleich zu MI ohne Block	4fach	2,5fach

MI Myokardinfarkt; RCA rechte Koronararterie; *RIVA* Ramus interventrikularis anterior, HF = Herzfrquenz, min = Minute

Sinusknotendysfunktionen können als Sinusbradykardie, sinuatriale Blockierungen oder Sinusknotenstillstand bei akuter myokardialer Ischämie imponieren. Besonders häufig finden sich diese Arrhythmien bei inferoposterioren Infarkten mit gesteigertem vagalen Tonus; sie sind nur in seltenen Fällen lebensbedrohlich [1]. *AV-Blockierungen* aller Schweregrade kommen beim akuten Koronarsyndrom häufiger vor und können beim kompletten AV-Block zur Asystolie, aber auch zu bradykardiebedingten ventrikulären Arrhythmien führen [49]. AV-Blockierungen I. Grades werden in einer Häufigkeit von 4–13% beobachtet und sind Ausdruck einer Leitungsverzögerung im Vorhof, AV-Knoten, His-Bündel oder Tawara-System. Sie werden vor allem bei inferoposteriorer Infarktlokalisation beobachtet. AV-Blockierungen II. Grades sind entweder Ausdruck eines erhöhten vagalen Tonus oder Ergebnis einer myokardialen Ischämie bzw. Nekrose im Bereich des AV-Knotens. Sie entwickeln sich vielfach aus einem AV-Block I. Grades und können Zwischenstadium zum kompletten AV-Block sein, der bei 3–19% der Patienten mit akutem Infarkt beobachtet wird [9]. AV-Blockierungen I. und II. Grades treten sehr häufig weniger als 24 h nach Infarkteintritt auf und dauern gewöhnlich nicht mehr als 72 h an [1]. Komplette AV-Blockierungen (Grad III) sind bei vielen Patienten mit akutem Koronarsyndrom (zwei Drittel der Patienten mit inferoposteriorer Ischämie) ebenfalls nur vorübergehend; bei den meisten Patienten kann nach 3–7 Tagen wieder eine unauffällige atrioventrikuläre Überleitung nachgewiesen werden.

Distale Leitungsstörungen des Erregungsleitungssystem sind als Schenkelblockierungen (Hemiblöcke oder komplette Blockierungen) bekannt [49]. Ein linksanteriorer Hemiblock wird beim akuten Koronarsyndrom bei ca. 5% der Patienten gesehen [1], ein linksposteriorer Hemiblock ist deutlich seltener (Häufigkeit <0,5%) [22]. Ein kompletter Schenkelblock (QRS-Breite >0,12 s) entwickelt sich beim akuten Infarkt bei 10–15% der Patienten, wobei ein kompletter Rechtsschenkelblock bei zwei Drittel der Patienten und ein kompletter Linksschenkelblock bei einem Drittel der Patienten beobachtet wird. Bei etwa 66% der Patienten liegen diese Schenkelblockierungen bereits im Notarztwagen vor, obgleich es in Einzelfällen schwierig zu entscheiden ist, ob der Schenkelblock im Rahmen des Infarktes neu entstanden ist oder schon länger vorliegt, aber geraume Zeit kein EKG aufgezeichnet wurde [49]. Ursache kompletter Schenkelblockierungen sind meistens ausgedehnte Infarzierungen im Ventrikelseptum, die vielfach Ausdruck eines kompletten proximalen Verschluss des Ramus interventrikularis anterior sind [1].

Formen der Elektrotherapie bei bradykarden Rhythmusstörungen

Die elektrische Therapie besteht bei bradykarden Arrhythmien in der transkutanen, transösophagealen oder transvenösen Schrittmacherstimulation [4]. In der Prähospitalphase ist die *transkutane* elektrische Stimulation über großflächige Elektroden ein schnelles und technisch einfaches Verfahren, um die Herzfrequenz ausreichend anzuheben [27]. Über zwei niederohmige Flächenelektroden werden bei sehr langen Impulsbreiten von 20–40 ms über einen externen Schrittmacher Stromstärken bis 200 mA abgegeben, die effektiv die Ventrikel stimulieren [10]. Dabei auftretende schmerzhafte Sensationen müssen durch eine adäquate Analgesie behandelt werden; dadurch ist die transthorakale Stimulation nur als kurzfristiges Verfahren zur Überbrückung im Notfall anzusehen. Die *transösophageale* Stimulation ist als nicht invasives Verfahren ebenfalls zur Stimulationstherapie bradykarder Rhythmusstörungen geeignet. Diese Methode kommt aber eher für die atriale Stimulation und weniger für die ventrikuläre Stimulation in Frage, da sie selbst bei höheren Energien nicht zu einer zuverlässigen Stimulation der Ventrikel führt [2]. Im Gegensatz zu diesem Verfahren ist die *transvenöse* Elektrotherapie eine sichere Methode zur ventrikulären Stimulation. Für den Einsatz im Notarztwagen empfiehlt sich das Einführen einer Stimulationselektrode mit einem an der Spitze des Katheters platzierten Ballon, der ohne Durchleuchtungsmöglichkeit ein „blindes" Einführung über eine Vene erlaubt [10]. Der Vorteil solcher Ballonkatheter liegt außerdem darin, dass das zentrale Lumen benutzt werden kann, zuerst einen Führungskatheter einzuführen, um damit ein möglichst schonendes Platzieren der Elektrode in der Spitze des rechten Ventrikels unter schwierigen Bedingungen zu erreichen.

Indikation zur Elektrotherapie bei bradykarden Rhythmusstörungen

Bradykardien sind in der Regel dann akut therapiebedürftig, wenn die Eigenfrequenz nicht ausreichend ist und klinisch relevante Symptome wie Schwindel, Synkopen, eine sich entwickelnde Herzinsuffizienz oder eine persistierende myokardiale Ischämie vorliegen [49]. Zur Akuttherapie bradykarder Arrhythmien ist zunächst eine medikamentöse Behandlung anzustreben, die schnell und einfach zu handhaben ist [2]. Unter Notfallbedingungen wird bereits bei einmaliger intravenöser Gabe eines Parasympatholytikums (z. B. Atropin i. v.) bei 70–80% der Patienten eine ausreichende Frequenzsteigerung erreicht [40]. Sympathomimetika sollten eher nicht verabreicht werden, da sie beim akuten Koronarsyndrom Herzrhythmusstörungen auslösen oder bestehende Arrhythmien verschlechtern können [2]. Die Indikation zur temporären Elektrotherapie unterscheidet sich bei Patienten mit inferioren und solchen mit Vorderwandinfarkt, bedingt durch Unterschiede in Anatomie und Pathophysiologie des AV-Knotens [49].

Bei Patienten mit *Sinusknotenfunktionsstörungen* ist eine temporäre Schrittmachertherapie indiziert, wenn sich trotz medikamentöser Gabe von Parasympatholytika keine ausreichende Hämodynamik erreichen lässt oder der Patient durch seine Bradykardien symptomatisch bleibt (Tabelle 6.4-2). *AV-Blockierungen* sind beim akuten Koronarsyndrom nicht ungewöhnlich und werden im Frühstadium eines akuten Infarktes neben myokardialer Ischämie bzw. Nekrose durch vagale Tonussteigerung beeinflusst, erfordern aber eher seltener eine temporäre Schrittmacherstimulation [23]. In der Prähospitalphase ist eine vorübergehende Stimulation notwendig, wenn symptomatische Bradykardien trotz parasympathikolytischer Therapie persistieren, ventrikuläre Arrhythmien durch Bradykardien getriggert werden und/oder sich als Folge der bradykarden Rhythmusstörung eine hämodynamische Verschlechterung entwickelt [49]. Bei Patienten mit Vorderwandinfarkt ist das Auftreten von AV-Blockierungen ernster einzuschätzen und eine temporäre Schrittmacherstimulation sollte bereits bei ersten Symptomen einer Pumpfunktionsstörung eingeleitet werden; die Perfusion des AV-Knotens ist bei Vorderwandinfarkten in der Regel intakt und der AV-Block ist als Resultat einer Nekrose von Septem und/oder infranodalem Leitungssystem anzusehen. Trotz vorübergender Stimulation ist die Prognose von Patienten mit Vorderwandinfarkt und komplettem Block relativ schlecht und der Tod ist in diesen Fällen oft trotz adäquater Stimulation durch nicht beherrschares Pumpversagen unaufhaltsam [23]. *Schenkelblockbilder* sind per se beim akuten Koronarsyndrom kein Grund, eine temporäre Schrittmacherstimulation durchzuführen; bei Patienten mit Vorderwandinfarkt, neu aufgetretenem Linksschenkelblock und instabiler Hämodynamik sollte jedoch ein temporärer Schrittmacher gelegt werden, ebenso wie eine klare Indikation zur Schrittmachertherapie bei alternierenden Schenkelblockbildern vorliegt (s. Tabelle 6.4-2). Auch bei bifaszikulären Blockbildern (Rechtsschenkelblock und linksanteriorer bzw. linksposteriorer Hemiblock), die im Rahmen eines akuten Koronarsyndroms auftreten, sollte unverzüglich eine temporäre Schrittmacherstimulation erfolgen, wie auch bei symptomatischen Patienten mit akuter myokardialer Ischämie und neu aufgetretenem Linksschenkelblock mit AV-Block I. Grades.

Tabelle 6.4-2. Indikationen zur temporären und permanenten Schrittmacherstimulation bei akutem Koronarsyndrom und bradykarden Rhythmusstörungen

	Temporäre Stimulation	Permanente Stimulation
SK-Dysfunktion	Symptomatischer Patient ohne Ansprechen auf Atropin	Symptomatischer Patient mit sinuatrialen Blockierungen
AV-Block	AV-Block III° ohne ausreichenden Ersatzrhythmus	Persistierender AV-Block III° bei HWI (>10 Tage nach Infarkt)
	Symptomatischer Patient Ventrikuläre Irritabilität	Persistierender AV-Block III° bei VWI
	Hämodynamische Verschlechterung	
	Symptomatischer Patient mit AV-Block II°	Symptomatischer Patient mit persistierendem AV-Block II°
Schenkelblock	VWI mit neuem LSB bei instabiler Hämodynamik	Alternierender LSB/RSB
	Alternierender LSB/RSB	
	RSB+LAH/LPH	Symptomatischer Patient mit RSB+LAH/LPH
	LSB+AV-Block I°	

HWI Hinterwandinfarkt; *LAH* linksanteriorer Hemiblock; *LPH* linksposteriorer Hemiblock; *LSB* Linksschenkelblock; *RSB* Rechtsschenkelblock; *SK* Sinusknoten; *VWI* Vorderwandinfarkt

Tachykarde Arrhythmien beim akuten Koronarsyndrom

Pathophysiologische Mechanismen

Eine akute Koronarischämie führt auf zellulärer Ebene durch mangelnde O_2-Versorgung des Herzmuskels zu verschiedenen elektrophysiologischen Veränderungen: Es kommt zu einer Verminderung des Ruhemembranpotentials, die Anstiegssteilheit des Aktionspotentials nimmt ab, die Erregungausbreitung wird verlangsamt und durch Ausbildung eines unidirektionalen Leitungsblocks werden im ischämischen Myokardgewebe Reentry-Mechanismen möglich, die als klinisches Korrelat ventrikulärer Tachyarrhythmien anzusehen sind [4, 16]. Diese Inhomogenitäten von Erregungsleitung und Refraktärzeiten bedingen eine Dispersion der Erholung der Erregbarkeit, wobei besonders Depolarisationen zwischen -70 mV und -40 mV gefährlich sind, die meistens in ischämischen Randbereichen nachgewiesen werden können. Eine transiente myokardiale Ischämie kann darüber hinaus Nachdepolarisationen auslösen, die ebenfalls zu ventrikulären Tachyarrhythmien führen können [11, 49]. Substratmangel und die Ausschüttung zellschädigender Substanzen wie freier Sauerstoffradikale, Erhöhung des intrazellulären Kalziums, Produktion freier Fettsäuren, Azidose oder erhöhte Katecholaminspiegel sind weitere Folgen einer akuten myokardialen Ischämie, die ihrerseits wieder bedrohliche ventrikuläre Rhythmusstörungen auslösen kann [14, 20].

Formen lebensbedrohlicher tachykarder Rhythmusstörungen

Das Auftreten von tachykarden Herzrhythmusstörungen ist in der Prähospitalphase und/oder der Intensivmedizin in der Regel immer ein schwerwiegender Befund, der rasche, gezielte diagnostische und therapeutische Maßnahmen erfordert [12, 50]. Lebensbedrohliche Situationen können unter bestimmten Bedingungen auch durch supraventrikuläre Tachyarrhythmien hevorgerufen werden, die im Einzelfall auch bei akuter myokardialer Ischämie auftreten und/oder differentialdiagnostische Schwierigkeiten bereiten können und deshalb in diesem Zusammenhang besprochen werden sollen (Abb. 6.4-1). Meistens sind es aber ventrikuläre Rhythmusstörungen, die das Leben von Patienten mit akutem Koronarsyndrom bedrohen [49].

Lebensbedrohliche supraventrikuläre Rhythmusstörungen

Von den supraventrikulären Tachyarrhythmien sind besonders Patienten mit akzessorischen Leitungsbahnen gefährdet, an lebensbedrohlichen Rhythmusstörungen zu versterben [47]. Während bei Patienten mit akzessorischen Leitungsbahnen vor allem atrioventrikuläre „Circus-movement"-Tachykardien beobachtet werden, kommt es bei ca. 10–35% der Patienten zu Vorhofflimmern, das über die akzessorische Leitungsbahn bei schnell leitenden Fasern zum Kammerflimmern führen kann [25]. Die Höhe der Kammerfrequenz ist dabei ausschließlich von den elektrophysiologischen Charakteristika (Refraktärzeiten) der Bypassbahn abhängig und nicht etwa von den Leitungseigenschaften des AV-Knotens [15]. Es wurde

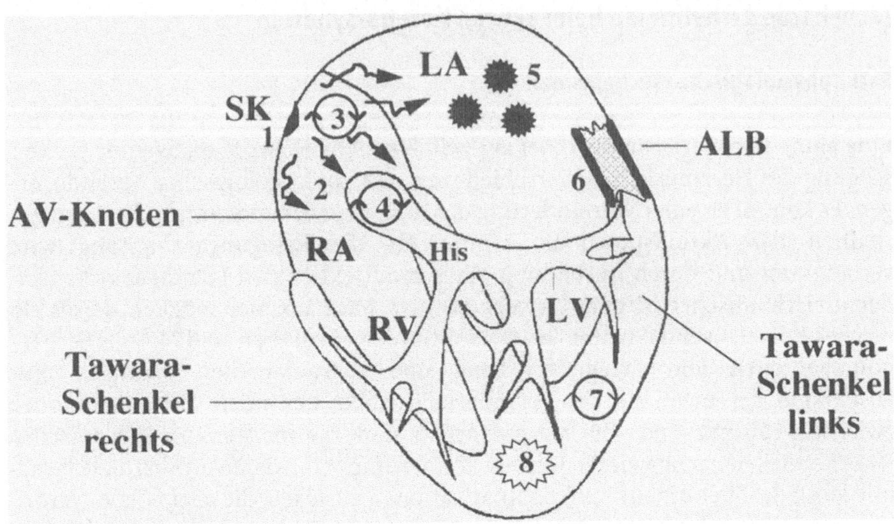

Abb. 6.4-1. Formen von Herzrhythmusstörungen, die in der Prähospitalphase eines akuten Koronarsndroms auftreten können. *1* Sinustachykardie; *2* Vorhofflimmern; *3* Vorhofflattern; *4* AV-Knoten-Reentry-Tachykardie; *5* Ektop atriale Tachykardie; *6* Tachykardie bei akzessorischer Leitungsbahn [ALB]; *7* Kammertachykardie; *8* Kammerflattern/Kammerflimmern

darauf hingewiesen, dass bei kurzen Refraktärzeiten der Bypassbahn (<250 ms) und Vorhofflimmern eine lebensgefährliche Situation vorliegt und Kammerfrequenzen über 280/min erreicht werden können [48]. Bei solchen Patienten finden sich im Oberflächen-EKG unregelmäßige RR-Intervalle mit maximaler Präexzitation (QRS-Komplex-Breite >0,12 s) und RR-Intervalle unter 250 ms. Die RR-Intervalle sind jedoch bei Vorhofflimmern nur als grobe Risikomarker anzusehen, da Refraktärzeiten von AV-Knoten und akzessorischer Bahn durch Katecholamine oder durch sympathische Stimulation beeinflusst werden können und im Einzelfall keine sichere Risikoidentifikation zulassen. Supraventrikuläre Tachykardien wie AV-Knoten-Reentry-Tachykardien oder ektop atriale Tachykardien sind per se keine lebensgefährlichen Rhythmusstörungen, können aber bei hohen Kammerfrequenzen zu Hypotonie, Lungenödem und schwerer Angina pectoris und somit zu einer gefährlichen Situation führen (Abb. 6.4-2).

Vorhofflimmern ist die häufigste Rhythmusstörung im Erwachsenenalter, hat eine Inzidenz von etwa 0,4% und ist wegen seiner hämodynamischen Auswirkungen und der Gefahr arterieller Embolien behandlungsbedürftig [35]. Während Vorhofflimmern in der Regel eine relativ harmlose Rhythmusstörung ist, kann eine lebensbedrohliche Situation vorliegen, wenn es zu einer schnellen Kammerüberleitung kommt [24]. Die Symptomatik ist primär von der Tachykardiefrequenz abhängig, die durch Leitungseigenschaften im AV-Knoten und von Art und Ausmaß der Grunderkrankung bzw. der linksventrikulären Funktionseinschränkung beeinflusst wird. Durch tachykardes Vorhofflimmern sind lebensbedrohliche Zustände beschrieben worden, die mit schwerer Herzinsuffizienz, Lungen-

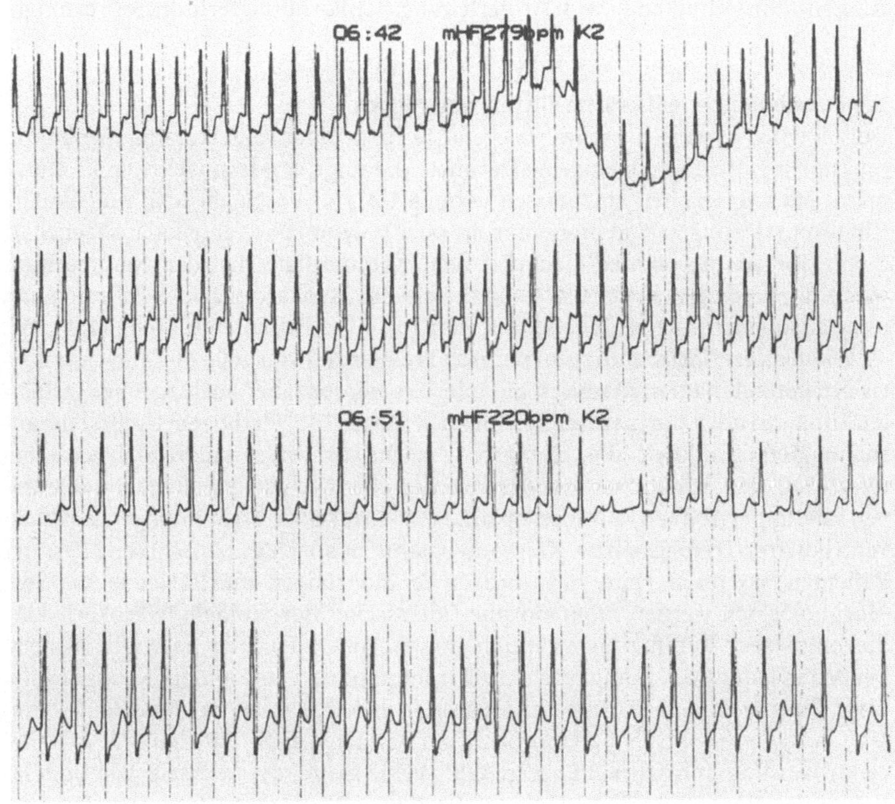

Abb. 6.4-2. Monitor-EKG einer AV-Knoten-Reentry-Tachykardie mit hoher Kammerfrequenz von 220/min. Bei schlechter linksventrikulärer Funktion (linksventrikuläre Auswurffraktion von 25%) rasche Entwicklung eines Lungenödems während der Tachykardie

ödem und Synkopen einhergingen und durch unzureichendes Schlag- und Herz-Zeit-Volumen bei reduzierter diastolischer Ventrikelfüllung bedingt waren [33]. Darüber hinaus ist pathophysiologisch zu bedenken, dass bei Vorhofflimmern mit schneller Überleitung ein Missverhältnis von O_2-Angebot und O_2-Verbrauch vorliegt, das mit einem verminderten diastolischen Koronarfluss einhergeht, was natürlich besonders beim akuten Koronarsyndrom nicht wünschenswert ist [49].

Vorhofflattern kommt demgegenüber wesentlich seltener vor als Vorhofflimmern. Trotz hoher Vorhofflatterfrequenzen von über 280/min liegt die typische Kammerfrequenz „nur" bei 130–150/min, da es im AV-Knoten zu einer Leitungsverzögerung mit 2:1-Überleitung (oder höherer Überleitungsverzögerung mit 3:1-, 4:1-Überleitung) kommt. Lebensbedrohliche Rhythmusstörungen können dennoch auch beim Vorhofflattern beobachtet werden, wenn es zu einer 1:1-Überleitung der Flatterwellen auf die Kammern kommt. Solche gefährlichen Situationen können auch durch die Gabe von Chinidin oder Disopyramid ausgelöst werden, da diese Medikamente zu einer Verkürzung der Refraktärzeiten im AV-

Knoten führen und so eine 1:1-Überleitung bei Vorhofflattern oft erst ermöglichen [15].

Lebensbedrohliche ventrikuläre Rhythmusstörungen

Der plötzliche Tod ist als schwerwiegendste Form einer ventrikulären Herzrhythmusstörung nicht durch einzelne Parameter bedingt, sondern vielmehr als multifaktorielles Geschehen aufzufassen (Abb. 6.4-3). Lebensgefährliche ventrikuläre Rhythmusstörungen sind monomorphe oder polymorphe ventrikuläre Tachykardien, „Torsade-de-pointes"-Tachykardien, Kammerflattern oder Kammerflimmern, die besonders in der Prähospitalphase des Myokardinfarktes auftreten und ohne adäquate sofortige Behandlung zum Tod eines Patienten führen [44, 46, 49].

Ventrikuläre Tachykardien sind durch Frequenzen von 100–280/min charakterisiert, können hämodynamisch gut toleriert werden, aber auch zu einer instabilen Situation oder zum kardiogenen Schock führen [36]. Pathogenetisch ist die koronare Herzkrankheit die häufigste Ursache für ventrikuläre Tachykardien (60–70%); diese Rhythmusstörungen werden aber auch bei Patienten mit dilatativer bzw. hypertropher Kardiomyopathie (10–15%) oder arrhythmogener rechtsventrikulärer Dysplasie bzw. Kardiomyopathie beobachtet [3, 37]. Bei 2–5% der Patienten lassen sich keine strukturellen Veränderungen am Herzen nachweisen. Morphologisch werden monomorphe (identische Morphologie jedes Tachykardiekomplexes) Kammertachykardien polymorphen Formen gegenübergestellt, bei denen jeder QRS-Komplex elektrokardiographisch eine andere Konfiguration zeigt. Eine besondere Form ventrikulärer Tachykardien ist die *„Torsade-de-pointes"-Tachykardie*, die als polymorphe Kammertachykardie ein charakteristisches elektrokardiographisches Bild zeigt: QRS-Vektoren zeigen wechselartige Undulationen um die isoelektrische Linie mit breitem QRS-Komplex [13]. Die „Torsade-de-pointes"-Tachykardie („Spitzenumkehrtachykardie") zählt zu den lebensbedrohlichen Rhythmusstörungen, die in Kammerflimmern übergehen kann und so

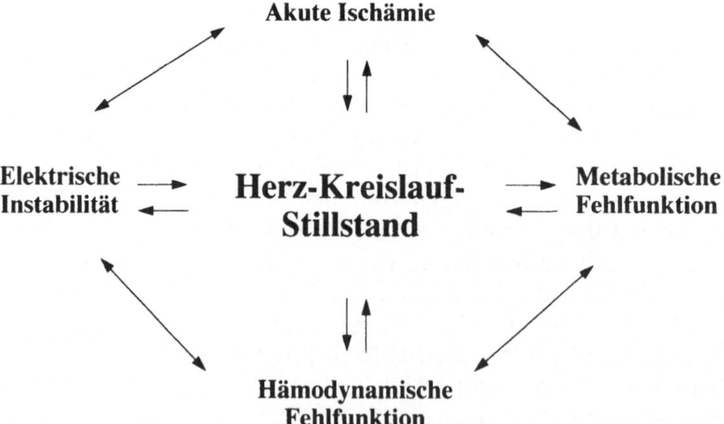

Abb. 6.4-3. Einflussgrößen eines akuten Herz-Kreislauf-Stillstandes in der Prähospitalphase eines akuten Koronarsyndroms

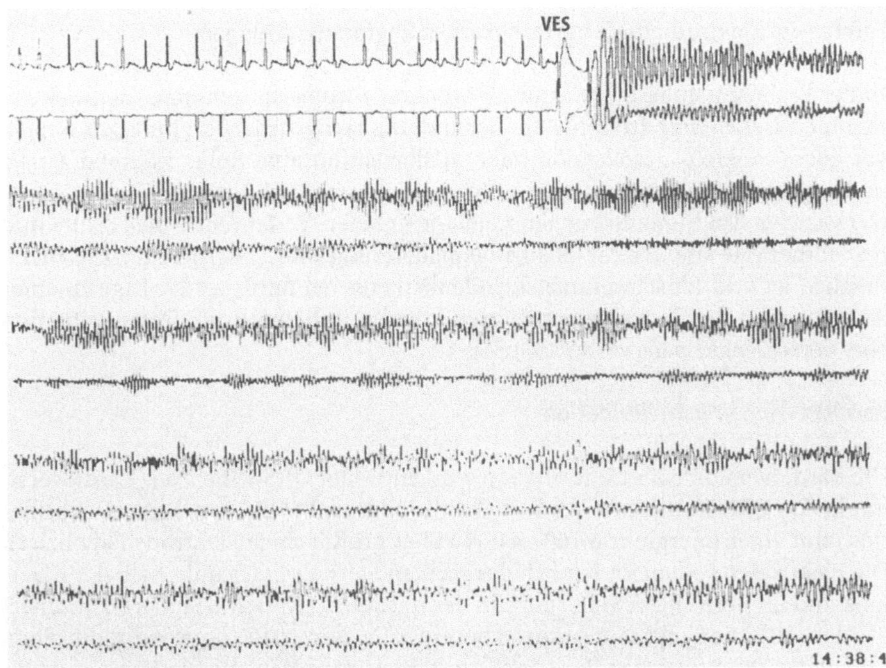

Abb. 6.4-4. Monitor-EKG einer „Torsade-de-pointes"-Tachykardie (TdP) in der Prähospitalphase eines akuten Koronarsyndroms. Auslösung der TdP nach einer ventrikuläen Extrasystole (VES) und einem relativ langen Intervall zwischen VES und KF. Wechselförmige Undulationen der QRS-Komplexe um die isolelektrische Linie

zum Tod eines Patienten führt. Ursächlich können „Torsade-de-pointes"-Tachykardien durch Pharmaka ausgelöst werden, die zu einer pathologischen Verlängerung der QT-Zeit führen (Abb. 6.4-4). „Torsade-de-pointes"-Tachykardien werden klassischerweise beim Romano-Ward-Syndrom und beim Jervell-Lange-Nielson-Syndrom beobachtet, bei denen eine angeborene Verlängerung der QT-Zeit vorliegt [36].

Beim *Kammerflattern* liegen hochfrequente ventrikuläre Tachykardien vor, deren Frequenzen über 250/min betragen und die mit einer schenkelblockartigen Deformierung des QRS-Komplexes (QRS-Breite >0,12 s) verbunden sind. Kammerflattern ist eine lebensbedrohliche Rhythmusstörung, die häufig in Kammerflimmern degeneriert. *Kammerflimmern* ist die „chaotische" Erregung des Herzens, bei der regelrechte Impulse nicht mehr auszumachen sind. Kammerflimmern ist eine lebensgefährliche Rhythmusstörung, die sofortige Reanimationsmaßnahmen erfordert [36, 38]. Patienten mit diesen Arrhythmien verlieren in der Regel rasch das Bewusstsein und versterben ohne sofortige Kardioversion bzw. Defibrillation im Herz-Kreislauf-Versagen. Kammerflattern und Kammerflimmern finden sich meistens bei Patienten mit organischer Herzerkrankung, deutlich eingeschränkter linksventrikulärer Funktion und bei akuter myokardialer Ischämie [49, 51].

Formen der Elektrotherapie bei tachykarden Rhythmusstörungen

In der Prähospitalphase des akuten Koronarsyndroms spielen unter den elektrotherapeutischen Verfahren für die Behandlung tachykarder Rhythmusstörungen vor allem Elektrokardioversion oder -defibrillation eine Rolle, während atriale und/oder ventrikuläre transvenöse Stimulationsmaßnahmen zur Terminierung tachykarder Rhythmusstörungen keine geeigneten Verfahren in der Akut- und Notfalltherapie sind, da die Elektrodenplatzierung nicht oder nur unzureichend möglich ist und Einschwemmelektrodenkatheter bei flottierender Lage zu einer Akzelleration der Tachykardien führen können und somit die Gesamtsituation eher verschlechtern als verbessern [4].

Kardioversion bzw. Defibrillation

Die Kardioversion oder Defibrillation wird entweder QRS-synchron (Kardioversion) in den QRS-Komplex einer Tachykardie oder nicht QRS-synchron (Defibrillation) mit einer Energie von 100–360 Ws über großflächige Elektroden appliziert. Die Elektroden sollten im Bereich des rechten Sternalrandes unterhalb der Klavikula und im Bereich der Herzspitze in der mittleren Axillarlinie links positioniert werden [30]. Die Synchronisation ist bei einer Kardioversion notwendig, um einen Einfall des DC-Schocks in die T-Welle mit der Gefahr Kammerflimmern auszulösen zu vermeiden. Es ist selbstverständlich, dass eine R-Zacken-getriggerte Kardioversion bei bewusstseinsklaren Patienten mit Tachyarrhythmien nur nach Sedierung in Kurznarkose erfolgen sollte [39]. Bei jeder Kardioversion bzw. Defibrillation müssen Möglichkeiten zu einer temporären Schrittmachertherapie sowie Voraussetzungen für eine kardiopulmonale Reanimation gegeben sein. Die bei einer Kardioversion gelegentlich auftretenden vorübergehenden Bradykardien durch Sinusknotenstillstand, Sinusbradykardien, oder AV-Blockierungen bedürfen oft keiner Therapie; sie sprechen – falls notwendig – gut auf die Gabe von Atropin an [4].

Frühdefibrillation

Für Patienten mit Kammerflimmern ist die Defibrillation in der Tat die einzige effektive Maßnahme, die nicht nur in der akuten Situation, sondern auch im Langzeitverlauf die Prognose verbessert [7]. Das Zeitintervall zwischen Beginn des Kammerflimmerns und der Applikation des ersten Defibrillationsschocks ist die Hauptdeterminante für das Überleben der Patienten, sodass die „Frühdefibrillation" bzw. die „Defibrillation durch ärztliche Ersthelfer" nicht nur von wissenschaftlichem Interesse ist, sondern enorme Bedeutung bei der Behandlung von Patienten in der Prähospitalphase hat [29, 30]. Es hat sich gezeigt, dass sich bei Kammerflimmern die Überlebensrate um 7–10% pro Minute verschlechtert, um die sich eine Defibrillation verzögert [45]; Überlebensraten von 90% werden erreicht, wenn beim Herz-Kreislauf-Stillstand die Defibrillation innerhalb der ersten Minute durchgeführt wird, sie beträgt ca. 50% nach 5 min, ca. 30% nach 7 min und ca. 10% nach 9–11 min [8]. Es besteht daher kein Zweifel daran, dass die Prognose bei solchen Patienten um so besser ist, je schneller die Defibrillation erfolgt und dass Maßnahmen zur Verbreitung der Frühdefibrillation unbedingt zu unterstützen sind [28].

Automatischer externer Defibrillator

Diack und Mitarbeiter berichteten 1979 erstmals über erste experimentelle und klinische Erfahrungen eines automatischen externen Defibrillators (AED) [6]. Inzwischen liegen weitere Berichte über die Einsatzmöglichkeiten und Erfolge der Frühdefibrillation mit diesem System vor [5]. Der AED ist relativ einfach zu bedienen und die notwendigen Schritte, die von einem Ersthelfer zu tun sind, werden klar und unmissverständlich deutlich gemacht. Der AED ist in der Lage, Kammerflimmern automatisch zu erkennen und mehrere Schocks über Flächenelektroden abzugeben. Aufgrund überzeugender Ergebnisse ist der AED inzwischen weiter verbreitet als noch vor einigen Jahren und findet sich häufiger in öffentlichen Institutionen wie Polizeistationen, Flughäfen und Flugzeugen [18]. Trotz ermutigender erster Erfolge in der Verbreitung des Systems sollte eine breitere Verfügbarkeit dieses Systems erfolgen, um die schlechte Prognose von Patienten mit Kammerflimmern und einer zu späten Defibrillation zu verbessern.

Indikation zur Elektrotherapie bei tachykarden Rhythmusstörungen

Für die Differentialtherapie tachykarder Rhythmusstörungen ist zunächst entscheidend, die richtige Diagnose zu stellen und dann eine adäquate Therapie einzuleiten [41]. Besonders in der Prähospitalphase des akuten Koronarsyndroms, der notfallmäßigen Vorstellung von Patienten mit tachykarden Herzrhythmusstörungen, ist eine klare diagnostische und therapeutische Strategie erforderlich [49]. Für die Wahl des therapeutischen Vorgehens ist bei Patienten mit tachykarden Rhythmusstörungen die hämodynamische Situation entscheidend und natürlich die Art der vorliegenden Rhythmusstörung [38, 39].

Bei Patienten mit *ventrikulären Tachykardien*, die hämodynamisch stabil sind, ist eine elektrische Therapie primär nicht indiziert; in diesen Fällen ist eine medikamentös-antiarrhythmische Strategie zu bevorzugen. Eine elektrische Überstimulation mittels Elektrodenkatheter im rechten Ventrikel ist bei Patienten mit stabilen Kammertachykardien prinzipiell zwar möglich, in den meisten Fällen aufgrund mangelnder technischer Austattung im Notarztwagen jedoch undurchführbar und oft ohne Erfolg, sodass sekundär eine Kardioversion erfolgen muss (Abb. 6.4-5). Bei Patienten, bei denen ventrikuläre Tachykardien mit einer hämodynamisch instabilen Situation einhergehen (Präsynkope, Hypotonie, Kaltschweißigkeit) sollte unverzüglich eine elektrische Kardioversion, R-Zacken-getriggert erfolgen. Es wurde vorgeschlagen, für monomorphe ventrikuläre Tachykardien mit einer Energiemenge von 100 Ws zu beginnen, und bei Therapierefraktärität die Energie auf 200–360 Ws zu erhöhen. Bei polymorphen ventrikulären Tachykardien erscheint die initiale Energie mit 200 Ws günstiger zu sein [13, 19].

Es wurde schon mehrfach darauf hingewiesen, dass *Kammerflattern* und *Kammerflimmern* lebensbedrohliche Rhythmusstörungen sind, die ohne adäquate

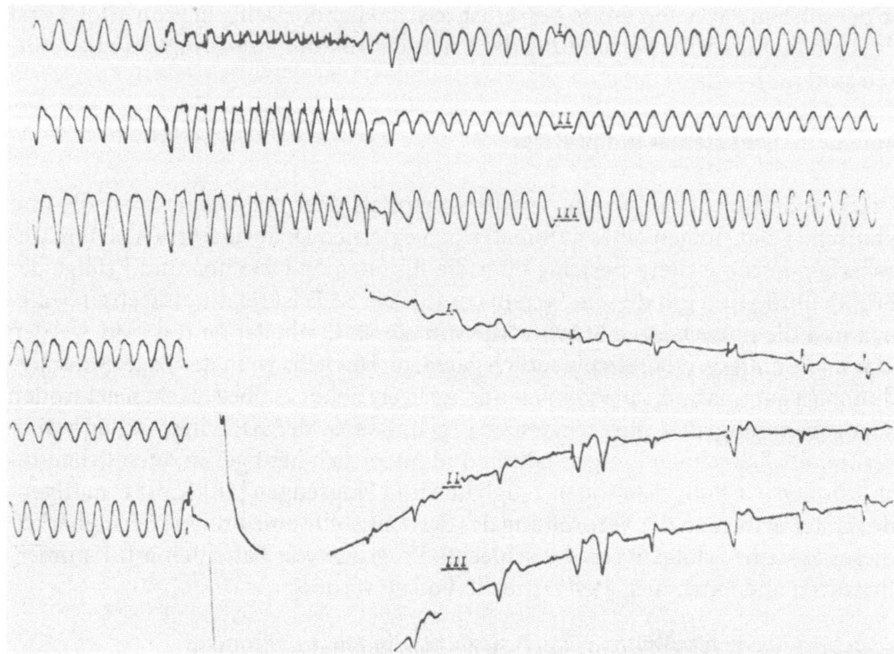

Abb 6.4-5. Externe Kardioversion bei einem Patienten mit schneller ventrikulärer Tachykardie. Initial Versuch der Überstimulation („overdrive") durch ein antitachykardes Stimulationsprogramm ohne Terminierung der Tachykardie. Bei hämodynamischer Instabilität und Bewusstseinsverlust Defibrillation und Herstellen eines Sinusrhythmus

Therapie zum Tod eines Patienten führen [36]. Es sollte daher bei Patienten, die einen Herz-Kreislauf-Stillstand aufgrund dieser Rhythmusstörungen haben, so schnell wie mögliche eine elektrische Kardioversion durchgeführt werden. Bei der Defibrillation von Kammerflattern bzw. Kammerflimmern kann Vorhofflimmern entstehen, weil der Defibrillationsimpuls nicht zur P-Welle synchronisiert werden kann. Dieses Vorhofflimmern kann je nach Überleitungsfrequenz oder hämodynamischer Toleranz eine weitergehende medikamentöse oder auch elektrische Therapie erforderlich machen. Die nach Kardioversion bzw. Defibrillation auftretenden ST-Strecken-Veränderungen können, gerade in der Prähospitalphase des akuten Koronarsyndroms, Ausdruck der myokardialen Ischämie sein, sie können aber auch auf Veränderungen des autonomen Nervensystems, die durch den Schock bewirkt werden, zurückzuführen sein [4]. Bei Schrittmacher- oder Defibrillatorträgern, die beim akuten Koronarsyndrom, wegen Kammerflattern bzw. Kammerflimmern defibrilliert werden müssen, kann es zu einer Umprogrammierung mit veränderter Funktion kommen. Daher ist in jedem Fall, sobald möglich, eine Überprüfung des Schrittmacher- bzw. Defibrillatorsystems notwendig. Bei Patienten mit implantiertem Defibrillator ist darüber hinaus abzuklären, warum bei Kammerflattern bzw. Kammerflimmern keine adäquate Therapie erfolgte [42].

Literatur

1. Alpert JS (1997) Conduction disturbances: temporary and permanent pacing in patients with acute myocardial infarction. In: Gersh BJ, Rahimtoola SH (eds) Acute myocardial infarction. Chapman & Hall, New York, pp 354–367
2. Alt E, Heinz S (1999) Bradykarde Herzrhythmusstörungen. In: Zerkowski HR, Baumann G (Hrsg) HerzAkutMedizin. Steinkopff, Darmstadt, S 367–382
3. Auricchio A, Klein H (2000) DCM: Neue nicht-pharmakologische Therapieansätze. Z Kardiol 89[Suppl 6]:3 (Abstrakt)
4. Borggrefe M, Scheld HH, Breithardt G (1999) Elektrische Therapie, Katheterablation und chirurgische Maßnahmen bei ventrikulären Tachyarrhythmien. In: Zerkowski HR, Baumann G (Hrsg) HerzAkutMedizin. Steinkopff, Darmstadt, S 397–413
5. Cummins RO, Eisenberg M, Bergner L, Murray JA (1984) Sensitivity, accuracy, and safety of an automatic external defibrillator. Lancet 2:318–320
6. Diack AW, Welborn WS, Rullmann RG, Walter CW, Wayne MA (1979) An automatic cardiac resuscitator for emergency treatment of cardiac arrest. Med Instrum 13:78–83
7. Dick W (1998) Die Leitlinien des European Resuscitation Councils von 1998 für „Erweiterte lebensrettende Sofortmaßnahmen beim Erwachsenen". Intensivmedizin 35:653–662
8. Eisenberg MS, Copass MK, Hallstrom AP, Blake B, Bergner L, Short FA, Cobb LA (1980) Treatment of out-of-hospital cardiac arrests with rapid defibrillation by emergency medical technicians. N Engl J Med 302:1379–1383
9. Feigl D, Ashkenazy J, Kishon Y (1984) Early and late atrioventricular block in acute inferior myocardial infarction. J Am Coll Cardiol 4:35–41
10. Fitzpatrick A, Sutton R (1992) A guide to temporary pacing. Br Med J 304:365–369
11. Fllet WF, Johnson TA, Cascio WE (1994) Marked activation delay caused by ischemia initiated after regional K^+ elevation in situ pig hearts. Circulation 90:3009–3017
12. Gomes JA, Winters L, Ip J, Tepper D, Kjellgren O (1993) Identification of patients with high risk of arrhythmic mortality. Role of ambulatory monitoring, signal-averaged ECG, and heart rate variability. In: Akhtar M (ed) Cardiology Clinics – cardiac arrhythmias and related syndromes. Saunders, Philadelphia, pp 55–63
13. Grogin HR, Scheinman MM (1993) Evaluation and management of patients with polymorphic ventricular tachycardia. In: Akhtar M (ed) Cardiology Clinics – cardiac arrhythmias and related syndromes. Saunders, Philadelphia, pp 39–54
14. Harper JR Jr, Johnson TA, Engle CL, Martin DG, Fleet W, Gettes LS (1993) Effect of rate on changes in conduction velocity and extracellular potassium contraction during acute ischemia in the in situ pig heart. J Cardiovasc Electrophysiol 4:661–671
15. Herre JM, Scheinman MM (1992) Supraventricular tachycardias. In: Parmley WB, Chatterjee K (Hrsg) Cardiology. Lippincott-Raven, Philadelphia, pp 1–18
16. Janse MJ, Opthof T (1995) Mechanisms of ischemia-induced arrhythmia. In: Zipes DP, Jalife J (eds) Cardiac electrophysiology. From cell to bedside. Saunders, Philadelphia, pp 489–496
17. Jiménez RA, Myerburg RJ (1993) Sudden cardiac death. Magnitude of the problem, substrate/trigger interaction, and populations at high risk. In: Akhtar M (ed) Cardiology Clinics – cardiac arrhythmias and related syndromes. Saunders, Philadelphia, pp 1–9
18. Kerber RE, Kienzle MG, Constantin L, Olshansky B, Hopson R, Charbonnier F (1988) Energy, current, and success in defibrillation and cardioversion: clinical studies using an automated impedance-based method of energy adjustment. Circulation 77:1038–1046
19. Kerber RE, Kienzle MG, Olshansky B et al. (1992) Ventricular tachycardia rate and morphology determine energy and current requirements for transthoracic cardioversion. Circulation 85:158–163
20. Kihara Y, Grossman W, Morgan JE (1989) Direct measurement of changes in intracellu-

lar calcium transients during hypoxia, ischemia and reperfusion in intact mammalian heart. Circ Res 65:1029–1044
21. Lie KI, Wellens HJJ, Schuilenburg RM (1974) Factors influencing prognosis of bundle branch block complicating acute antero-septal infarction. The value of His bundle recordings. Circulation 50:935–941
22. Lewin RF, Sclarovsky S, Strasberg B (1984) Right axis deviation in acute myocardial infarction: clinical significance, hospital evolution, and long-term follow-up. Chest 85:489–496
23. Moses HW, Moulton KP, Miller BD, Schneider JA (eds) 1995) A practical guide to cardiac pacing. Little/Brown, Boston
24. Podrid PJ (1995) Atrial fibrillation. In: Parmley WB, Chatterjee K (eds) Cardiology. Lippincott-Raven, Philadelphia, pp 1–30
25. Robinson K, Rowland E, Krikler DM (1988) Wolff-Parkinson-White syndrome: atrial fibrillation as the presenting arrhythmia. Br Heart J 59:578–580
26. Rosenfeld LE (1988) Bradyarrhythmias, abnormalities of conduction, and indications for pacing in acute myocardial infarction. In: Cabin HS (ed) Cardiology clinics. Saunders, Philadelphia, pp 49–61
27. Ryan TJ (1996) Guidelines for the management of patients with acute myocardial infarction. J Am Coll Cardiol 28:1328–1428
28. Seliger M, Knorr M (2000) Hat die Public Access Defibrillation in Deutschland eine Chance? – Über das US-Modell, rechtliche Bedenken und deren Berechtigung. Gesundheitswesen 62:1–5
29. The pre-hospital management of acute heart attacks (1998). Recommendations of a Task Force of the European Society of Cardiology and The European Resuscitation Council. Eur Heart J 19:1140–1164
30. The automated external defibrillator (2000). Key links in the chain of survival. Circulation 102[Suppl I]:60–76
31. Trappe HJ (1999) Tachykarde Herzrhythmusstörungen in der Intensivmedizin. In: Zerkowski HR, Baumann G (Hrsg) Herz-Akut-Medizin. Steinkopff, Darmstadt, S 383–396
32. Trappe HJ, Heintze J, Lichtlen PR (1996) Identifikation des rhythmusgefährdeten Patienten. Nichtinvasive und invasive Diagnostik. Internist 37:34–44
33. Trappe HJ, Klein H, Lichtlen PR (1992) Ursachen des akuten Herz-Kreislauf-Stillstandes. Internist 33:289–294
34. Trappe HJ, Schuster HP (2000) Die Bedeutung von klinischen Befunden und Oberflächen-EKG für Diagnose und Therapie von Herzrhythmusstörungen. Intensivmedizin 37:1–12
35. Trappe HJ, Rodriguez LM, Smeets JLRM, Weismüller P (2000) Diagnostik und Therapie von Tachykardien mit schmalem QRS-Komplex. Intensivmedizin 37:631–643
36. Trappe HJ, Rodriguez LM, Smeets JLRM, Pfitzner P (2000) Diagnostik und Therapie von Tachykardien mit breitem QRS-Komplex. Intensivmedizin 37:724–735
37. Trappe HJ (2000) Arrhythmogene rechtsventrikuläre Kardiomyopathie (ARVCM): Therapie und Prognose. Z Kardiol 89 [Suppl 6]:6 (Abstrakt)
38. Trappe HJ (2001) Herzrhythmusstörungen. In: Burchardi H, Larsen R, Schuster HP, Suter PM (Hrsg) Intensivmedizin. Springer, Berlin, Heildelberg, New York, S 657–673
39. Trappe HJ (1998) Lebensbedrohliche tachykarde Rhythmusstörungen. Intensiv- und Notfallbehandlung. 23:13–26
40. Trappe HJ (1999) Herzinfarkt. In: Leuwer M, Schürmeyer TH, Trappe HJ, Zuzan O (Hrsg) Interdisziplinäre Intensivmedizin. Thieme, Stuttgart, S 334–344
41. Trappe HJ, Schuster HP (2000) Die Bedeutung von klinischen Befunden und Oberflächen-EKG für Diagnose und Therapie von Herzrhythmusstörungen. Intensivmedizin 37:561–572
42. Trappe HJ (1999) Notfälle nach Defibrillator-Implantation. In: Leuwer M, Schürmeyer TH, Trappe HJ, Zuzan O (Hrsg) Interdisziplinäre Intensivmedizin. Thieme, Stuttgart, S 129–132

43. Vieweg WVR, Alpert JS, Hagan AD (1975) Origin of the sinoatrial and atrioventricular node arteries in right, mixed, and left inferior emphasis systems. Cathet Cardiovasc Diag 1:361–368
44. Wallmeyer S, Schermund A, Sack S, Erbel R (2000) Erstdefibrillation durch trainierte Laien vor Eintreffen des Rettungsdienstes. Intensivmedizin 37:573–578
45. Weaver WD, Copass MK, Bzfi D, Ray R, Hallstrom AP, Cobb LA (1984) Improved neurologic recovery and survival after early defibrillation. Circulation 69:943–948
46. Wellens HJJ, Brugada P (1987) Sudden cardiac death: a multifactorial problem. In: Brugada P, Wellens HJJ (eds) Cardiac arrhythmias. Where to go from here? Futura, Mount Kisco, New York, pp 391–400
47. Wellens HJJ, Farré J, Bär FWHM (1987) The Wolff-Parkinson-White syndrome. In: Mandel WJ (ed) Cardiac arrhythmias. Their management, diagnosis, and management. Lippincott, Philadelphia, pp 274–296
48. Wellens HJJ, Durrer D (1974) Wolff-Parkinson-White syndrome and atrial fibrillation: relation between refractory period of the accessory pathway and ventricular rate during atrial fibrillation. Am J Cardiol 40:514–520
49. Wellens HJJ, Conover MB (1992) The ECG in emergency decision making. Saunders, Philadelphia, pp 1–27
50. Werdan K (1994) Rhythmusstabilisierung. In: Madler C, Jauch KW, Werdan K (Hrsg) Das NAW Buch. Urban & Schwarzenberg, München, S 205–214
51. Woelfel A, Gettes LS (1997) Tachyarrhythmias during acute myocardial infarction. In: Gersh BJ, Rahimtoola SH (eds) Acute myocardial infarction. Chapman & Hall, Philadelphia 338–353
52. White RD, Asplin BR, Bugliosi TF, Hankins DG (1996) High discharge survival rate after out-of-hospital ventricular fibrillation with rapied defibrillation by police and paramedics. Ann Emerg Med 28:480–485

Kostenproblematik im Rettungswesen – eine Betrachtung aus gesundheitsökonomischer Perspektive

Peter Oberender · Jürgen Zerth

Unabhängig von der zukünftigen Entwicklung im Gesundheitswesen, sei diese nun durch eine Zunahme marktwirtschaftlicher Elemente oder durch eine planwirtschaftliche Zuteilung der vorhandenen Ressourcen geprägt, ist mit einer wachsenden Relevanz der *Kosten-Nutzen-Relation* konkurrierender medizinischer Handlungsalternativen zu rechnen. Dabei ist die einfache Überlegung zugrunde zu legen, dass die in einer Volkswirtschaft verfügbaren Ressourcen durchaus auch in Bereichen außerhalb des Gesundheitswesens sinnvoll eingesetzt werden können. Auch im Bereich des Rettungswesen sind die Kosten in den letzten Jahren angestiegen. So lagen die Gesamtausgaben der Gesetzlichen Krankenversicherung im Jahre 1998 bei ca. 250 Mrd. DM. Die Ausgaben für das Rettungswesen stellen dabei einen zunehmend wachsenden Ausgabenblock dar. Unter der Rubrik Fahrtkosten fielen ca. 4,30 Mrd. DM an, was eine Steigerung von 5,1% gegenüber dem Vorjahr entspricht, wohingegen die Gesamtausgaben nur um 1,3% angestiegen sind. Der bodengebundene Rettungsdienst hat einen Anteil von ca. 70%. [5].

Das Problem der Knappheit induziert die Notwendigkeit einer Rationierung, was gerade im Rahmen einer budgetierten Gesundheitsversorgung die Gefahr impliziert, undifferenzierte Leistungskürzungen zu erzeugen, die allein nach dem Preis einer Diagnose- oder Therapiemethode erfolgen [12]. Dabei ist vor allem den Veränderungen des medizinisch-technischen Fortschritts Rechnung zu tragen. In der gesundheitsökonomischen wie auch gesundheitspolitischen Diskussion wird dem Rettungsdienst dabei selten ein spezieller eigener Stellenwert beigemessen. Der folgende Beitrag hat einerseits die Zielsetzung, anhand einer *qualitativen Analyse* die Kosten des Rettungsdienstes herauszuarbeiten, um darauf aufbauend die gesundheitspolitischen Aspekte des Rettungsdienstes zu betrachten.

Kosten des Rettungswesens

Abgrenzung des Rettungsdienstbegriffes

Die beiden grundsätzlichen Aufgaben des Rettungsdienstes sind die *Durchführung der Notfallrettung* und die *Gewährleistung des Krankentransportes.* Diese beiden Komponenten unterscheiden sich einmal durch den Zustand der zu versorgenden Patienten und zum anderen durch die Art der dafür notwendigerweise zu erbringenden Leistungen

Notfallrettung ist dabei die Durchführung lebensrettender Maßnahmen bei Notfallpatienten am Unfallort und die Herstellung der Transportfähigkeit sowie die Beförderung dieser Personen unter fachgerechter Betreuung in ein geeignetes Krankenhaus. Krankentransport ist die Beförderung von Kranken, Verletzten oder sonstigen Personen, die keine Notfallpatienten sind [6]. Schon allein diese Definition lässt erkennen, dass die Abgrenzung zwischen beiden Bereichen fließend verläuft. Auch äußert sich die Organisation für Aufgaben des Rettungsdienstes sehr vielgestaltig. In der Bundesrepublik Deutschland ist die Art der *Organisation* des Rettungsdienstes vornehmlich historisch und zunächst lokal begrenzt gewachsen. Rettungsdienst wurde folglich nicht von Anfang an unter medizinischen oder ökonomischen Effizienzgesichtspunkten geplant, sondern entwickelte sich je nach örtlichen Gesichtspunkten.[1] Träger des Rettungsdienstes sind vornehmlich Kreise und kreisfreie Städte, die sich zur Durchführung des Rettungsdienstes entweder der Organisationen der freigemeinnützigen Hilfsorganisationen, der Berufsfeuerwehren oder privater Rettungsdienste bedienen können. Die Finanzierung des Rettungsdienstes erfolgt gegenwärtig zu weiten Teilen durch die gesetzlichen Krankenversicherungen. Dabei ist aber zwischen *Investitions- und Einsatzfinanzierung* zu unterscheiden [1]. Die Krankenkassen vergüten hauptsächlich nach dem Selbstkostendeckungsprinzip die Einsätze der Rettungsmittel. Die Finanzierung und damit auch Investitionsentscheidung über die Vorhaltung von Rettungswachen liegt in der Entscheidungskompetenz der Bundesländer. Somit kann auch im Rettungswesen von einer Art dualer Finanzierung gesprochen werden.

Ökonomische Bewertung der Kosten und Leistungen des Rettungsdienstes

Eine ökonomische Einordnung des Rettungsdienstes bedarf der Zugrundelegung eines ökonomischen Instrumentariums. Aus diesem Grund wird des Weiteren von einer Kosten- und Leistungsbewertung ausgegangen, die sich auf die Elemente der gesundheitsökonomischen Evaluation stützt. Unter *Kosten* wird dabei der direkte Ressourcenverbrauch durch die Vorhaltung und den Gebrauch einer Rettungsdiensteinrichtung verstanden. Leistungen des Rettungsdienstes gehören – ökonomisch gesehen – zu der sehr heterogenen Gruppe der Dienstleistungen. Im Sinne des Rettungsdienstes lassen sich die Leistungen als *Tätigkeiten* definieren, die den Zustand von Personen und Sachen ändern [15]. Die Leistungen des disponiblen Krankentransportes können durchaus durch die Zahl der Einsätze gemessen werden, die Leistungen der Notfallrettung müssen jedoch vor allem durch die Vorgabe der Bediensicherheit durch die Vorhaltestunden der Rettungsmittel bewertet werden. Als Orientierungsgröße dafür dient die Hilfsfrist, die ein Maß für den Zeitraum der im Falle des Notfalleinsatzes *zeitkritischen* Behandlung angibt.[2]

[1] Dabei sind politökonomischen Aspekte nicht außer Acht zu lassen. Die Versorgung mit dem Gut Rettungsdienst stellt vielmehr häufig ein politisches Gut im Wählerstimmenmarkt dar.

[2] Bei der Vorgabe einer Hilfsfrist liegt dabei ein konkreter Ansatz der Rationierung vor. Auch die Ressourcen des Rettungswesens stehen dabei in Konkurrenz zu anderen Alternativen (vgl. zur Rationierung z. B. Oberender [12]).

Für interregionale Vergleiche, die aufgrund der starken Dezentralität des Rettungsdienstes von erheblicher Bedeutung sind, können die Kosten nur dann beurteilt werden, wenn man sie auf die Anzahl der Einwohner bezieht, die mit diesem Rettungsdienst versorgt werden. Folgerichtig lassen sich aus dieser Vorgehensweise als relevante Maßzahl die Kosten pro Einwohner ermitteln [3]:

$$\frac{\text{Kosten}}{\text{Einwohner}} = \frac{\text{Kosten}}{\text{Einsätze}} \times \frac{\text{Einsätze}}{\text{Bewohner}}$$

Zur Bildung dieser Maßzahl werden die gesamten Kosten auf die gesamten Einsätze umgelegt, wobei dazu auch sog. Fehleinsätze gehören, bei denen keine Behandlung und kein Transport einer Person erfolgt.

Die Größe der Maßzahl „*Kosten je Einsatz*" ist jedoch wegen verschiedenartiger Einflussfaktoren, vor allem unterschiedliche Rettungsdienstkonzepten und deren organisatorische Ausgestaltung, nur schwer zu bestimmen. Dabei ist die besondere Eigenheit der Kostenerfassung einer Dienstleistung zu berücksichtigen.

- Zunächst fallen Kosten der *Vorhaltung* der Leistungsbereitschaft an. Für den Rettungsdienst sind dies beispielsweise die Kosten des fest angestellten Personals, die Investitionskosten der Rettungsmittel sowie die Finanzierungskosten der Gebäude.
- Die Erstellung der eigentlichen Leistung wird im Sinne des *Uno-actu-Prinzips* durchgeführt, d. h. die Leistung erfolgt infolge der Nichtlagerfähigkeit einer Dienstleistung erst aufgrund eines Hilfeersuchens.

Da insbesondere die Notfalleinsätze einen zeitkritischen Charakter aufweisen und die *Bediensicherheit* das relevante gesundheitspolitische Kriterium darstellt, werden die Kosten des Rettungsdienstes vor allem durch die Vorhaltestunden bestimmt, d. h. es kann ein fixer Kostencharakter festgestellt werden.

Aus dieser Überlegung heraus können die Kosten je Einsatz aus folgender Überlegung abgeleitet werden.

$$\frac{\text{Kosten}}{\text{Einsätze}} = \frac{\text{Kosten}}{\text{Vorhaltestunden}} \times \frac{\text{Vorhaltestunden}}{\text{Einsätze}}$$

Die grundsätzliche Problematik bei jeder Vorhaltung liegt folglich in der *Auslastung*. Dabei ist aber zwischen den Vorhaltestunden in der Notfallrettung und den Vorhaltestunden im Krankentransport zu unterscheiden. Die Versorgung von Notfällen innerhalb einer bestimmten Hilfsfrist hängt einmal davon ab, dass die Rettungswachen so eingerichtet sind, dass von ihnen aus jeder Notfall innerhalb einer definierten Zeit bedient werden kann. Für die Notfallrettung gilt daher, dass die Zahl der Vorhaltestunden maßgeblich von der Zahl der Rettungswachen beeinflusst wird. Die Zahl der Rettungswachen ist wiederum ein Ergebnis der politischen Forderung nach Bediensicherheit, d. h. der Vorgabe einer flächendeckenden Rettungsversorgung.

Eine andere Rolle spielen die Vorhaltestunden bei der Dienstleistung Krankentransport. Vorhaltestunden bestehen auch hier aus Leistungszeiten einerseits und Wartezeiten andererseits. Da jedoch die Vorhaltung für Krankentransporte im Gegensatz zur Notfallrettung aufgrund der möglichen Vorplanung der Einsätze, der geringeren zeitlichen Dringlichkeit und der Möglichkeit längerer Wartezeiten flexibler organisierbar ist, kann eine Auslastung der Kapazitäten und dabei eine geringe Kostenbelastung erzielt werden [7].

Eine empirische Aussage zu den Kosten der Vorhaltung von Rettungsdienst und Krankentransport ist wiederum abhängig von der

- Kenntnis der Anzahl der entsprechenden durchschnittlichen Einsätze,
- Kenntnis der durchschnittlichen Einsatzdauer bei Berücksichtigung einer bestimmten Vorgabe der Bediensicherheit,
- Zugrundelegung unterschiedlicher organisatorischer Modelle der Kombination zwischen Notfalldienst und Krankentransport.

Grundsätzlich gilt, dass in den Stadtstaaten die wirtschaftlichsten Rettungssysteme zu identifizieren sind, da sowohl durch angebots- wie nachfrageseitige Aspekte die Auslastung höher liegt als in einem Flächenstaat und die organisatorischen Entwicklungsperspektiven besser sind [7].[1]

Zur Effizienz des Rettungsdienstes

Ausgehend von der oben vorgenommenen Kostenanalyse im Rettungswesen kann die Leistungsfähigkeit des Rettungswesen ökonomisch bewertet werden. Neben den rein volkswirtschaftlichen Betrachtungsweisen bedarf es jedoch zwingend einer Zugrundelegung medizinischer Outcome-Parameter, welche die Grundlage für eine Aussage zur Effizienz und damit zur Wirtschaftlichkeit des Rettungsdienstes ermöglichen. Dabei ist zu berücksichtigen, dass der Rettungsdienst ein Element der *präklinischen* Versorgung darstellt und der Outcome des Rettungseinsatzes nur eine Vorleistung für die weitere medizinische Betreuung bildet [2]. Die Notfallrettung ist deshalb als typisches Element einer Schnittstellenproblematik einzuordnen. Als Hilfskonstrukt für die Effizienz eines Rettungsdiensteinsatzes mag deshalb die tatsächlich realisierte Hilfsfrist dienen. Diese ist aber wiederum abhängig von der Anzahl und Verteilung der Rettungsmittel, was eine höhere Produktivität des Rettungsdienstes in den Stadtstaaten erklären mag. Unter Berücksichtigung der Bedeutung des Rettungsdienstes als erstes Glied der präklinischen Versorgung kann die Ergebnisqualität des Rettungsdienstes durch die schnelle und angemessene Erstversorgung des Patienten definiert werden, was wieder unmittelbar mit der Hilfsfrist im Einklang steht [14]. Dies darf jedoch nicht davon ablenken, dass unter einem langfristigen gesundheitsökonomischen Fokus medizinische Ergebnisparameter wie beispielsweise die Mortalitätsrate nach Abschluss der präklinischen Versorgung relevant sein müssen.

---

[1] Unter Wirtschaftlichkeit ist jedoch nicht zwingen die Kostenkategorie gemeint. Legt man die Kosten pro Einwohner zugrunde, liegt Hamburg weit an der Spitze [7].

Gesundheitsökonomische Betrachtung des Rettungsdienstes

Gesundheitspolitische Ausgangssituation

Aus gesundheitspolitischer Sicht ist vor allem die Frage zu beantworten, wie angesichts knapper werdender Ressourcen die wachsenden Ausgaben im Rettungsdienst zu finanzieren sind. Dabei ist der Entwicklung der Fahrtkosten im Rahmen der GKV-Ausgabenblöcke besondere Beachtung zu schenken. Im Durchschnitt der 90er Jahre haben sich die GKV-Ausgaben um ca. 30% erhöht, die Ausgaben für Fahrtkosten jedoch um fast 70%. Der Ausgabenblock Fahrtkosten muss jedoch einer näheren Differenzierung unterzogen werden. Darunter werden die Ausgaben für Flugrettung und bodengestützter Notfalltransport genauso subsummiert wie auch Taxifahrten im Sinne eines Krankentransportes.

Wie im vorherigen Abschnitt bereits herausgearbeitet wurde, werden die Ausgabenniveaus im Rettungsdienst vor allem durch die Vorhaltekosten determiniert, jedoch ist es hinsichtlich der Beurteilung der Kostensituation ein Unterschied, ob ein Notfalleinsatz vorliegt oder ein Krankentransport. Beim Notfalleinsatz gilt der politische Grundsatz der Bedarfssicherheit, der eine Trennung zwischen der Vorhaltekapazität und der Vergütung der laufenden Einsätze auf den ersten Blick zwingend erforderlich macht. Beim Krankentransport liegt der zeitkritische Charakter derart nicht vor, sodass der Grundsatz der flächendeckenden Versorgung nur eingeschränkt gelten kann.

Fehlende Selbststeuerungskräfte im Rettungsdienst

Bei der Betrachtung der Ausgabenentwicklung im Rettungsdienst sind aus ökonomischer Sicht zumindest 3 Kernbestandteile zu analysieren: *Angebots-* und *Nachfrageseite* sowie die ordnungspolitischen *Rahmenbedingungen* [9].

Der Markt für Rettungsdienste ist durch eine Konzentration des Angebots auf wenige Träger beschränkt. So liegt beispielsweise in den Stadtstaaten der Marktanteil der Feuerwehren durchschnittlich bei 70%, in Flächenländern wird diese Rolle regelmäßig von den Einrichtungen des Deutschen Roten Kreuzes ausgefüllt [7]. Es stellt sich die Frage, ob durch eine Stärkung der Nachfrageseite die Ausgabenentwicklung beeinflusst werden kann. Dabei ist aber die *Besonderheit* des „Gutes" Rettung zu beachten. Obgleich jeder Bürger im Notfall Nachfrage nach Rettungsdienstleistungen entwickeln wird, besteht beim einzelnen meist keine *aktuelle Wertschätzung* für dieses Zukunftsgut. Es liegt eine typische Sachwalterproblematik vor.[1] Diese wird typischerweise im Gesundheitswesen durch die Krankenkassen gelöst. Im Rettungswesen muss aber eine differenzierte Betrachtungsweise vorgenommen werden (Abb. 7-1).

Die Einnahmen des Rettungsdienstes stammen von den Kostenträgern, dabei insbesondere den gesetzlichen Krankenversicherungen, die mit den Trägern des

[1] Unter Sachwalter wird eine Principal-Agent-Bezeichnung verstanden [9].

Abb. 7-1. Leistungsbeziehungen im Rettungswesen. (Nach Niemann [11])

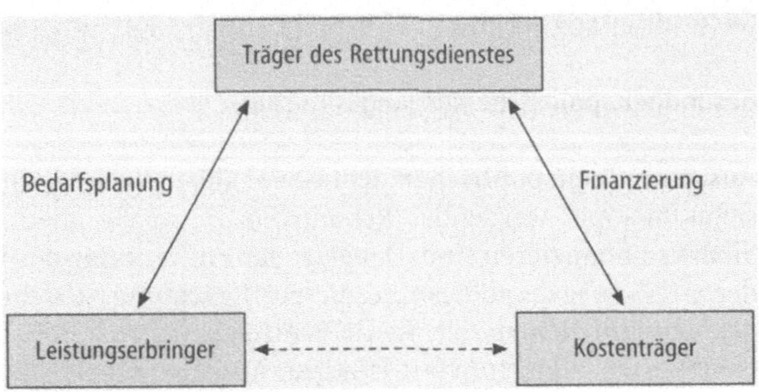

Rettungsdienstes – Kreisen, Kommunen oder Zweckverbänden – die entsprechenden Entgelte vereinbaren. Diese basieren vornehmlich auf dem *Selbstkostendeckungsprinzip*. Die Ausgestaltung der Investitionsfinanzierung ist zwar auf Ebene der Bundesländer unterschiedlich geregelt, doch kann durchweg von einer Einflussnahme der Länder auf die Finanzierung und damit Investitionsentscheidung ausgegangen werden.

Durch das Selbstkostendeckungsprinzip gibt es jedoch kaum Anreize für den Betreiber des Rettungsdienstangebotes wirtschaftlich zu handeln. Da die Kostenträger bei der Kapazitätsplanung nur beschränkt Einfluss nehmen können, werden die Kapazitätsentscheidungen von der Nachfrageseite abgekoppelt, was die Bildung von Überkapazitäten fördert.

Eine Finanzierung über das Selbstkostenprinzip verbunden mit einer Abkoppelung der Investitions- von der Betriebsmittelfinanzierung hat darüber hinaus unmittelbare Auswirkungen auf das Investitionsverhalten. An kostensparendem technischem Fortschritt sind die Rettungsdienste daher nur wenig interessiert. Aus Sicht der medizinischen Ergebnisqualität kann dieser Aspekt gesundheitspolitisch nicht zufriedenstellen.

Gesundheitspolitische Schlussfolgerung

Da die Ausgaben für den Rettungsdienst insbesondere von den *Vorhaltekosten* abhängen, können nachhaltige Wirtschaftlichkeitsreserven, die unter den Rahmenbedingungen der zunehmenden Knappheit im Gesundheitswesen einen immer höheren Stellenwert erlangen, nur durch Auseinandersetzung mit den bisherigen Strukturen und Organisationsformen erzielt werden. Aus medizinischer Sicht, wobei der Rettungsdienst die 1. Stufe einer längeren Kette der Akutversorgung darstellt, müssen die Schnittstellen so verzahnt werden, dass Effizienzsteigerungen zu einer besseren Versorgung des Patienten beitragen. So entsteht auch im Rettungswesen ein dreidimensionales Optimierungsproblem: Welche *Kapazität* soll in welcher *Qualität* und zu welchem *Problem* vorgehalten werden?

In einer freiheitlichen Ordnung, die von einer vornehmlich subjektiven Vorstellung von Gesundheit ausgehen muss, entscheiden letztendlich die Patienten über diese Frage, freilich aufgrund des Problems der asymmetrischen Informationsverteilung und der möglichen Gefahr der Minderschätzung zukünftiger Bedürfnisse mittels des Agenten Krankenkasse [13].

Die unzusammenhängende Finanzverantwortung für Investitionen in die Notfallversorgung führt zu einem Auseinanderfallen von individueller und kollektiver Rationalität.[1] Um günstige Rahmenbedingungen für rationale Investitionsentscheidungen in der Notfallversorgung zu bekommen, ist daher in einem ersten Schritt die gesamte Finanz- und Ertragsverantwortung für Investitionen in die Rettungskette in eine Hand zu überführen.[2] Ein Adressat wäre dabei die Krankenversicherung als Sachwalter des Patienten. Eine wirtschaftlich effiziente Steuerung kann jedoch nur erfolgen, wenn die Krankenkasse im Sinne des „Managed-care"-Gedankens selektive Verträge mit ausgesuchten Rettungsdienstanbietern schließen kann. Ein entscheidender Baustein dafür ist aber auch die notwendige medizinische und ökonomische Transparenz, d. h. die Outcome-Parameter der Rettungsdienste bzw. der Outcome nach Abschluss der Rettungskette müssen auch bekannt sein (s. oben).

Dennoch muss sofort ein wichtiger Einwand gegen die Möglichkeit selektiven Kontrahierens vorgebracht werden. Da Rettungsdienstleistungen dem Grundsatz der *flächendeckenden Versorgung* unterliegen, bleibt die Rolle des Staates bei der Sicherstellung dieser Funktion noch erhalten. Es ist aber durchaus möglich, dass die betreffende staatliche Ebene die auf ihrem Gebiet voraussichtlich erforderliche Menge an Rettungsdienstleistungen ausschreibt und mit dem günstigsten Anbieter Verträge auf Zeit schließt.[3] Der Einwand, dies würde zu einer systematischen Verschlechterung der Qualität führen, kann durch die Vorgabe einer definierten Mindestqualität staatlicherseits entgegengewirkt werden. Ein erster Schritt in diese Richtung wäre eine konsequente Berücksichtigung der Krankenkassen bei der Entscheidung über Rettungsdienstbereiche, Kapazitäten, Hilfsfristen und Qualitätsstandards.

Fazit

Auch im Rettungswesen wird die Entscheidung über die effiziente Verwendung knapper Ressourcen zu einer Veränderungen der althergebrachten Strukturen führen müssen. Werden gegenwärtig die Leistungen des Rettungsdienstes grundsätzlich noch unter dem Oberbegriff Fahrtkosten subsummiert, erfordert die zukünftige Entwicklung differenziertere Strukturen. Dabei werden Steuerungsanreize auch im Rettungsdienst Einzug halten, jedoch in einer Austarierung mit dem Grundsatz der flächendeckenden Versorgung beim Notfalleinsatz. Im Bereich des

[1] Die subjektiv durchaus rationalen Handlungen der Beteiligten führen regelmäßig zu gesamtwirtschaftlich suboptimalen Ergebnissen und münden regelmäßig in einer Rationalitätenfalle [10].

[2] Ordnungspolitisch liegt dabei die Forderung nach der Bündelung von Handeln und Haftung zugrunde [8].

[3] Es liegt dann kein Wettbewert im Markt sondern um den Markt vor.

Krankentransportes ist die Privatisierung und das private Engagement bereits fortgeschritten, beim Notfalleinsatz gilt es auch zu berücksichtigen, dass eine vollständige Bediensicherheit unter den Zwängen knapper Mittel nicht zu realisieren ist. Insbesondere im letzten Bereich gibt es für gesundheitsökonomische Untersuchungen noch ausreichend Handlungsbedarf.

Literatur

1. Beske F, Hallauer J (1999) Das Gesundheitswesen in Deutschland: Struktur-Leistung-Weiterentwicklung, 3. völlig neu bearb erw Aufl, Köln
2. Büch E (1996) Strukturreform im Rettungsdienst – ein Beitrag zum Qualitätsmanagement im Rettungsdienst. In: Krafft T, Garcia-Castrillo Riesco L (Hrsg) Professionalisierung oder Ökonomisierung im Gesundheitswesen? Rettungsdienst im Umbruch. Bonn, S 171–180
3. Büch E, Koch B (1998) Wirtschaftlichkeit im Rettungsdienst. Effekte unterschiedlicher Organisationsmodelle; Kennzahlen für Leistungs- und Kostenvergleiche. (Schriftenreihe zum Rettungswesen, Bd 18, Nottuln)
4. Bundesministerium für Arbeit und Sozialordnung (Hrsg) (1998) Statistisches Taschenbuch 1998, Arbeits- und Sozialstatistik. Bonn
5. Bundesministerium für Gesundheit, Rechnungsergebnisse der Gesetzlichen Krankenversicherung. Bonn 1999
6. Bundesministerium für Verkehr (1994/1995): Sicherheit im Straßenverkehr. Bericht des Bundesministerium für Verkehr über Maßnahmen der Unfallverhütung im Straßenverkehr und Übersicht Rettungswesen 1994 und 1995. (Bundestagsdrucksache 13/4826)
7. Dennerlein R., Schneider M (1995) Wirtschaftlichkeitsreserven im Rettungsdienst. Gutachten für den Bundesminister für Gesundheit. BASYS, Augsburg
8. Eucken W (1975) Grundsätze der Wirtschaftspolitik, 5. Auf. Tübingen
9. Fehl U, Oberender P (1999) Grundlagen der Mikroökonomie. eine Einführung in die Produktions- Nachfrage- und Markttheorie, 7. Aufl. München
10. Herder-Dorneich P (1994): Ökonomische Theorie des Gesundheitswesens. Problemgeschichte, Problembereiche, Theoretische Grundlage. Baden-Baden
11. Niemann J (1998): Infrastruktur und Organisation: Infrastrukturveränderungen aus der Sicht eines Kostenträgers. In: Deutsches Rotes Kreuz (Hrsg.): Rettungsdienst 2000: Integraler Bestandteil des komplexen Hilfeleistungssystems. (Kongressbericht vom 9. Rettungskongress, Bonn, S 169–178)
12. Oberender P (1996): Medizin zwischen Rationierung und Rationalisierung. In: Oberender P (Hrsg) Rationalisierung und Rationierung im Gesundheitswesen. Gräfelfing
13. Oberender P, Zerth J (1999): Gesundheitspolitik unter volkswirtschaftlicher Betrachtung. In: Eiff W, Fenger H, (Hrsg) Der Krankenhausmanager: (Praktisches Management für Krankenhäuser und Einrichtungen des Gesundheitswesens, 16.01.01 bis 16.01.05, S 1-59)
14. Schlennert B (1998) Verzahnung unterschiedlicher Gesundheitssysteme (am Beispiel Rettungsdienst und Kassenärztlicher Bereitschaftsdienst). In: Deutsches Rotes Kreuz (Hrsg) Rettungsdienst 2000: Integraler Bestandteil des komplexen Hilfeleistungssystems. (Kongressbericht vom 9. Rettungskongress, Bonn, S 161–168)
15. Zweifel P (1987) Dienstleistungen aus ökonomisch-theoretischer Sicht. Allg Statist Arch 71:1-16

Sachverzeichnis

G

H

I

S